LA SALUD EN CASA:
GUIA PRACTICA DE HEALTHWISE

Donald W. Kemper
Kathleen E. McIntosh
Toni M. Roberts

Una Publicación de Healthwise®
Healthwise, Inc., Boise, Idaho
Undécima Edición

Cubierta de *La salud en casa: Guía práctica de Healthwise* por Beth Workman.

Ilustraciones por Consuelo Udave, June Perry y Mac Browning.

© 1994 Healthwise, Incorporated, P.O. Box 1989, Boise, Idaho 83701.

Novena edición, 1991
Undécima edición, 1994

ISBN: 1-877930-08-3

Impreso en los Estados Unidos de América
Printed in the United States of America

Tabla de contenido

Parte I: Lo básico del autocuidado

Parte II: Problemas de salud

Capítulo 11: La salud de la mujer 163

Capítulo 12: La salud del hombre 183

Capítulo 13: La salud sexual 193

Parte III: Cómo mantenerse saludable

A nuestros lectores

Ningún libro puede substituir la necesidad de acudir al médico. De la misma manera, ningún doctor puede substituir la necesidad que tienen las personas de cuidarse a sí mismas. El propósito de este libro es ayudarle a usted y a sus doctores a trabajar juntos en el manejo de sus problemas de salud.

La salud en casa: Guía práctica de Healthwise incluye guías y recomendaciones básicas para reconocer y tratar más de 170 problemas comunes de salud. Estas guías están basadas en información médica sólida, proveniente de las principales publicaciones médicas y de consumidores. A su vez, doctores, enfermeras, farmacéuticos, terapeutas físicos y otros profesionales de la salud revisaron esta información y la enriquecieron con sus contribuciones. Hemos trabajado para presentarle la información de una manera directa y clara, libre de terminología médica complicada. Esperamos que encuentre el libro fácil de leer y de usar.

Aunque este libro no elimina la necesidad de ayuda médica profesional, sí provee una mejor base para que usted trabaje con sus doctores para prevenir y cuidar juntos sus problemas de salud. En caso de que usted reciba algún consejo profesional que esté en conflicto con este libro, pregúntele primero a su profesional de la salud. Sus recomendaciones pueden resultar ser las mejores, porque su doctor puede tomar en consideración su historia médica y necesidades específicas. De la misma manera, si alguna recomendación de autocuidado no le brinda resultados positivos o no le alivia dentro de un período razonable, usted debe consultar a un profesional de la salud.

Este libro es tan bueno como podemos hacerlo, pero no podemos garantizarle que le funcionará para cada caso o condición. Tampoco los autores ni los editores aceptarán responsabilidad por ningún problema que pueda desarrollarse por haber seguido las recomendaciones publicadas. Este libro es solamente una guía; se necesita también su sentido común, discernimiento y buen juicio.

Nosotros estamos añadiendo información a este libro y mejorándolo continuamente. Si usted tiene alguna sugerencia que hará de éste un libro mejor, por favor escríbala y envíela por correos a Healthwise Handbook Suggestions, c/o Healthwise, P.O.Box 1989, Boise, ID 83701.

Le deseamos que tenga una buena salud.

Sobre Healthwise

Healthwise es una organización sin fines de lucro que trabaja en ayudar a las personas a mantenerse saludables y a tratar sus problemas de salud. Desde su fundación en 1975, Healthwise ha ganado premios de excelencia y de reconocimiento de organizaciones como el Centro de Control de Enfermedades (Centers for Disease Control), el Departamento de Salud y Servicios Humanos de los Estados Unidos (The U.S. Department of Health and Human Services), la Sociedad Norteamericana de la Vejez (American Society on Aging) y la Organización Mundial de la Salud (World Health Organization).

Healthwise trabaja con organizaciones que desean mejorar el papel y la responsabilidad del individuo en el cuidado de la salud. Nuestros clientes son desde organizaciones voluntarias y grupos religiosos hasta compañías de la revista Fortune 500, grupos sindicales importantes, gobiernos estatales, hospitales, agencias de seguros y organizaciones de mantenimiento de la salud.

Healthwise ha publicado siete libros, todos con seminarios o talleres y entrenamiento para darles apoyo:

El *Healthwise Handbook* y el seminario Healthwise.

El uso de autocuidado médico con conocimientos e información para mejorar la calidad del cuidado provisto en casa y para ayudar a reducir los costos de cuidado médico.

Healthwise for Life: Medical Self-Care for Healthy Aging y el video Healthwise for Life.

Autocuidado médico para personas de edad 50 y mejores años; incluye estar en buena forma física, nutrición, dar cuidado y manejo de medicinas.

Pathways: A Success Guide for a Healthy Life y el seminario Pathways to Health.

Un método para cambiar, sin reproches o sentido de culpabilidad, en 10 áreas de la salud. Las áreas incluyen estrés, nutrición, estar en buena forma física, fumar, alcohol y otras drogas y relaciones interpersonales. El libro y los seminarios o talleres están diseñados para ayudar a las personas a hacer los cambios saludables en las áreas que más desean.

El *Growing Younger Handbook* y los seminarios Growing Younger. Estar en buena forma física, relajación, nutrición y autocuidado para adultos de edad 60 y mejores años.

Growing Wiser: The Older Person's Guide to Mental Wellness y los seminarios Growing Wiser.

Dirigido a personas mayores o ancianos, incluye mejoramiento de la memoria, vitalidad mental, cómo superar pérdidas de seres queridos y cambios en la vida, cómo mantener la independencia y autoestima.

It's About Time: Better Health Care in a Minute (or two).

Un manual o panfleto médico para el consumidor, con recomendaciones para la acción, rápidas y fáciles de seguir, que promueven buenas relaciones entre doctor y paciente.

La salud en casa: Guía práctica de Healthwise.

Una traducción al español del libro Healthwise Handbook.

Además de estos libros y seminarios o talleres de aprendizaje, Healthwise también ha producido cintas de video y otras ayudas de instrucción para apoyar los esfuerzos de promoción de la salud. Para más información, llame o escriba a Healthwise, P.O.Box 1989, Boise, ID 83701. El número de teléfono es (208) 345-1161.

Agradecimientos

La salud en casa: Guía práctica de Healthwise es una traducción de la edición número 11 del *Healthwise Handbook*, que combina lo mejor de previas ediciones con información nueva. El punto de partida para la undécima edición en inglés fue la décima edición, que ganó el premio del Libro Norteamericano de la Salud 1989. Nosotros realizamos investigaciones exhaustivas en cada tópico o tema de la edición número 10 en inglés; repasamos, revisamos y evaluamos cuidadosamente las sugerencias de los lectores; y reorganizamos y pusimos al día toda la información. Más de 20 temas nuevos han sido añadidos al libro y muchas secciones han sido totalmente escritas de nuevo.

Un reconocimiento especial va dirigido a Diana Stilwell, MPH, quien coordinó las revisiones médicas y de investigaciones para la undécima edición en inglés, escribió muchas de las partes nuevas y editó todo el libro. Molly Mettler también contribuyó de una manera determinante a la redacción y publicación del *Healthwise Handbook 11th Ed.* y comparte con Diana reconocimiento por la calidad del libro.

Andrea Blum, de la editorial Healthwise, coordinó la traducción al español del *Healthwise Handbook 11th Edition*. Irene Corso, Ph.D., tradujo el libro del inglés al español manteniendo el nivel de alta calidad de Healthwise. Se les agradece también al equipo de traducción de la Dra. Corso: Sylvia Korwek, quien tradujo el libro nuevamente al inglés para su revisión por parte de Healthwise; José Gilberto Montoya, MD, quien realizó la revisión médica de la traducción al español; y Bob Alemzadeh de Consultex, quien se encargó de la tipografía. Muchas gracias a todos por las muchas horas de trabajo y dedicación para lograr un libro de gran calidad.

Este libro no hubiera podido realizarse sin la gran ayuda y guía de los profesionales de la salud. Steven Schneider, MD, fue el doctor encargado de hacer la revisión médica a la undécima edición en inglés. Los profesionales de la salud que se mencionan a continuación también fueron de especial ayuda:

Doctores

Janet Aguilar, MD	Edwin Matthes, DDS
Richard Aptaker, DO	James T. Pozniakas, MD
Bruce Davis, MD	Cajsa Schumacher, MD
Gail Eberharter, MD	Warren Scott, MD
Michael Felder, MD	Stanford Shoor, MD
Andrew Fox, MD	David Sobel, MD, MPH
Steven Freedman, MD	Gary Stein, MD
William Fuchs, MD	William Teubl, MD
Marty Gabica, MD	Marti W. Nelson, MD
Matthew Handley, MD	Michael Weiss, MD, MPH
Elisabeth Kelley	

Enfermeros

Marian Broida, RN

Gene Drabinski, RN

Judy Dundas, RN

Jayne Hanich, RN

Randi Holland, RN

Sherri Rickman, RN

Margo Sturgis, RN, GNP

Susan Van Houten, RN, BSN

Susie Whittinghill, RN

El personal de Employee Managed Care Corporation

Terapeuta físico

Lynn Johnson, PT, ATR

Educadores de la salud

Bob Gorsky, PhD

Joan Greathouse, MED

Jim Guiffré, MPH

Nutricionista

Ruth Schneider, RD, MPH

También deseamos agradecerle a aquellos profesionales de la salud y a los consumidores cuyas revisiones, sugerencias y colaboración en ediciones previas fueron la base del libro actual.

Lo más importante, queremos agradecerle a los cientos miles de consumidores médicos que usan *La salud en casa: Guía práctica de Healthwise.* Son sus acciones las que nos satisfacen más y nos inspiran constantemente a buscar maneras de mejorar esta guía.

El financiamiento para el desarrollo original del *Healthwise Handbook* fue otorgado por la Fundación W.K.Kellogg de Battle Creek, Michigan.

Donald W. Kemper

Julio 1994

Introducción

La salud en casa: Guía práctica de Healthwise puede ayudarle a mejorar su salud y a disminuir sus costos de cuidado de la salud. Nosotros esperamos que sea un libro usted consulte una y otra vez a medida que se le presenten problemas de salud.

Este libro está dividido en cuatro secciones:

Lo básico del autocuidado. Lo que usted necesita saber para ser un consumidor médico sensato.

Problemas de salud. Prevención, tratamiento y cuándo llamar a un profesional de la salud para más de 170 enfermedades y lesiones comunes.

Cómo mantenerse saludable. Consejos, recomendaciones y técnicas para la salud dental, estar en buena forma física, control del estrés, nutrición y bienestar mental.

Recursos de autocuidado. Cómo usar medicinas y lo que usted necesita tener a mano en su casa para tratar con problemas de salud.

La mayoría de las personas no leerá este libro de principio a fin en una sola sentada. Este es más bien un libro de tema a tema. Consúltelo para lo que necesite saber cuando desarrolle un problema o interés.

Nosotros sí le recomendamos que lea inmediatamente las páginas 1 y 2, además de tres capítulos especiales:

Página 1, **El método de Healthwise,** es un proceso a seguir cada vez que aparece un problema de salud. La página 2, **Lista para prepararse para la visita médica,** le ayudará a sacarle el máximo provecho a cada consulta médica.

Capítulo 1, **El consumidor médico sensato,** le ofrece información importante que puede usar para mejorar la calidad y reducir los costos del cuidado de la salud que usted necesita.

Capítulo 2, **Prevención y detección temprana,** enumera las vacunas o inmunizaciones y la pruebas médicas que son importantes para mantenerse saludable y detectar temprano problemas de salud.

Capítulo 19, **Su centro de salud en casa,** enumera las medicinas, las provisiones, los instrumentos y los recursos que usted querrá tener a mano.

El resto de la información en este libro está ahí para cuando usted la necesite. Nosotros hemos disfrutado escribiendo y manteniendo al día este libro. Esperamos que le ayude a enfrentar y resolver sus problemas de salud con éxito.

El método de Healthwise

Paso 1. Observe el problema.

- ¿Cuándo le empezó? ¿Cuáles son los síntomas? _____
  _____
  _____

- ¿Dónde le duele? ¿El dolor es sordo o punzante?_____
  _____

- Tómese los signos vitales:

  Temperatura: _____   Presión sanguínea:_____/_____

  Pulso: _____/minuto   Respiración:_____/minuto

- Haga memoria:

  ¿Ha tenido antes este problema?   Sí_____   No_____

  ¿Qué hizo al respecto? _____
  _____

  ¿Han habido algunos cambios en su vida? (estrés, medicinas,
  comidas o alimentos, ejercicio, etc.)?_____
  _____
  _____

  ¿Alguien más en la casa o en el trabajo tiene estos síntomas?
  _____

Paso 2. Aprenda más.

- La salud en casa: Guía práctica de Healthwise
  (escriba el número de la página): _____

- Otros libros o artículos:_____

- Consejos de otros (profesionales o laicos) _____

Paso 3. Haga un plan de acción.

- Su diagnóstico "tentativo": _____
- Plan de tratamiento casero: _____
  _____
- Cuándo llamar a su doctor: _____

Paso 4. Evalúe su progreso.

- ¿Son efectivas sus acciones? ¿Se está sintiendo mejor?_____
  _____

Lista para prepararse para la visita médica

Antes de la visita:

- Complete la planilla del método Healthwise en la página 1 y llévela con usted.
- Lleve con usted la lista de medicinas y la prueba de su última visita por problemas similares.

Durante la visita:

- Describa primero cuál es su problema principal.
- Describa sus síntomas (use la página 1).
- Describa experiencias pasadas con el mismo problema.

Escriba:

- Temperatura: _____ Presión sanguínea:_____ / _____
- Diagnóstico (el problema o lo que está mal). _____
- Pronóstico (lo que puede pasar)._____
- Su plan de autocuidado (lo que puede hacer en casa). _____
  _____
  _____

Pregunte sobre las medicinas, pruebas y tratamientos:
(Lea las páginas 8 a 10).

- ¿Cuál es el nombre? _____
- ¿Por qué la necesito?_____
- ¿Cuáles son los costos y los riesgos? _____
- ¿Existen algunas alternativas? _____
- ¿Qué pasa si no hago nada? _____
- (Para medicinas) ¿Cómo la tomo? _____
- (Para pruebas) ¿Cómo me preparo? _____

Pregunte al final de la consulta:

- ¿Debo regresar para otra consulta?_____
- ¿Debo llamar por teléfono para los resultados de la prueba? _____
  _____
- ¿Qué señales de advertencia o peligro debo observar?_____
- ¿Cuándo necesito volver a llamarle? _____
- ¿Qué más necesito saber?_____

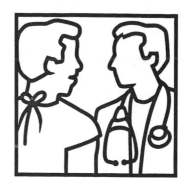

El consumidor médico sensato

La calidad y el costo de la atención médica depende más de usted que de su doctor.

Para convertirse en un consumidor médico sensato, comience con tres principios básicos:

- Trabaje en asociación con su doctor.

- Tome parte en cada decisión médica.

- Vuélvase habilidoso en la compra de atención médica.

Siguiendo estos tres principios, usted tendrá más control que nunca sobre la calidad y el costo del cuidado de su salud.

Trabaje en asociación con su doctor

Buenas asociaciones están basadas en **un objetivo común, esfuerzo compartido y una buena comunicación**. Si usted y su doctor pueden lograr esto, ambos se beneficiarán de esta asociación. Usted logrará un mejor cuidado y su doctor practicará una buena medicina.

Cinco maneras de ser un buen socio

1. Cuídese. Tanto usted como su doctor preferirán que usted no se enferme en primer lugar. Y si aparecen problemas, ambos querrán que usted recupere la buena salud lo más pronto posible.

2. A la primera señal de un problema de salud, observe y escriba sus síntomas. Su registro de síntomas ayudará a ambos, a usted y a su doctor, a hacer un diagnóstico correcto. Y, lo mejor que pueda escribir sus síntomas iniciales, tanto mejor usted y su doctor podrán manejar el problema.

- Mantenga notas escritas de los síntomas. Por cada síntoma, escriba cuándo, por cuánto tiempo, cuán doloroso, etc.

- Observe cualquier cosa inusual que pueda estar relacionada con el problema.

- Mida y escriba los signos vitales. Lea la página 24.

3

Continuación

- Mantenga registros con regularidad y observe su progreso. ¿Están mejorando o empeorando sus síntomas?

3. Practique autocuidado médico en casa. Como el socio interesado, usted mismo puede manejar muchos de los problemas leves de salud. Use este libro, su propia experiencia y la ayuda de otros para crear un plan de autocuidado.

- Aprenda lo que pueda sobre el problema.

- Mantenga notas sobre su plan de autocuidado y lo que usted hace.

- Observe si parece que algún tratamiento casero le ayuda.

- Establezca una hora para llamar a un profesional de la salud si el problema continúa. Para más información en llamar a su doctor lea la página 5.

4. Prepárese para las visitas al consultorio. Las consultas de doctor son con frecuencia programadas para durar de 10 a 15 minutos por visita. Cuanto mejor preparado esté, tanto mayor el beneficio que logrará de su visita.

- Siga el modelo de preparación para la consulta médica como el que está en la página 2.

- Mantenga sus notas al día y traiga su lista de síntomas y su plan de autocuidado.

- Escriba su preocupación mayor (la queja principal) y practique describirla. Su doctor querrá oír eso primero.

- Escriba sus ideas o temores de cuál es el problema. Con frecuencia éstos son de ayuda a su doctor.

- Escriba tres preguntas que usted quiera se le respondan. (Puede no haber tiempo de hacer una lista larga de preguntas).

- Traiga consigo la lista de medicinas que esté tomando.

5. Juegue un papel activo en la visita al doctor.

- Dígale su mayor preocupación, describa sus síntomas y comparta sus ideas o temores.

- Sea honesto y directo. No guarde nada por miedo al ridículo. Si usted no piensa surtir una prescripción, dígalo. Si está recibiendo un tratamiento alternativo, déjeselo saber a su doctor. Ejemplos de tratamientos alternativos pueden ser:

  - Tratamientos naturales a base de extractos y concentrados de plantas medicinales

  - La homeopatía

  - Los brebajes y tés de hierbas

  - Las consultas espirituales

  - Las dietas micro y macrobióticas

  - Las cataplasmas

  - Las enemas

  - La acupuntura

  - La quiropráctica

Para ser un buen socio, su doctor tiene que saber lo que está pasando.

- Si su doctor prescribe una medicina, prueba o tratamiento, obtenga más información. Lea la página 7.

- Tome nota. Escriba el diagnóstico, el tratamiento y el plan de seguimiento y lo que puede hacer en casa. Luego, léaselo al doctor para asegurarse que usted entendió bien.

Consultas por teléfono

¿Está bien llamar a su doctor? Por supuesto que sí lo está. Con frecuencia, una llamada por teléfono al doctor o a la enfermera es todo lo que necesita para tratar el problema en casa o determinar si una consulta es necesaria. He aquí cómo obtener el máximo de cada llamada:

Prepárese para su llamada.
- Escriba una descripción de su problema en sólo una frase y la razón por la cual está llamando (haga dos o tres preguntas máximo).

- Tenga su lista de síntomas a la mano.

- Tenga su calendario a la mano en caso de que necesite hacer una cita.

Deje un mensaje claro.
- Dígale a la persona que contesta la llamada, la descripción en una frase de su problema y pida hablar con un doctor o una enfermera.

- Si nadie está disponible, pídale a la recepcionista que transmita su mensaje y que alguien le devuelva su llamada. Pregunte cuándo podrá ser eso.

- Si una llamada de vuelta es necesaria, mantenga la línea telefónica desocupada para así poder recibir la llamada.

Sea persistente.
- Si la recepcionista trata de hacerle una cita para que vaya a consulta, pregúntele si es posible tratar el caso por teléfono. Pídale otra vez si alguien le puede contestar su llamada.

Haga seguimiento.
- Cuando el doctor o la enfermera le devuelva la llamada, brevemente descríbale su problema, haga sus preguntas y explique cualquier síntoma mayor.

Cómo encontrar al doctor correcto

Si no tiene un doctor de familia (o de cuidado primario), ahora es el momento de buscar uno. Todos necesitamos de un doctor de familia. Un grupo de especialistas trabajando en problemas de salud por separado tal vez no ve todo el cuadro. En la selección de un doctor hay muchas preguntas que hacer, pero estas tres son las más importantes:

- ¿Este doctor está bien preparado y tiene experiencia?

- ¿Va a estar este doctor disponible cuando lo necesite?

- ¿Trabajará este doctor en asociación conmigo?

Preparación (entrenamiento) y experiencia

Para la mayoría de las personas, una buena selección de doctor de familia es un médico de práctica familiar o internista que esté acreditado por la asociación. Estos doctores tienen amplio conocimiento sobre problemas médicos. El cuadro en la página 6 identifica otras selecciones para un doctor de familia. Lea una descripción corta de especialistas médicos en la página 12.

Disponibilidad

Porque raramente los problemas de salud ocurren cuando es conveniente, ayuda tener un doctor que lo pueda ver cuando usted lo necesite. Llame o visite el consultorio. Dígale a la recepcionista de la clínica que usted está buscando un nuevo doctor. Haga estas preguntas acerca del médico:

- ¿Cuáles son sus horas de consulta?

Continuación

- Si yo llamo en este momento, ¿cuán pronto me pueden atender?

- ¿Cuánto tiempo se programa para una consulta de rutina?

- ¿El doctor discutiría problemas de salud por el teléfono?

- ¿Este doctor trabaja con enfermeras especializadas o con asistentes de médico? Estos proveedores de cuidado primario tienen un entrenamiento especial para tratar problemas médicos leves y de rutina. Con frecuencia, estos profesionales pueden para muchos problemas de salud verle más pronto, pasar más tiempo con usted y ayudarle tan bien como un doctor.

También pregunte si el doctor es elegible para pagos máximos bajo su plan de seguro.

Socio potencial

Haga una cita para hablar con el doctor sobre la posibilidad de convertirse en su nuevo paciente. El doctor puede acceder a verle sin costo. Si no, ofrezca pagar por la cita o pida hablar con el doctor por el teléfono. El objetivo es determinar cuán bien ustedes dos pueden trabajar juntos.

- Dígale al doctor que usted quisiera participar en la toma de decisiones sobre tratamientos. Pregúntele si él o ella apoyaría esa asociación.

- Pregunte si sus récords médicos le serán disponibles si pide verlos.

- Pregunte qué espera el doctor de sus pacientes. Pregunte cómo se siente el doctor cuando los pacientes declinan tratamientos que le han sido recomendados.

Pero quiero un doctor que tome las decisiones

No todo el mundo quiere ser un socio con su doctor. Quizás a usted no le guste hacerle preguntas a su doctor. Quizás no quiera participar en ninguna de las decisiones. Quizás prefiera que el doctor le dijera lo que es mejor para usted. Si es eso lo que prefiere, dígaselo a su doctor. La mayoría tienen muchos pacientes que no quieren ser socios con sus doctores. El doctor nada más necesita saber qué es lo que usted espera y desea.

¿Es éste el momento para cambiar?

Si está descontento en la forma cómo su doctor lo trata, éste puede ser el momento para cambiar. Antes de comenzar a buscar un doctor nuevo,

Buenos candidatos para un doctor primario				
	Adultos	Niños	Mujeres	Ancianos
Práctica de Familia	✓	✓	✓	✓
Internista	✓		✓	✓
Pediatra		✓		
Ginecólogo/Obstetra			✓	
Geriatra				✓

dígale a su médico cómo le gustaría que le tratasen. Seguramente su doctor estará satisfecho de trabajar con usted como socio, sólo si así se lo expresa. De otra manera, el doctor puede pensar que usted, como muchos otros pacientes, quiere que él haga todo el trabajo.

Tome parte en cada decisión médica

Excepto en una emergencia, a usted no le pueden dar un tratamiento o prueba sin su "consentimiento informado". Usted debe ser informado de los riesgos y consentir al tratamiento. En una asociación, sin embargo, el consentimiento informado puede que no sea suficiente. El objetivo real es compartir en la toma de decisión, donde usted participe activamente en cada decisión médica.

¿Por qué debe usted ayudar a tomar las decisiones con su doctor? ¿No le está pagando por saber qué hacer? Bueno, las alternativas no siempre son blancas o negras. Con muchos problemas de salud, hay más de una opción. Considere estos ejemplos:

Usted tiene una presión de sangre moderadamente alta (160/95). Su doctor dice que, a pesar de que el ejercicio y la dieta pueden bajarla, la mayoría de las personas no tienen éxito de esa forma. El recomienda que comience a tomar una medicina para controlarla. Usted preferiría tratar primero con ejercicio y perder peso, que tomar pastillas por el resto de su vida. La mejor decisión depende de sus valores.

Su niño de tres años tiene dolor de cabeza y fiebre. El doctor dice que probablemente no es nada de qué preocuparse. Entonces usted le dice que piensa que puede ser una meningitis. Algunas pruebas serían apropiadas.

Usted ha estado sufriendo del síndrome de túnel carpiano por varios meses. Su doctor ahora le recomienda una muñequera y una inyección de esteroides. Usted preferiría tratar primero nada más la muñequera con aspirina. Si eso no funciona, usted considerará otras medicinas. El doctor está de acuerdo que ése es un buen plan.

En cada caso, el tratamiento que usted elija tendrá un efecto en su vida. Es por ello que la mejor medicina *para usted* combina la destreza médica de su doctor con sus valores personales.

Ocho formas de compartir en decisiones médicas

1. Déjele saber a su doctor lo que quiere. Dígale a su doctor lo que quiere hacer para ayudar en la toma de decisiones sobre sus propios problemas de salud.

2. Haga sus propias investigaciones. Algunas veces se necesita aprender cosas por sí mismo antes de que pueda comprender totalmente lo que su doctor le está diciendo. Llame a su plan de seguro médico o a la biblioteca médica del hospital para ayuda en obtener la información que necesita. También lea "Haga su propia investigación" en la página 16.

3. Pregunte ¿"por qué"? Siempre pregunte ¿"por qué"? antes de consentir a cualquier prueba médica, medicina, o tratamiento. Preguntando por qué, usted con frecuencia descubrirá otra opción que mejor satisface sus necesidades.

4. Pregunte sobre sus alternativas. Aprenda lo suficiente para entender las opciones que su doctor piensa que son factibles.

Continuación

5. Considere un compás de espera para observar. Pregúntele a su doctor si sería riesgoso o costoso esperar un poco antes del tratamiento (día, semana, mes).

6. Hable sobre sus preferencias. Dígale a su doctor si usted prefiere una opción a otra, basado en sus deseos y valores personales.

7. Compare expectativas. Dígale a su doctor qué es lo que espera del tratamiento y pregunte si eso es realista. Si es apropiado, discuta efectos secundarios, dolor, tiempo de recuperación, limitaciones a largo plazo, etc.

Ping-pong médico

La toma de decisión compartida requiere de una comunicación en dos sentidos o un diálogo, como jugar un juego de ping-pong.

Ping: Usted describe sus síntomas, preocupación mayor y sus presentimientos.

Pong: Su doctor hace un diagnóstico y describe las opciones de tratamientos.

Ping: Usted le dice a su doctor sus preferencias personales o le pregunta sobre otras opciones.

Pong: Su doctor le repite las opciones y cómo se relacionan con sus preferencias.

Ping: Usted acepta una de las opciones recomendadas o aprende más sobre lo que debe hacer.

Con una buena discusión en dos sentidos o un diálogo, hay más oportunidades de terminar con el plan de tratamiento mejor para usted.

---

8. Acepte responsabilidad. Cuando usted comparte decisiones con su doctor, ambos deben de aceptar la responsabilidad por los resultados.

Decisiones compartidas sobre pruebas médicas

Las pruebas médicas son instrumentos importantes, pero tienen sus limitaciones. Algunas personas piensan que mientras más pruebas tienen, lo mejor estarán. Los consumidores sensatos saben que las pruebas médicas tienen sus costos y riesgos, así como también sus beneficios. Para ayudar a su doctor a hacer buenas selecciones sobre pruebas para usted, es necesario que *usted*:

Aprenda lo básico.

- ¿Cuál es el nombre de la prueba y por qué la necesito?

- Si la prueba es positiva, ¿qué será lo que hará el doctor diferente?

- ¿Qué podría pasar si yo no me hago la prueba?

Considere los riesgos y los beneficios.

- ¿Cuán exacta es la prueba? ¿Con qué frecuencia indica que un problema existe cuando no existe ninguno (falso positivo)? ¿Con qué frecuencia indica que no existe un problema cuando existe uno (falso negativo)?

- ¿Es la prueba dolorosa? ¿Qué puede salir mal?

- ¿Cómo me voy a sentir después?

- ¿Existen algunas opciones menos riesgosas?

Pregunte sobre los costos.

- ¿Cuánto cuesta la prueba?

- ¿Puede costar menos en algún otro lugar?

- ¿Existe alguna prueba menos costosa que pudiera dar la misma información?

Déjele saber a su doctor:

- Sus preocupaciones sobre la prueba.

- Lo que usted espera de la prueba. Pregunte si eso es realista.

- Cualquier medicina que esté tomando.

- Si está usted embarazada o tiene otra condición médica.

- Su decisión de aceptar la prueba.

Si la prueba parece costosa, riesgosa y no muy segura de cambiar el tratamiento recomendado, pregúntele a su doctor si puede evitarla. Trate de llegar a un acuerdo sobre el mejor método. **Ninguna prueba puede realizarse sin su permiso.**

Una vez que usted esté de acuerdo con una prueba, pregunte qué puede hacer para reducir las posibilidades de errores. Pregunte sobre comidas, ejercicios, bebidas alcohólicas, o medicinas para evitar antes de la prueba. Después de la prueba, pida revisar los resultados. Tome notas para su registro en casa. Si los resultados son inesperados y la tasa de error de la prueba es alta, considere volver a repetirla antes de basar un tratamiento en los resultados.

Decisiones compartidas sobre medicinas

La primera regla de las medicinas es saber por qué necesita cada medici-

na *antes* de ponerla en su boca, frotarla en su piel o lo que sea. Lo mismo que con las pruebas médicas, hay algunas cosas que usted siempre debe saber sobre las medicinas:

Aprenda lo básico.

- ¿Cuál es el nombre de la medicina y por qué la necesito?

- ¿Cuánto tiempo tarda en ser efectiva?

- ¿Cuánto tiempo necesito tomarla?

- ¿Cómo la tomo (con comida, etc.)?

- ¿Hay alternativas que no sean medicamentos?

Considere los riesgos y los beneficios.

- ¿Cuánto más ayudará esta medicina?

- ¿Existen efectos secundarios u otros riesgos?

- ¿Podría esta medicina reaccionar con otros medicamentos que estoy tomando actualmente?

Pregunte sobre los costos.

- ¿Cuánto cuesta?

- ¿Hay medicina genérica disponible (la misma fórmula pero a un costo menor)?

- ¿Hay alguna medicina que logre casi lo mismo pero que sea menos costosa?

- ¿Puedo probar algunas muestras primero?

Déjele saber a su doctor:

- Sus preocupaciones sobre la medicina.

Continuación

- Lo que usted espera que va a lograr.

- Todas las demás medicinas que usted está tomando (incluyendo las medicinas compradas sin receta médica).

- Si piensa o no comprar la prescripción y tomarla.

Decisiones compartidas sobre cirugía

Cada cirugía tiene riesgos. Unicamente usted puede decidir si los beneficios pesan más que los riesgos. ¿Está dispuesto a vivir con su problema o quiere que le operen? La decisión es suya.

Aprenda lo básico.

- ¿Cuál es el nombre de la cirugía u operación según el libro de Procedimientos Tecnológicos Actuales de la Asociación Norteamericana de Medicina? (American Medical Association's Current Procedural Technology book en inglés).

- Obtenga una descripción de la cirugía.

- ¿Por qué mi doctor piensa que la necesito?

- ¿Es esta cirugía el tratamiento común para este problema? ¿Cuáles son mis otras opciones?

Considere los riesgos y los beneficios.

- ¿Cuántas cirugías similares ha realizado este doctor?

- ¿Cuál es la tasa de éxito? ¿Qué significa éxito?

- ¿Qué puede salir mal? ¿Con qué frecuencia esto sucede?

- ¿Cómo me sentiré después? ¿Cuánto tiempo pasará antes de que esté totalmente recuperado?

- ¿Puedo evitar una anestesia general?

Pregunte sobre los costos.

- ¿Cuánto cuesta la cirugía?

- ¿Puede hacerse sin hospitalización y es eso menos costoso?

Déjele saber a su doctor:

- Cuánto verdaderamente le molesta el problema. ¿Está dispuesto a soportar los síntomas para evitar la cirugía?

- Sus preocupaciones sobre la cirugía.

- Si quiere una segunda opinión.

- Si no quiere tener la operación en este momento.

Una vez que usted entienda los costos, los riesgos y los beneficios de la cirugía, la decisión es suya.

Segunda opinión para cirugía

Una segunda opinión ayuda si usted tiene cualquier duda acerca de si la cirugía propuesta es la mejor opción para su problema.

- Si quiere una segunda opinión, pregúntele a su doctor primario, no a su cirujano, que le recomiende otro especialista.

- Considere obtener una opinión de un tipo de doctor diferente, que trate problemas similares.

- Pídale al primer cirujano que le envíe al segundo doctor los resultados de la prueba que indican cirugía.

Vuélvase habilidoso en la compra de atención médica

Si alguna vez ha pensado que el costo de su atención médica no importa porque su compañía o plan de salud paga las cuentas, piense otra vez. Usted sí paga. La mayoría de las personas tiene que sacar dinero de su bolsillo para copagos y pagos deducibles. Los empleadores pagan las pólizas de seguro de salud a través de una restricción de aumentos salariales. Los gobiernos pagan seguros de salud a través del aumento de impuestos o la reducción de otros beneficios.

En la medida que los costos médicos aumentan, hay menos dinero disponible para vivienda, educación, aumentos salariales, etc. Estos costos sí lo afectan a usted. Si puede ayudar a reducir los costos de atención médica, usted se ayuda a sí mismo y ayuda a todos los demás.

Una vez que se vuelve socio con su doctor, usted puede hacer mucho para reducir sus costos de atención médica. El objetivo es tener solamente el cuidado médico que usted necesita, nada más y ciertamente, nada menos.

Nueve formas de reducir los costos (pero no la calidad)

1. Manténgase saludable. Estilos de vida saludables y servicios regulares de prevención son las mejores formas de mantener los costos bajos. Lea el Capítulo 2. También lea los Capítulos 16, 17 y 18 de este libro sobre ideas de cómo mantenerse saludable durante toda su vida.

2. Use autocuidado cuando pueda. Cada vez que trata con éxito un problema de salud en casa, reduce el costo de atención médica para usted y otros.

3. Obtenga su atención médica de un profesional de cuidado primario. Los doctores de familia, internistas, pediatras, enfermeras especializadas, asistentes de médicos y otros proveedores de cuidado primario son la mejor fuente para comenzar con la mayoría de los problemas de salud. Para más información lea la página 5.

4. Reduzca sus costos de pruebas médicas. No consienta a pruebas médicas costosas hasta que usted entienda cómo éstas le ayudarán. Pruebas innecesarias con frecuencia se realizan porque "es una práctica común" o para proteger a los doctores de posibles demandas legales. La única buena razón para hacer una prueba es que el provecho para usted sea mayor que el riesgo y el costo. Ninguna prueba se puede hacer sin su consentimiento. Para más información lea la página 8.

5. Reduzca sus costos de medicinas. Pregúntele a su doctor sobre cada medicina recetada. Pregunte qué pasaría si eligiera no tomar una medicina. No espere una prescripción por cada enfermedad; algunas veces el autocuidado o remedios sin medicamentos es todo lo que necesita. Para más información lea la página 9.

6. Use especialistas para problemas especiales. Los especialistas son doctores con un entrenamiento profundo y una experiencia en un área particular de la medicina. Por ejemplo, un cardiólogo tiene años de entrenamiento (preparación) especial para tratar con problemas de corazón. Los especialistas generalmente cobran más por visita que los doctores de cuidado primario y también prescriben regularmente pruebas y tratamientos más costosos. Por supuesto, con frecuencia ellos proveen la información que usted necesita para decidir qué

¿Quién trabaja en qué?

Cardiólogo (MD): el corazón

Dermatólogo (MD): la piel

Endocrinólogo (MD): la diabetes y los problemas hormonales

Gastroenterólogo (MD): el sistema digestivo

Geriatra (MD): las personas mayores o ancianos

Ginecólogo (MD): el sistema reproductor femenino

Internista (MD): la medicina general

Neurólogo (MD): el cerebro y las condiciones del sistema nervioso

Oftalmólogo (MD): los ojos

Oncólogo (MD): el cáncer

Optometrista (OD): los ojos cuando no hay una enfermedad

Ortopedista (MD): la cirugía en los huesos, las articulaciones y los músculos

Podometrista (DPM): el cuidado de los pies

Práctica de Familia (MD): el cuidado primario

Pulmonólogo (MD): los pulmones

Reumatólogo (MD): la artritis y el reumatismo

Sicólogo (MA o Ph.D.): los problemas mentales y emocionales

Siquiatra (MD): los problemas mentales y emocionales

Urólogo (MD): los riñones y el sistema reproductor masculino

Continuación

hacer sobre un problema de salud mayor.

Cuando su doctor primario lo refiere a un especialista, una pequeña preparación y una buena comunicación pueden ayudarle a hacer valer su dinero. Antes de usted ir a ver a un especialista:

- Conozca el diagnóstico o el que se piensa es el diagnóstico.

- Aprenda sobre las opciones básicas de tratamiento.

- Conozca qué le gustaría a su doctor de familia que el especialista haga (que tome la responsabilidad del caso, confirme el diagnóstico, dirija pruebas, etc.).

- Asegúrese que cualquier resultado de pruebas o registros en su caso hayan sido enviados al especialista.

- Pídale a su doctor que se mantenga informado sobre su caso. Pídale al especialista que le envíe los nuevos resultados de la prueba o las recomendaciones a ambos, tanto a usted como a su médico regular.

7. Use los servicios de emergencia prudentemente. En situaciones de vida o muerte, los servicios modernos de emergencia valen su peso en oro. Sin embargo, con frecuencia éstos cobran mucho más por servicios de rutina. Los costos de las salas de emergencia son dos o tres veces mayores que los de un consultorio médico para servicios de rutina. Además, su registro o récord no está disponible, así que los doctores de emergencia no tienen información sobre su historia médica.

Las salas de emergencia de un hospital están equipadas para tratar casos de trauma y de vida o muerte. No están equipadas para tratar enfermedades corrientes y no se rigen por el principio "por orden de llegada". Durante las horas más ocupadas, las personas con enfermedades menores pueden esperar por horas.

Use su buen juicio en decidir cuándo usar los servicios médicos de emergencia. Si usted piensa que puede esperar para ver a su doctor regular sin peligro, hágalo. Aplique tratamientos caseros mientras tanto. Sin embargo, si usted piensa que es una situación de emergencia, no dude en ir al departamento de emergencia.

Prepárese para la sala de emergencia:

- Llame de antemano, si es posible, para dejarles saber que usted viene.

- Llame a su doctor, si es posible. El o ella tal vez necesitará encontrarle en la sala de emergencia o llamar para dar una información importante.

- Si hay tiempo, tome este libro y sus anotaciones médicas con usted:

  o Use la página 1, el **Método de Healthwise**, para ayudarle a pensar sobre el problema y reportar los síntomas al doctor.

  o Use la página 2, **Lista para prepararse para la visita médica,** para organizarle las preguntas al doctor.

  o Lea la página 9 para repasar la lista de pruebas médicas.

  o Use sus anotaciones médicas caseras para hablar sobre sus medicinas, resultados de pruebas pasadas o tratamientos. Información sobre sus alergias, medicinas y condiciones pueden ser críticas.

Uso prudente de servicios de ambulancia

Llame al 911 o a su servicio local de emergencia para pedir una ambulancia si:

Está solo con una persona que necesita cuidado inmediato.

La persona tiene síntomas de un ataque al corazón: dolor severo de pecho, sudoración, respiración entrecortada. Lea la página 86.

Hay pérdida severa de sangre.

La persona tiene seria dificultad para respirar.

Usted sospecha que hay una lesión espinal, o de cuello.

No llame a una ambulancia si:

La persona está consciente, respirando sin dificultad y en condición estable.

Alguien más puede darle bienestar y cuidado a la persona enferma mientras que usted maneja.

Usted quiere evitar preocupar a la persona enferma. (Las ambulancias aumentan la ansiedad).

No es una emergencia. Los servicios de ambulancia son costosos y si no se necesitan, puede que no los cubra el seguro.

Continuación

- En cuanto usted llegue, dígale al personal de emergencia por qué cree que esto es una emergencia.

8. Deje los hospitales para cuando los necesite más. Más de la mitad de todos los costos del cuidado de la salud son por hospitalización. Una hospitalización en un hospital moderno cuesta mucho más que unas vacaciones en un centro recreacional de lujo. (Y los hospitales son mucho menos divertidos).

Si usted necesita hospitalización, hospitalícese y pida que le den de alta lo más pronto posible. Esto reducirá los costos y sus riesgos de contraer infecciones relacionadas con hospitales.

No se hospitalice nada más para pruebas. Actualmente, no se necesita hospitalización para la mayoría de las pruebas. Pregunte si las pruebas pueden realizarse sin tener que hospitalizarse. Si usted está de acuerdo en controlar su dieta y actividades, el doctor usualmente apoyará su pedido.

Días adicionales en el hospital pueden, algunas veces, evitarse trayendo ayuda extra a casa. Pregunte sobre los servicios de atención domiciliaria (enfermeros caseros) para ayudar mientras se recupera. Con ayuda disponible, muchos pacientes pueden acortar su estadía en el hospital.

Los hospitales no son la única alternativa para personas con enfermedades graves. Muchas personas escogen pasar el resto de sus días en casa con las personas que conocen y quieren. Los arreglos especiales para el cuidado que se necesita pueden hacerse a través de programas de hospicios en la mayoría de las

---

Usted tiene el derecho a:

- Que le hablen en palabras que entienda.

- Que le digan cuál es su problema.

- Leer sus registros médicos.

- Saber los beneficios y los riesgos de cualquier tratamiento y sus alternativas.

- Saber el costo del tratamiento o prueba.

- Compartir en todas las decisiones sobre los tratamientos.

- Negarse a cualquier procedimiento médico.

---

comunidades. Busque bajo "Hospice" (esto es, hospicio) en las Páginas Amarillas o pregúntele a su doctor.

Habilidades de usuario de hospital

Cuando usted necesita estar en el hospital, las habilidades de un buen usuario pueden ayudarle a mejorar la calidad de atención que recibe. Sin embargo, no exagere su deseo de ser un usuario sensato.

Si usted está muy enfermo, pídale a su pareja o a un amigo que le ayude a velar por sus mejores intereses.

- Pregunte ¿"por qué"? No acceda a nada a menos que tenga una buena razón. Los hospitales tienen muchos procedimientos estandarizados o de rutina. Esté de acuerdo únicamente con esos procedimientos que tengan sentido para usted.

• Provea un nivel extra de control de calidad. Verifique las medicinas, pruebas, inyecciones y otros tratamientos para ver si están correctos. Su dedicación puede mejorar la calidad de atención o cuidado médico que usted reciba.

• Revise su cuenta. Si es posible, tome notas sobre los servicios que recibe en el hospital. Compare sus notas con la cuenta del hospital. Pida una cuenta detallada y llame a la oficina de facturación si le cobran por servicios que usted piensa no ha recibido (¡sucede!).

• Personalice y sea sociable. Sea amigable con las enfermeras y los asistentes. La sociabilidad aumenta la atención prestada a sus necesidades y acelera su recuperación.

• Conozca sus derechos. La mayoría de los hospitales ha aceptado "los Derechos del Paciente" (Patient's Bill of Rights en inglés), desarrollado por la Asociación de Hospitales Americanos. Pídale a su hospital una copia.

9. Vuélvase versado o un experto sobre sus necesidades médicas. Aprenda lo más que pueda sobre su problema médico. Es posible que usted tenga más tiempo para investigar su problema que su doctor. Su investigación puede encontrar nuevas opciones. Lea "Haga su propia investigación" en la página 16.

Evite fraudes médicos y charlatanería

Cada año, millones de personas son víctimas de fraudes y productos médicos que no valen nada.

Con frecuencia, "curas" fraudulentas son comercializadas para problemas crónicos. Estas promociones están dirigidas a personas que sufren de artritis, cáncer, calvicie, impotencia, u otros problemas y que están listas para intentar cualquier cosa. Desafortunadamente, estas curas raramente ayudan y con frecuencia (una de diez) causan efectos secundarios dañinos.

Sospeche de productos que:

• Son comercializados con testimonios personales.

• Afirman tener un ingrediente secreto.

• No se evaluán en diarios médicos prominentes.

• Declaran tener beneficios que parecen muy buenos para ser verdad.

• Están disponibles únicamente por correo.

Sospeche de cualquier doctor que:

• Recete medicinas o dé inyecciones en cada consulta.

• Promete una cura sin riesgo.

• Sugiere algo que no parece ético o es ilegal.

La mejor forma de protegerse a sí mismo contra estos fraudes es haciendo preguntas y siendo observador. Si a usted no le gusta lo que oye o ve, búsquese otro doctor.

Confíe en su sentido común

La medicina no es tan mágica como se pensaba una vez. Si alguien se toma el tiempo para explicarnos un problema o un tratamiento, usualmente podemos tomar una buena decisión sobre qué es lo mejor para nosotros.

Use su sentido común para ser un socio que trabaja con sus doctores. Las mejores pruebas médicas, los

Continuación

profesionales de la salud que hacen diagnósticos y los especialistas médicos no es suficiente. Una buena atención médica también requiere de su sentido común. Este le ayudará a encontrar el cuidado que es bueno para usted y evitar servicios (y costos) que usted no necesita.

Si confía en su sentido común, usted estía en camino a ser un consumidor médico sensato.

Haga su propia investigación

Si usted tiene un problema complicado, o quiere saber más sobre sus opciones:

- Comience por pedirle a su doctor cualquier información escrita que le pueda facilitar.

- Si su póliza de seguro médico tiene una línea telefónica de consejo, llame y pregunte si pueden ayudarle.

- Revise los Recursos en las páginas 312 a 316.

- Llame a la biblioteca médica de su hospital y pregúntele al bibliotecario si puede ayudarle a buscar respuestas a sus preguntas.

- Si encuentra algo interesante, haga una fotocopia para su doctor y discútalo en su próxima visita.

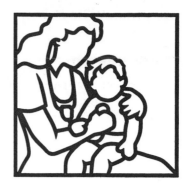

Capítulo 2

Prevención y detección temprana

¡La prevención funciona! Usted puede ahorrarse (y a su familia) mucho dolor, preocupaciones y gastos evitando problemas de salud en primer lugar. Si usted no puede prevenir un problema, lo mejor es descubrirlo temprano, cuando es fácil tratarlo. Este capítulo le ayudará hacer ambas cosas.

Diez formas de mantenerse saludable

1. Vacúnese. Las vacunas son la mejor compra en el cuidado de la salud. Cuando usted se vacuna, previene enfermedades para su familia y ayuda a prevenir epidemias en su comunidad. Las recomendaciones sobre vacunación están en la página 18.

2. Manténgase activo. De cualquier forma que usted lo defina, mantenerse en forma es esencial para la buena salud. Aún el ejercicio moderado hace una gran diferencia en cómo se siente y las enfermedades que contrae. Para un plan de tres partes sobre cómo mantenerse en forma, lea la página 248.

3. Aliméntese bien. Comer una dieta bien balanceada, baja en grasas y de comidas nutritivas le mantendrán enérgico y libre de muchas enfermedades. Para más información sobre nutrición, lea el Capítulo 17.

4. Controle el estrés. Aún con una vida complicada y apresurada, usted puede prevenir que el estrés altere su salud. Para un curso rápido en destrezas o habilidades de relajación, lea la página 254.

5. No fume. Los fumadores que dejan de fumar ganan grandes beneficios de salud. Igual las personas que evitan el humo de otros fumadores. Lea "Cómo dejar de fumar" en la página 100.

6. Evite las drogas y el exceso de bebidas alcohólicas. Cuando usted dice "no" a las drogas y limita lo que bebe, evita accidentes y enfermedades y previene una cantidad de problemas para usted y su familia. Para más información sobre problemas de drogas y bebidas alcohólicas, lea la página 279.

Continuación

7. Piense en seguridad antes que nada. Seguridad en la casa, seguridad en el trabajo, seguridad en el juego, seguridad en el manejo y seguridad en las relaciones sexuales, todo ésto le ayudará a mantenerse saludable.

8. Busque placeres saludables. Tomar siestas, relajarse durante las comidas, jugar con los niños, cuidar una mascota todo esto puede sumar a su salud. Lea el Recurso 62 en la página 316.

9. Piense bien o positivamente sobre sí mismo. Una buena autoimagen es la fundación de una buena salud. Para más información sobre autoestima y bienestar, lea la página 291.

10. Promueva la paz. Paz en la tierra comienza en casa. Ayudando a parar la violencia en la casa, en las calles, o entre las naciones, usted puede ayudar a prevenir muchos problemas de salud. Lea la página 282.

Vacunas

Las vacunas trabajan ayudando a su sistema inmunológico a reconocer y atacar rápidamente las enfermedades antes de que puedan causar problemas.

Las vacunas de la niñez dan protección de por vida contra la tos ferina (tos convulsiva), polio, sarampión, paperas, rubéola, *Haemophilus influenzae* y hepatitis B. Las vacunas también protegen contra el tétanos y la difteria. Sin embargo, los refuerzos se necesitan cada 10 años para mantener protección de por vida.

Si sus niños se vacunan, estas enfermedades serias no serán un problema. Haga un calendario de las vacunas de su niño según el cuadro en la página 19.

No hay necesidad de retrasar las vacunas de la niñez por resfríos u otras enfermedades leves.

Asegúrese de mantener buenos registros. Con frecuencia los niños necesitan mostrar sus récords de vacunas a lo largo de su vida escolar.

Difteria, tétanos y tos ferina (DTP)

Las enfermedades infecciosas como la difteria y la tos ferina causaban grandes cantidades de muertes antes que la vacuna DTP fuera desarrollada. Esta vacuna también protege contra el tétanos ("mandíbula rígida"), una infección bacteriana que puede resultar cuando una herida está contaminada. La bacteria entra al cuerpo a través de cortadas y se extiende únicamente en la ausencia del oxígeno. Así que, mientras más profunda y angosta la herida, mayor la posibilidad del tétanos. Con las vacunas apropiadas, estas enfermedades son raras.

Las vacunas de la niñez para estas enfermedades se administran juntas mediante una serie de inyecciones que comienzan a la edad de los dos meses. Siga las guías de la DTP en la página 19.

Obtenga un refuerzo de TD (tétanos y difteria) cada 10 años. El primer refuerzo se da alrededor de los 15 años. Mantenerse al día con refuerzos de TD es importante porque el tétanos puede ser fatal.

Si han pasado al menos cinco años desde su última inyección y usted tiene una herida (especialmente una herida punzante) que está muy sucia o que sospecha que pueda estar contaminada, obtenga un refuerzo de la vacuna antitetánica.

Programa de Inmunizaciones

Vacuna ➡ / Edad ⬇	Difteria Tétanos Pertusis (DTP)	Polio (OPV/IPV)	Sarampión Paperas Rubéola (MMR)	Hepatitis B	*Haemophilus Influenzae* b (Hib)	Tétanos Difteria (TD) Refuerzo
De uno a 15 días				✔		
2 meses	✔	✔		✔	✔	
4 meses	✔	✔			✔	
6 meses	✔			✔[1]	✔	
15 meses			✔		✔	
15-18 meses	✔	✔				
4-6 años	✔	✔	✔[2]			
14-16 años						✔
Cada 10 años						✔
65 años o más	Vacuna neumocócica (solamente 1 vez) Vacuna anual de la gripe(influenza)[3]					

[1] 16-18 meses.

[2] La segunda MMR también puede ser administrada a la edad de 11 a 12 años.

[3] Las personas menores de 65 años que tienen enfermedades crónicas, especialmente enfermedades respiratorias como asma, también deben considerar inyecciones anuales contra la influenza.

Adaptado de *The Report on Infectious Diseases*, Academia Norteamericana de Pediatras, 1991.

Continuación
Polio

La polio es una enfermedad viral que produce pérdida de movimiento o incluso parálisis. Es rara hoy por la efectividad de las vacunas contra la poliomielitis. La primera vacuna se administra a la edad de los dos meses. La serie completa de vacunas da inmunidad de por vida. Una vacuna con el virus inactivo de la polio (inyectable, IPV o Salk) se recomienda para cualquier persona que tiene una enfermedad o toma medicinas que debilitan el sistema inmunológico.

Los adultos que no están inmunizados necesitan vacunación únicamente si ellos corren alto riesgo de exposición a la polio. La vacuna IPV se recomienda para los adultos.

Sarampión, paperas y rubéola (en inglés, MMR)

La vacuna conocida en inglés por sus iniciales MMR, es una inmunización contra el sarampión, las paperas y la rubéola (sarampión alemán) (lea la página 159). Se recomiendan dos refuerzos (administrados a los 15 meses y a los cuatro a seis años de edad). Si ambas dosis se administran, no se necesita más inmunización MMR.

Si usted tiene un niño de 6 a 14 meses de edad en un área donde existe un brote de sarampión, llame a su doctor o departamento de salud para hablar sobre una vacuna MMR temprana. En este caso, la dosis debe repetirse a la edad de 15 meses para una protección completa.

Virus de la hepatitis B (HBV en inglés)

El virus de la hepatitis B causa una enfermedad seria del hígado y con frecuencia fatal. La vacuna HBV previene la enfermedad del hígado y otras complicaciones. Esfuerzos para vacunar únicamente a personas en grupos de alto riesgo (personas con muchos compañeros sexuales, usuarios de drogas intravenosas, bebés nacidos a madres que tienen HBV y trabajadores de la salud) no han sido efectivos en eliminar la enfermedad.

Actualmente se recomienda que todos los infantes sean vacunados contra el HBV. Esto ayudará a eliminar la hepatitis B como un problema de salud pública en el futuro. Tres inyecciones proveen inmunidad de por vida.

Reacciones temporales a las vacunas de la niñez

Las reacciones temporales y leves a las vacunas son comunes. Con frecuencia, los bebés desarrollan una fiebre de 102° a 103°, dos a cuatro horas después de una inyección. La temperatura usualmente vuelve a lo normal dentro de las 24 horas siguientes. El lugar de la vacuna puede ponerse rojo, hinchado o duro. Un salpullido leve puede desarrollarse hasta de una a tres semanas después de la inyección.

- El acetaminófeno puede aliviar la molestia y bajar la fiebre. Algunos doctores recomiendan dar el acetaminófeno antes de la inyección.

- Mantenga anotaciones sobre cualquier reacción que usted observe.

- Dígale a su profesional de la salud si piensa que las reacciones son excesivas.

La inmunización se recomienda también para:

- Niños entre los 11 a 19 años de edad que viven en áreas con altas tasas de abuso de drogas, embarazos en adolescentes y enfermedades transmitidas sexualmente.

- Trabajadores de la salud como las enfermeras, los asistentes de médicos o los trabajadores sociales.

- Personas que piensan dar largos viajes a la China, al Sureste de Asia y a otras áreas donde las tasas de infección de HBV son altas.

Haemophilus Influenzae Tipo b (Hib)

Haemophilus influenzae tipo b no causa la gripe (influenza). Es una enfermedad grave producida por una bacteria que causa meningitis y puede producir daño en el cerebro y la muerte. Las enfermedades más serias Hib afectan a los niños entre los 6 meses y 1 año de edad. Cada niño entre los 2 meses y los 5 años debe ser vacunado contra el Hib. Los niños mayores de cinco años y los adultos necesitan inmunización únicamente si tienen anemia de las células falciformes o problemas del bazo.

Vacunas después de los 65 años

Las vacunas anuales contra la gripe (influenza) se recomiendan para todas las personas de 65 años de edad o más. Las personas más jóvenes con enfermedades crónicas, especialmente enfermedades respiratorias, también deben considerar vacunarse. Las vacunas son más efectivas cuando se administran en el otoño.

Una vacuna neumocócica, administrada una sola vez, se recomienda a las personas de 65 años de edad o más.

Otras vacunas

Si usted está en contacto cercano con personas que tienen una enfermedad infecciosa, o está planeando viajar a áreas donde enfermedades como la malaria (paludismo), la fiebre tifoidea y la fiebre amarilla son comunes, hable con su doctor o departamento de salud para preguntar si necesita otras vacunas.

Prueba de tuberculina

Una prueba de tuberculina es una prueba en la piel para la tuberculosis, no es una vacuna. Un resultado positivo no significa necesariamente que usted tiene tuberculosis, pero sí significa que la bacteria probablemente ha entrado a su cuerpo. Si usted debe someterse a pruebas o nó depende de la prevalencia de tuberculosis en su área y de su riesgo de exposición. Una vez que la persona tiene una

---

Sea sensato, vacune

1. Las vacunas son efectivas. Sí previenen enfermedades.

2. Las vacunas son económicas, no cuestan mucho (menos que tratar las enfermedades que previenen).

3. Los riesgos son pocos. Las reacciones usualmente son leves y de corta duración.

4. Es la ley. En muchas áreas los niños deben vacunarse antes de que puedan empezar la escuela.

5. Las vacunas reducen el riesgo de epidemias.

Continuación

prueba positiva de la piel, ésta no debe ser repetida. Las pruebas subsiguientes siempre serán positivas y podrían causar reacciones más serias.

Pruebas y detección temprana

Otra forma de proteger su salud es detectar una enfermedad temprano, cuando todavía es fácil tratarla. Usted puede hacer ésto de dos formas: sometiéndose a exámenes médicos periódicos por profesionales de la salud y volviéndose un buen observador de su propio cuerpo y salud.

Exámenes médicos periódicos

Muchos doctores acostumbraban recomendar un examen físico completo cada año. Ahora, la mayoría de los doctores recomiendan exámenes médicos específicos basados en la edad, el sexo y los factores de riesgo del paciente. Estos exámenes han probado ser más efectivos que los exámenes físicos anuales para detectar enfermedades tratables.

El programa de exámenes médicos en la página 23 le ayudará a decidir qué pruebas son valiosas para usted y con qué frecuencia debe hacérselas.

El cuadro incluye recomendaciones específicas para adultos de 19 años de edad o más. El cuadro está basado en el Informe del Grupo de Trabajo sobre los Servicios Preventivos de los Estados Unidos (con algunas excepciones). Otras organizaciones pueden hacer recomendaciones diferentes. El programa más apropiado de exámenes preventivos es aquél en el cual usted y su doctor están de acuerdo y está basado en sus condiciones de salud, valores y factores de riesgo.

Las recomendaciones se aplican únicamente a personas de riesgo *promedio* en cada categoría de edad. Usted puede correr mayor riesgo para ciertas enfermedades. Los antecedentes familiares (si sus familiares tienen o han tenido la enfermedad), otros problemas de salud, o comportamientos tales como el fumar, todo aumenta su riesgo. Hable con su doctor en caso de que sean necesarios exámenes más frecuentes.

Hacerse autoexámenes periódicos también es una parte importante de mantenerse saludable. Lea el autoexamen de los senos en la página 163 y el autoexamen testicular en la página 185. Si usted tiene alta presión de sangre, lea la página 28.

Otras pruebas y exámenes recomendados

Bebés

Para los bebés saludables se recomienda una consulta a los 2,4,6,15 y 18 meses de edad. Su doctor puede recomendar un calendario diferente. Los bebés de alto riesgo a problemas de audición pueden ser examinados durante este tiempo. También lea sobre un examen casero en la página 143.

Niños de 2 a 5 años de edad

Hable sobre la frecuencia de las consultas con su profesional de la salud. También lea sobre un examen casero en la página 143. Se recomienda una prueba de visión a la edad de los 3 a 4 años. Algunas vacunas de la niñez también se administran durante esta edad. Lea la página 19.

Los chequeos regulares de la presión de sangre se recomiendan después de la edad de los 3 años y pueden hacerse durante consultas por otras razones.

Pruebas para detección temprana
Intervalos de tiempo recomendados entre las pruebas para adultos de riesgo promedio
(Intervalos en años a menos que se especifique lo contrario).

Prueba	19-39	40-49	50-64	65+	Comentarios
Historial/examen físico	1-3	1-3	1-3	1	
Presión sanguínea, pág. 28	1-3	1-3	1-3	1	Más a menudo si es elevada.
Colesterol total, pág. 263	5	5	5	5	Más a menudo si es elevado.
Para detectar sangre en las heces, pág. 311			1-5†	1-5†	Sobre todo si hay historia familiar de cáncer o enfermedad del colon.
Sigmoidoscopia			5†	5†	
Visión		2-5*	2-5*	1	*Academia Norteamericana de Oftalmología.
Audición		Una vez	Una vez	Una vez*	*Evaluar durante consultas regulares.
Mujer					
Autoexamen de senos, pág. 163	Mensual	Mensual	Mensual	Mensual	
Prueba Papanicolau, pág. 167	1-3	1-3	1-3	1-3*	*Puede descontinuar si pruebas previas son normales.
Prueba clínica de seno, pág. 165		1	1	1	
Mamografía, pág. 165		†	1-2	1-2	Descontinúe después de los 75 años de edad. Una prueba se recomienda antes de los 40 años de edad si hay historia familiar de cáncer del seno antes de la menopausia.
Hombre					
Autoexamen testicular, pág. 185	Mensual	Mensual	Mensual	Mensual	
Examen rectal digital, pág. 190		1-3†	1-3†	1†	Prueba para cáncer de la próstata.
Prueba para el antígeno prostático específico (PSA), pág. 190			1-3†	1†	

† Los expertos no están seguros de la efectividad de pruebas de rutina para este grupo de edad.

Adaptado de *Guide to Clinical Preventive Services*, Grupo de Trabajo de Servicios Preventivos de los Estados Unidos, 1989.

Continuación

Niños de 7 a 18 años de edad

Hable sobre la frecuencia de las consultas con su profesional de la salud y lea sobre un examen casero en la página 143. Se recomienda un refuerzo de tétanos a la edad de 15 años.

Se debe animar a los varones adolescentes a hacerse autoexámenes testiculares mensualmente. Lea la página 185. Las pruebas de Papanicolau se recomiendan si una adolescente es sexualmente activa antes de los 18 años. Lea la página 167.

Los chequeos anuales de presión de sangre se recomiendan y pueden ser realizados durante cualquier consulta.

Mujeres embarazadas

Hable sobre la frecuencia de las consultas y pruebas con su doctor. Durante la primera visita prenatal, se recomiendan pruebas de sangre, análisis de orina, chequeo de la presión de sangre y la prueba de la hepatitis B. Pruebas adicionales son necesarias durante el embarazo.

Los signos vitales

Con unos pocos instrumentos y un ojo para observación, usted puede ayudar a detectar y seguir problemas de la salud en su familia. Todos necesitan saber cómo tomar la temperatura y contar el pulso y el ritmo de la respiración. También es bueno aprender a tomar su propia presión de sangre. Quizás hasta quiera aprender a hacerse simples exámenes de oídos. Los instrumentos que usted necesita son económicos y usualmente vienen con instrucciones. La información en las páginas 143 a 149 también puede ayudarle.

Cuadro de Conversión Fahrenheit-Centígrado		
F°		**C°**
96.8	=	36.0
97.2	=	36.2
97.5	=	36.4
97.9	=	36.6
98.2	=	36.8
98.6	=	37.0
99.0	=	37.2
99.3	=	37.4
99.7	=	37.6
100.0	=	37.8
100.4	=	38.0
100.8	=	38.2
101.1	=	38.4
101.5	=	38.6
101.8	=	38.8
102.2	=	39.0
102.6	=	39.2
102.9	=	39.4
103.3	=	39.6
103.6	=	39.8
104.0	=	40.0
104.4	=	40.2
104.7	=	40.4
105.1	=	40.6
105.4	=	40.8
105.8	=	41.0

La temperatura

Una temperatura normal fluctúa de 97.6° a 99.6° Fahrenheit y para la mayoría de las personas es de 98.6°. La temperatura varía con la hora del día y otros factores, así que no se preocupe sobre cambios menores.

Siempre que una persona se sienta caliente o fría al tacto, es una buena idea tomarle la temperatura y anotarla. Si usted tiene que llamar al doctor durante una enfermedad, saber la temperatura exacta de la persona puede ser de mucha ayuda.

Hay cuatro formas de tomar la temperatura:

- Oralmente (en la boca)

- Rectalmente (en el ano)

- Axilarmente (bajo la axila)

- Usando un termómetro electrónico oral, o un termometro de oídos, o una tirita de papel para temperatura.

A menos que se especifique lo contrario, **todas las temperaturas en este libro son lecturas orales Fahrenheit**. Si usted usa una temperatura rectal o axilar, ajústela apropiadamente. Las temperaturas rectales son las más exactas. Las temperaturas orales se recomiendan para adultos y niños de seis años de edad o más.

- Limpie el termómetro con agua jabonosa o con alcohol de fricción.

- Manténgalo firme en la punta opuesta al foco o ampolleta y sacúdalo para que el mercurio baje hasta 95° ó menos.

- Asegúrese que la persona no haya bebido nada caliente o frío inmediatamente antes de tomarse la temperatura.

- Coloque el foco bajo la lengua y cierre los labios alrededor del termómetro. Los dientes no deben morderlo. Respire por la nariz y no hable.

- Espere de tres a cinco minutos.

Las temperaturas rectales son las que se recomiendan para niños menores de seis años o cualquier persona que no pueda mantener el termómetro en la boca. Use sólo un termómetro rectal. No use un termómetro rectal si el niño está irritable o se mueve mucho.

- Limpie el termómetro y sacúdalo hacia abajo. Lea las recomendaciones de la sección anterior.

- Ponga Vaselina u otro lubricante en el foco.

- Aguante al niño boca abajo sobre sus piernas.

- Mantenga el termómetro una pulgada arriba del foco e insértelo suavemente en el recto, no más de una pulgada. No lo suelte. Agárrelo exactamente en el ano para que no pueda deslizarse más adentro.

- Espere por tres minutos.

La temperatura rectal es 0.5° a 1° más alta que la temperatura oral.

Las temperaturas axilares son menos exactas y aproximadamente 1 grado menos que la oral. Estas temperaturas son más seguras para niños pequeños que no se quedan quietos mientras usted usa un termómetro rectal.

- Use un termómetro oral o rectal. Sacúdalo para que el mercurio baje hasta 95° ó menos.

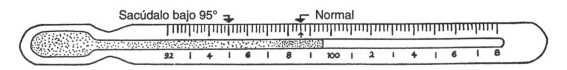

El termómetro lee 99.6°

Continuación

- Coloque el termómetro en la axila y dígale al niño que cruce su brazo a través del pecho y que se agarre el antebrazo opuesto.

- Espere cinco minutos.

Los termómetros electrónicos y las tiritas para temperatura son convenientes y fáciles de usar. Estos son muy exactos, pero algunos son costosos.

Cómo leer un termómetro

- Déle vuelta al termómetro hasta que usted pueda ver la línea de mercurio. Note que el termómetro está marcado de 92° a 108°.

- Cada marca larga indica un grado de temperatura. Cada marca pequeña indica 0.2°.

Cómo tomar el pulso

El pulso es el ritmo al cual está latiendo el corazón de una persona. En la medida que el corazón envía sangre al cuerpo, una pulsación puede sentirse en las arterias donde quiera que éstas se encuentren cerca de la piel. Se puede tomar el pulso en la muñeca, el cuello, o el brazo.

Algunas enfermedades pueden causar aumento de pulso, de modo que es útil saber cuál es su pulso en reposo, cuando usted está bien. El ritmo del

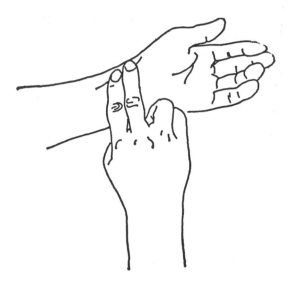

Cómo tomar el pulso

pulso aumenta sobre 10 pulsaciones por minuto, por cada grado de fiebre.

- Cuente el pulso después que la persona ha estado sentada o reposando calladamente de 5 a 10 minutos.

- Coloque dos dedos suavemente contra la muñeca como se le indica en el dibujo (no use el pulgar).

- Si es difícil sentir el pulso en la muñeca, localice la arteria carótida en el cuello, justo a cualquier lado de la tráquea. Presione suavemente.

- Cuente las pulsaciones por 30 segundos, luego doble el resultado y así obtiene el número de pulsaciones por minuto.

Pulso normal en reposo		Respiración normal en reposo	
Recién nacido - 1 año	100-160 latidos/minuto	Recién nacido - 1 año	40-60 respiraciones/minuto
1 - 6 años	70-140 latidos/minuto	1 - 6 años	18-26 respiraciones/minuto
7 - 10 años	60-85 latidos/minuto	7 - adulto	12-24 respiraciones/minuto
11 - adulto	60-80		

Cómo contar las pulsaciones de la respiración

El ritmo de su respiración es cuántas inhalaciones usted toma en un minuto. El mejor momento de medir la respiración es cuando la persona está en reposo--quizás después de tomarle el pulso--mientras sus dedos todavía están en la muñeca. La respiración de la persona es probable que cambie si la persona sabe que usted está tomándola. El ritmo de la respiración aumenta con la fiebre y algunas enfermedades.

• Cuente el subir y el bajar del pecho por un minuto completo.

• Note si hay alguna retracción entre las costillas o algún aparente silbido o dificultad en la respiración.

Cómo medir la presión de la sangre

La presión de la sangre es la fuerza de la sangre empujando contra las paredes de las arterias. La presión cuando el corazón late se llama presión sistólica (el primer número en la lectura de la presión de la sangre). La presión entre los latidos, cuando el corazón descansa, se llama presión diastólica. Cualquier presión de sangre por debajo de 140/90 se considera normal para un adulto de de 18 años o más. Lea más información sobre presión alta en la página 28.

La mayoría de las personas con buena audición puede aprender a tomar la presión de sangre utilizando un estetoscopio y una faja de presión sanguínea (esfigmomanómetro). Las fajas para tomar la presión de la sangre electrónicamente también se pueden comprar y para éstas no se necesita un estetoscopio o una buena audición.

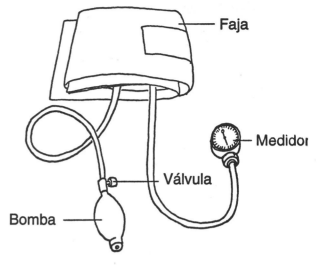

Faja para tomar
la presión sanguínea

• Pídale a su farmacéutico que le recomiende un equipo de tomar la presión y que le muestre cómo usarlo.

• Un seguimiento regular casa se de la presión en recomienda para cualquier persona que tiene una enfermedad del corazón o alta presión.

Fiebre

Una fiebre es una temperatura del cuerpo anormalmente alta. Es un síntoma, no una enfermedad. Una de las formas como su cuerpo lucha contra las enfermedades es a través de una temperatura más alta. Fiebre de hasta 102° es generalmente beneficiosa, a pesar de que pueda ser molesta. La mayoría de los adultos saludables pueden tolerar una fiebre hasta de 103° a 104° por períodos cortos de tiempo, sin problemas.

Para guías específicas sobre fiebre en niños menores de cuatro años, lea la página 156.

Continuación
Tratamiento casero

- Beba muchos líquidos, especialmente agua.

- Tome y anote la temperatura cada dos horas y siempre que los síntomas cambien.

- Para las fiebres que causan molestias, tome baños de esponja con agua tibia y tome acetaminófeno, aspirina o ibuprofén para bajar la fiebre. No dé aspirina a niños.

- Observe si hay señales de deshidratación. Lea la página 35.

- Lea el Capítulo 6 para más tratamientos caseros de resfríos y gripes.

Cuándo llamar a un profesional de la salud

- Fiebre sobre 104° que no baja, después de dos horas de tratamientos caseros.

- Fiebre persistente. Muchas enfermedades virales, especialmente la gripe, causan fiebres de 102° ó más por períodos cortos de tiempo (hasta 12 a 24 horas). Llame a su doctor si la fiebre se mantiene:

  o 102° ó más, por dos días completos

  o 101° ó más, por tres días completos

  o 100° ó más, por cuatro días completos

- Fiebre sobre 103° con piel seca, aún bajo las axilas (posiblemente un ataque calorífico, lea la página 223).

- Si la fiebre ocurre con otros signos de una infección bacteriana. Lea la página 84.

- Para la fiebre con los síntomas siguientes:

  o Respiración entrecortada y tos. Lea Neumonía en la página 92 y Bronquitis en la página 85.

  o Dolor sobre los ojos o pómulos. Lea Sinusitis en la página 93.

  o Dolor o ardor al orinar. Lea Infección en el tracto urinario en la página 177.

  o Dolor abdominal, náusea y vómito. Lea Gripe estomacal o intoxicación de comida en la página 42, o Apendicitis en la página 33.

  o Un cuello rígido y dolor de cabeza. Lea Encefalitis y meningitis en la página 90.

- Llame a su doctor si la fiebre se asocia o viene acompañada de síntomas preocupantes o sin explicación alguna.

Alta presión

La alta presión de sangre (hipertensión) ocurre cuando la presión de su sangre contra las paredes de las arterias es más alta que lo normal. Los doctores califican la presión sanguínea para adultos mayores de 18 años en las categorías siguientes:

- Normal: por debajo de 130/85

- Alta-normal: 130-139/85-89

- Alta: sobre 140/90

La alta presión sanguínea usualmente no tiene síntomas. Sin embargo, ésta aumenta los riesgos de derrame cerebral, ataque al corazón y enfermedades de los riñones. El riesgo de contraer estas enfermedades es menor en las personas cuya presión está por debajo de 120/80.

Los factores de riesgo para presión alta incluyen:

- Raza afroamericana

- Sobrepeso

- Antecedentes familiares de alta presión sanguínea

- Inactividad

- Consumo excesivo de bebidas alcohólicas

- Consumo excesivo de sodio (sal)

En algunos casos, la presión alta puede prevenirse. Muchas personas con presión alta pueden controlarla cambiando sus estilos de vida y esto puede no requerir medicinas. Seguir los pasos a continuación es especialmente importante si usted está en uno de los grupos de alto riesgo mencionados arriba.

Prevención

- Pierda peso, aún si usted está solamente un 10 por ciento sobre su peso ideal. Esto es especialmente importante si tiende a ganar peso alrededor de la cintura, en vez de sus caderas y muslos. Una pérdida de peso de sólo 10 libras puede bajar su presión de sangre. Lea sobre consejos para controlar el peso en la página 271.

- Limite su consumo de bebidas alcohólicas a dos tragos o menos por día. Demasiadas bebidas alcohólicas aumentan su presión.

- Haga ejercicios regularmente. Treinta a 45 minutos de caminar rápido, de tres a cinco veces por semana, ayuda a bajar su presión (y tambíen le ayudará a perder peso). Lea la página 248.

- Reduzca su consumo de sal. Lea la página 269.

- Asegúrese de consumir suficiente potasio, calcio y magnesio en su dieta. Comidas ricas en potasio incluyen jugo de naranja y papas. Comidas ricas en magnesio incluyen vegetales de hojas verdes y granos completos. Lea sobre comidas ricas en calcio en la página 269.

- Reduzca las grasas saturadas en su dieta. La grasa saturada se encuentra en los productos animales (leche, queso y carne). Limitar estas comidas le ayudará a perder peso y también reducirá su riesgo de un ataque de corazón. Lea la página 262.

- Deje de fumar. Fumar aumenta su riesgo de enfermedades del corazón y derrame cerebral. Lea sobre consejos para cómo dejar de fumar en la página 100.

Tratamiento casero

- Siga los consejos sobre prevención arriba mencionados aún más cuidadosamente si usted tiene presión alta.

- Tome la medicina recetada para la presión exactamente como se le indique.

- Para aprender a tomarse la presión en casa, lea la página 27.

Cuándo llamar a un profesional de la salud

- Si usted ha tenido dos o más lecturas de presión sanguínea sobre 140/90. Llame si alguno o los dos números son altos.

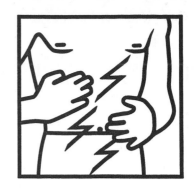

Capítulo 3

Problemas abdominales

Los problemas abdominales pueden ser difíciles de diagnosticar. Los calambres estomacales causados por dolores de gases, lo que con frecuencia no es serio, pueden ser mucho más dolorosos que las fases tempranas de la apendicitis, un problema mucho más serio. Afortunadamente, la mayoría de los problemas abdominales son menores y sólo requieren de tratamiento en casa.

Cuando usted tiene dolor de estómago, es una buena idea observar cuidadosamente los síntomas. Note si el dolor se mejora pasando gas, o defecando, o vomitando. Repase los síntomas en la página 32 y escriba sus observaciones. Estas pueden ayudarle a usted o a su doctor a descubrir la causa del problema.

Sin embargo, recuerde que el dolor abdominal es difícil de evaluar aún para un doctor. Si usted tiene alguna duda sobre la causa o gravedad del dolor de estómago, se le recomienda llamar por teléfono a su doctor. Llame en cualquier oportunidad que el dolor de estómago sea severo (agudo) o persistente, o si el dolor aumenta en las siguientes horas.

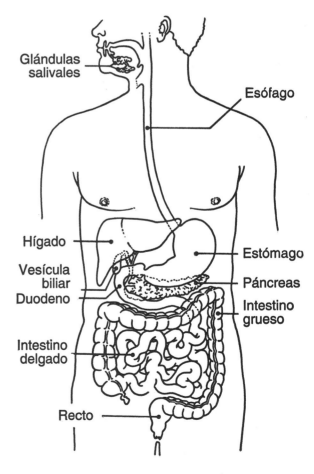

Tracto digestivo

Problemas abdominales

Síntomas	Causas posibles
Náusea o vómito	Lea Gripe estomacal e intoxicación, pág. 42; Náusea y vómito, pág. 40. Observe por deshidratación, pág. 35.
Náusea o vómito después de tomar una medicina nueva	Reacción a medicina. Llame a su doctor o farmacéutico.

Defecación

Frecuentes, excremento flojo	Lea Diarrea, pág. 37; Gripe estomacal e intoxicación por comida, pág. 42. Observe por deshidratación, pág. 35.
Excremento duro, difícil de pasar	Lea Estreñimiento, pág. 34.
Excremento con sangre, negro o sedimentoso	Lea Ulceras, pág. 44.
Dolor durante la defecación; color rojo fuerte en la superficie del excremento o en el papel sanitario	Lea Hemorroides, pág. 39.

Dolor abdominal

Dolor y sensibilidad en la parte inferior derecha del abdomen con náusea, vómito y fiebre	Lea Apendicitis, pág. 33; Infecciones del tracto urinario, pág. 177.
Molestia o sensación quemante justo debajo del esternón	Lea Acidez, pág. 38; Ulceras, pág. 44; Dolor de pecho, pág. 86.
Dolor en la parte inferior del abdomen y de la espalda inmediatamente antes del período menstrual	Lea Calambres menstruales, pág. 174.

Orinar

Dolor o sensación quemante al orinar	Lea Infecciones del tracto urinario, pág. 177; Problemas de la próstata, pág. 188; Enfermedades transmitidas sexualmente, pág. 195.
Dificultad de orinar o flujo débil de orina (hombre)	Lea Problemas de la próstata, pág. 188.
Sangre en la orina	Lea la pág. 178.

Bulto o protuberancia abdominal o inflamación

Bulto o inflamación en la ingle que va y viene, sin dolor	Lea Hernia, pág. 187.
Golpe en el estómago; un abdomen muy rígido o distendido	Lea Heridas abdominales contundentes, pág. 209. Observe por Choque, pág. 232.

Apendicitis

El apéndice es un saco pequeño que se extiende del intestino grueso. Normalmente se limpia a sí mismo y no causa problemas. Sin embargo, si su abertura se obstruye o se tapa (usualmente por materia fecal), las bacterias pueden crecer y el apéndice puede inflamarse e infectarse. Esta condición se conoce como apendicitis.

La apendicitis es más común en personas jóvenes entre la edad de 10 a 30 años, a pesar de que sí ocurre en niños menores y en adultos. Es poco común antes de la edad de los dos años. Porque los niños pequeños con frecuencia no pueden describir dolor correctamente, sus casos pueden volverse bien serios antes de ser diagnosticados.

Una vez que la apendicitis comienza, usualmente se empeora hasta que el apéndice se rompe. Si el apéndice se revienta, la infección se extiende a otros órganos abdominales.

Sin embargo, observar los síntomas por 8 a 12 horas es usualmente seguro y con frecuencia necesario para confirmar el diagnóstico. El apéndice raramente se rompe dentro de las primeras 24 horas. En la mayoría de los casos, la apendicitis requiere operación.

Los síntomas de la apendicitis incluyen:

- Un dolor que empieza alrededor del ombligo o la parte superior del estómago y se extiende a la parte inferior derecha del abdomen, durante un período de 2 a 12 horas.

- Náusea, vómito, pérdida del apetito y estreñimiento. Diarrea puede ocurrir, pero usualmente indica que el dolor puede ser por otra causa.

- Una fiebre baja (100° a 101°).

Tratamiento casero

- Examine los signos vitales. Lea la página 24.

- Mantenga un registro cuidadoso de los síntomas siguientes:

  ○ Dolor y sensibilidad en el abdomen

  ○ Náusea, vómito, estreñimiento, o diarrea

  ○ Fiebre

- Mantenga al paciente tranquilo y en una posición cómoda.

- Trate de identificar o descartar otras causas de dolor abdominal, como la Gripe estomacal (lea la página 42) o haber comido en exceso.

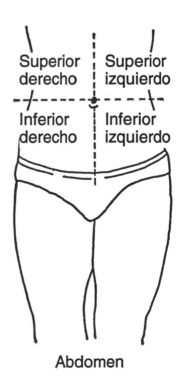

Abdomen

Continuación

- No administre laxantes. Estos pueden estimular el intestino y causar que el apéndice se reviente más rápido.

- No administre analgésicos o calmantes fuertes. Ya que la localización y la gravedad del dolor son claves para el diagnóstico, los analgésicos o calmantes fuertes pueden disfrazar (encubrir) información importante.

- No aplique calor en el abdomen.

Cuándo llamar a un profesional de la salud

- Si usted sospecha que sea apendicitis. Repase sus observaciones de los síntomas con su doctor.

- Si hay un dolor severo, continuo y que aumenta en la parte inferior derecha de su abdomen, por más de cuatro horas.

- Si cualquier dolor estomacal se localiza en un lugar específico en el abdomen.

Estreñimiento

El estreñimiento ocurre cuando la defecación es infrecuente o los excrementos son muy difíciles de pasar. Algunas personas se preocupan en exceso por la frecuencia, porque les han enseñado que una persona saludable debe defecar todos los días. Esto no es verdad. La mayoría de las personas defeca de tres veces al día a tres veces por semana. Si sus heces fecales son de consistencia suave y pasan fácilmente, usted no está estreñido.

El estreñimiento puede darse acompañado de dolores en el recto y calambres, por el esfuerzo de pasar heces fecales duras y secas. La persona puede estar inflada o "llena de gases" y tener náusea. También puede haber pequeñas cantidades de sangre en el excremento causadas por un ligero desgarramiento cuando se puja y la materia fecal sale por el ano. Esto debe dejar de suceder cuando se controla el estreñimiento.

Si una materia fecal se aloja (se empaqueta) en el recto, se filtrará mucosa y fluidos alrededor del excremento produciendo incontinencia fecal.

El estreñimiento puede producirse por una variedad de causas. La falta de fibra y agua inadecuada en la dieta son causas comunes. Otras causas incluyen el viajar, la falta de ejercicio, un retraso en defecar, las medicinas, un dolor debido a hemorroides y el uso excesivo de laxantes.

Los niños pueden no hacer caso a la necesidad de defecar porque ellos están concentrados en jugar u otras actividades. Los niños y los adultos pueden estreñirse porque rehúsan usar inodoros lejos de casa. En niños pequeños, la tensión relacionada con aprender a usar el inodoro también puede contribuir al estreñimiento.

Prevención

- Coma alimentos abundantes en fibra como frutas, vegetales y granos completos o cereales enriquecidos. Un plato (tazón) de cereal de afrecho cada día le ayudará, así como también tres o cuatro cucharadas de afrecho añadidas al cereal o a la sopa. Lea la página 260 para más información sobre fibra. Evite comidas que son altas en grasas y azúcar.

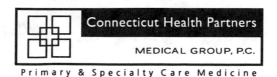

es un placer.
centro comunal
miembro de un grupo medico.
oficina medica

peloteros

doctor general

especialista para niños,
problemas de pie o siquiatrico.

Michael Fischer, M.D.
East Hartford Medical Office, 99 Ash Street, East Hartford, CT 06108

- Tome de 1½ a 2 litros de agua y otros líquidos cada día. (Sin embargo, a algunas personas les estriñe la leche).

- Haga más ejercicio. Un programa de caminar sería un buen comienzo. Lea la página 248.

- Vaya al baño cuando sienta la necesidad. Sus intestinos envían señales cuando hay necesidad de excretar. Si usted ignora la señal, la necesidad desaparecerá y el excremento eventualmente se volverá seco y será difícil de expulsarlo.

Tratamiento casero

- Fije un tiempo relajado para defecar. La necesidad usualmente ocurre en algún momento después de las comidas. Puede ser de gran ayuda establecer una rutina diaria, como ir después del desayuno.

- Tome de dos a cuatro vasos de agua de más por día, especialmente en las mañanas.

- Añada a su dieta frutas, vegetales y comidas con mucha fibra como cereal de afrecho o ciruelas pasas.

- Si es necesario, tome medicina que ablanda la materia fecal o un laxante muy suave como leche de magnesia. No use aceite mineral o cualquier otro laxante por más de dos semanas sin consultar con su doctor. Lea la página 304.

Para bebés y niños de hasta dos años:

- Asegúrese que está poniéndole la cantidad correcta de agua a la fórmula de su bebé.

- Déle una o dos onzas de agua antes de alimentarlo.

- Después de los seis meses de edad, déle de ½ cucharadita hasta 2 onzas de jugo de ciruelas pasas (aumente la cantidad poco a poco durante un tiempo). A la edad de nueve meses, añádale a su dieta 1½ a 3 cucharadas de ciruelas pasas coladas por día.

Cuándo llamar a un profesional de la salud

- Si el estreñimiento persiste, después de seguir el tratamiento señalado anteriormente, por una semana para adultos o tres días para niños.

- Si hay mucha sangre (más de unas vetas o líneas rojas), o si la sangre es roja oscura o marrón.

- Si la sangre persiste después que el estreñimiento ha mejorado, más de dos o tres días.

- Si dolor agudo o fuerte ocurre en el abdomen.

- Si ocurren cambios en la defecación y los patrones de estreñimiento y persisten por más de dos semanas, sin una razón específica.

- Si usted tiene algún incidente de incontinencia fecal.

- Si usted no es capaz de defecar sin usar laxantes.

Deshidratación

La deshidratación ocurre cuando su cuerpo pierde mucha agua. Cuando usted deja de tomar agua o pierde grandes cantidades de líquido por diarrea, vómitos, o sudoración, las células de su cuerpo reabsorben fluidos de la sangre y otros tejidos del cuerpo. Cuando se pierde mucha

Continuación

agua, los vasos sanguíneos pueden plegarse. Sin atención médica, puede resultar la muerte.

La deshidratación es muy peligrosa para los bebés, los niños pequeños y las personas mayores. Observe cuidadosamente por sus señales iniciales siempre que haya una enfermedad que cause fiebre alta, vómito, o diarrea. Los síntomas iniciales son:

- Boca seca y saliva pegajosa

- Hay reducción en la cantidad de orina, con una orina amarilla oscura

Prevención

- Tratamiento casero inmediato para enfermedades que causan diarrea, vómito, o fiebre le ayudarán a prevenir la deshidratación.

  - Lea Diarrea en la página 37

  - Lea Vómito en la página 40

  - Lea Diarrea y vómito en niños en la página 155

  - Lea Gripe estomacal en la página 42

  - Lea Fiebre en la página 27

  - Lea Fiebre en niños en la página 156

- Beba de 8 a 10 vasos de agua cada día para prevenir la deshidratación cuando el clima es muy caluroso y al hacer ejercicio. Tome más agua antes de hacer ejercicio y cada media hora durante la actividad.

Tratamiento casero

- El tratamiento para la deshidratación leve requiere detener la pérdida de líquidos y gradualmente reponer los líquidos que perdió.

Bebidas de rehidratación

Cuando usted tiene diarrea o está vomitando, su cuerpo puede perder grandes cantidades de agua y minerales esenciales llamados electrolitos. Si usted es incapaz de comer por unos días, también está perdiendo sustancias nutritivas. Esto ocurre más rápido y es más serio en los bebés, los niños pequeños y las personas mayores.

Una bebida de rehidratación (Pedialyte, Lytren, Rehydralyte) sustituye no solamente los fluidos sino también los electrolitos en cantidades que el cuerpo aprovecha mejor. Las bebidas de deportistas (Gatorade, All Sport) y otras bebidas azucaradas sustituirán los fluidos pero la mayoría contiene demasiada azúcar (lo cual puede empeorar la diarrea) y no tiene suficiente de los otros elementos esenciales. Agua sola no provee ninguna de las sustancias nutritivas o electrolitos.

Las bebidas de rehidratación no harán que la diarrea y el vómito desaparezcan más rápido, pero podrán prevenir el desarrollo de una deshidratación seria.

Usted puede hacer en casa una solución económica de electrolito. Combine:

- 1 litro de agua

- ½ cucharadita de bicarbonato de sodio

- ½ cucharadita de sal

- 3 a 4 cucharadas de azúcar

- Si tiene, añada ¼ de cucharadita de substituto de sal (llamada Lite Salt).

- Para parar el vómito o la diarrea, no consuma nada de comida o líquidos por cuatro horas (a excepción de pequeños sorbos de agua).

- Cuando el vómito o la diarrea esté controlado, tome sorbos de agua o consomé diluído o bebidas de deportistas hasta que el estómago pueda tolerar cantidades mayores.

- Si el vómito o la diarrea dura más de 24 horas, tome una bebida de rehidratación para reponer las sales y las sustancias nutritivas. Lea sobre una bebida que puede hacer en casa en la página 36.

- Observe si hay señales más serias de deshidratación. Lea a continuación en la parte inferior.

Para bebés y niños menores de tres años:

- Déle pequeños sorbos de una bebida de rehidratación (por ejemplo, Pedialyte, Lytren o bebida casera) si el vómito o la diarrea continúa por más de dos a cuatro horas. También lea la página 155.

Cuándo llamar a un profesional de la salud

- Si, después de 12 horas de no comer o beber, la persona no puede mantener nada en el estómago, ni siquiera pequeños sorbos de líquido.

- Si el vómito dura más de 24 horas en un adulto, 12 horas en un niño menor de tres años, o de dos a cuatro horas en un bebé menor de seis meses.

- Si hay diarrea severa que dura más de dos días en un adulto, un día en un niño menor de tres años de edad, u ocho horas en un bebé menor de seis meses.

- Si se desarrollan las siguientes señales de seria deshidratación:

  - Los ojos hundidos

  - Hundimiento en la fontanela (cabeza) del bebé

  - Poca o ninguna orina por ocho horas

  - La piel es pastosa y no se vuelve a su lugar cuando se pellizca

  - Presión sanguínea baja y latidos de corazón rápidos

  - Estupor o letargo

Diarrea

La diarrea es un aumento en la frecuencia de defecar y la excreción es de heces fecales sueltas y acuosas. La persona con diarrea también puede tener calambres abdominales y náusea.

La diarrea ocurre cuando los intestinos empujan la materia fecal a través de éstos sin que el agua en el excremento haya sido reabsorbida por el cuerpo. Es la forma como su cuerpo limpia rápidamente cualquier bacteria o virus.

La mayoría de las diarreas es causada por una gripe estomacal (gastroenteritis). Algunas medicinas, especialmente los antibióticos, también pueden trastornar el sistema digestivo lo suficiente como para causar diarrea. Para algunas personas, la tensión emocional, la ansiedad, o la intolerancia de algunas comidas puede causar esta condición.

Tomar agua que no esté purificada y que contenga el parásito *Giardia lamblia* también puede causar

Continuación

diarrea. La diarrea se desarrolla de una a cuatro semanas después de estar expuesto al parásito.

Ya que la mayoría de los casos de diarrea es viral, ésta desaparece pocos días después con un buen tratamiento casero.

Para tratamiento casero de diarrea en bebés y niños menores de tres años, lea la página 155.

Tratamiento casero

• Descanse el estómago. Tome solamente líquidos claros por las primeras 24 horas.

• Ya que la diarrea puede ayudar en la recuperación rápida del problema, evite medicinas contra la diarrea por las primeras seis horas. Después de eso, utilícelas solamente si no hay otras señales de enfermedad, como fiebre y si continúan los calambres o la molestia. Lea Preparaciones contra la diarrea en la página 300.

• Comience comiendo alimentos suaves, como arroz, pan tostado o galletas saladas, bananas y compota de manzana al día siguiente o antes, dependiendo de cómo se sienta. Evite comidas condimentadas o picantes, frutas, bebidas alcohólicas y café hasta 48 después de que todos los síntomas hayan desaparecido. Evite productos lácteos por tres días.

• Si la diarrea dura más de 24 horas, cuídese para evitar deshidratación. Lea la página 35.

Cuándo llamar a un profesional de la salud

• Si la diarrea es oscura o con sangre. Sin embargo recuerde que medicinas como Pepto-Bismol u otras que contienen bismuto, pueden causar excremento oscuro.

• Si la diarrea está acompañada de dolor abdominal o molestia severa y estos dolores no se mejoran con la defecación o el paso de gases.

• Si la diarrea está acompañada de fiebre de 101° ó más, escalofríos, vómito, o desmayo.

• Si aparecen señales severas de deshidratación. Lea la página 37.

• Si una diarrea fuerte dura por dos días o más en un adulto, un día en un niño menor de tres años, u ocho horas en un bebé menor de seis meses.

• Si una diarrea leve continúa, sin una causa clara, por una o dos semanas.

• Si la diarrea ocurre después de tomar agua sin purificar.

Acidez

La acidez (indigestión) es causada por los ácidos estomacales que se vuelven a la parte inferior del esófago (el tubo que va de la boca al estómago). El término médico para la acidez es la enfermedad de reflujo gastroesofágico (GERD en inglés). Los ácidos producen una sensación quemante y una molestia entre las costillas, justo debajo del esternón. Otro síntoma es un fluido amargo o ácido que sube a la boca o a la garganta. La acidez también puede ocurrir después de comer en exceso y algunas veces como reacción a algunas medicinas.

No se preocupe si usted tiene acidez una que otra vez; a casi todo el mundo le ocurre (25 por ciento de mujeres embarazadas la tienen todos los días). Sin embargo, los episodios repetidos de acidez pueden dañar la membrana del esófago.

Prevención

La mayoría de los casos de acidez puede prevenirse siguiendo los consejos a continuación en tratamiento casero. Dejar de fumar es especialmente importante. Fumar debilita la abertura de la parte superior del estómago y está directamente relacionado con la acidez.

Tratamiento casero

- Coma porciones más pequeñas de comidas

- Evite alimentos que producen acidez. Las bebidas alcohólicas, la cafeína, el chocolate, los jugos de naranja y tomate, las comidas con sabor a menta y a hierbabuena y las comidas fritas o grasosas pueden contribuir a una mayor acidez.

- Deje de fumar.

- Si usted tiene sobrepeso, pierda peso, aún unas pocas libras. La gordura puede empeorar la acidez.

- Evite las ropas apretadas, como cinturones y bandas en la cintura.

- Eleve la cabecera de su cama seis pulgadas colocando un taco de goma espuma o guías telefónicas gruesas bajo su colchón o las patas del marco de la cama.

- No se acueste inmediatamente después de comer. Trate de mantenerse derecho, al menos dos o tres horas, después de cada comida. Evite grandes comidas y merendar antes de irse a la cama.

- Pruebe tomar el acetaminófeno en vez de la aspirina o el ibuprofén, que pueden causar acidez.

- Tome un antiácido como Maalox, Mylanta, TUMS, Gelusil o Gaviscon. Pídale a su farmacéutico consejos para elegir un antiácido y siga las instrucciones del fabricante.

Cuándo llamar a un profesional de la salud

- Si el dolor ocurre con respiración entrecortada u otros síntomas que sugieren problemas cardíacos. Lea Dolor de pecho en la página 86.

- Si la acidez persiste por tres días, a pesar del tratamiento casero. Llame antes si los síntomas no se mejoran nada con los antiácidos. Lea Ulceras en la página 44.

- Si la materia fecal es de un color rojo fuerte, negro u oscuro. Pequeñas cantidades de sangre roja brillante en el excremento o en el papel sanitario probablemente se deban a un rasguño en el área rectal.

- Si usted sospecha que una medicina recetada le está causando acidez. Los antihistamínicos, el Valium, las píldoras anticonceptivas y el ibuprofén algunas veces puede causar acidez.

Hemorroides

Hemorroides y almorranas son dos términos usados para describir inflamación e hinchazón de las venas alrededor del ano. Las hemorroides se pueden desarrollar bien sea adentro o afuera del ano. Hacer esfuerzo para pasar excremento duro y compacto algunas veces irrita estas venas.

Continuación

Los síntomas de las hemorroides son picazón rectal, sensibilidad o dolor y algunas veces, sangre. Puede haber un pequeño bulto en la abertura del ano. Las hemorroides generalmente duran varios días y con frecuencia, vuelven a salir.

La picazón rectal también la puede causar otras condiciones. La piel puede irritarse con cualquier filtración de materia fecal producida por diarrea. Si el ano no se mantiene limpio, puede resultar en picazón. Sin embargo, tratar de mantener el área demasiado limpia frotando con papel sanitario seco o usando exceso de jabón también puede dañar la piel.

Prevención

- Mantenga su materia fecal suave. Incluya bastante agua, frutas frescas y vegetales y granos completos (cereales enriquecidos) en su dieta. Lea también Estreñimiento en la página 34.

- Evite sentarse mucho, lo que restringe la circulación de la sangre alrededor del ano.

- Trate de no esforzarse mientras defeca. Tómese su tiempo y nunca aguante la respiración.

Tratamiento casero

- Mantenga el área limpia. Baños tibios alivian y limpian, especialmente después de defecar. Trate de usar las toallas prehumedecidas (toallitas de bebé) en vez de papel sanitario.

- Use ropa interior de algodón y ropa no ajustada.

- Aplíquese óxido de zinc (en pasta o en polvo) o ungüento de petróleo (vaselina) en el área que le duele después de secarse.

Esto proteje contra mayor irritación y facilita el paso de las heces fecales.

- Alivie la picazón usando compresas frías en el ano, cuatro veces al día, por 10 minutos cada vez.

- Alivian los baños de asiento (bidé) o baños calientes con agua suficiente para cubrir el área anal.

- Use supositorios medicados para aliviar el dolor.

- Las siguientes preparaciones que son de venta libre o se compran sin receta pueden ayudar: Tucks, Balneol o medicinas para suavizar el excremento. Evite ungüentos para el ano con componente anestésico local, lo que puede causar reacciones alérgicas. Estos ungüentos tendrán el sufijo "-caína" en el nombre o en los ingredientes.

Cuándo llamar a un profesional de la salud

- Si sangra mucho (más de unas pocas vetas de sangre rojo fuerte), o si la sangre es de color rojo oscuro o marrón.

- Si la sangre continúa a pesar del tratamiento casero, por más de una o dos semanas.

- Si el dolor es muy fuerte o dura más de una semana.

- Si hay sangre sin una causa aparente, tal como haber hecho esfuerzo para pasar el excremento.

Náusea y vómito

La náusea es una sensación muy desagradable en la boca del estómago. Una persona que tiene náusea puede sentirse débil y sudorosa y producir mucha saliva. La náusea intensa con frecuencia produce vómito, lo que obliga al contenido estomacal a salir por el esófago fuera de la boca. El tratamiento casero le ayudará a aliviar la molestia. La náusea y el vómito pueden ser causados por:

- Gripe viral estomacal o envenenamiento (intoxicación) por comida (lea la página 42)

- Medicinas (especialmente antibióticos y aspirina)

- Tensión o nerviosismo

- Embarazo

- Diabetes

- Migraña (lea la página 114)

- Lesiones a la cabeza (lea la página 221)

La náusea y el vómito también pueden ser señales de otras enfermedades serias.

Tratamiento casero

- Para tratamiento casero para vómito en niños menores de tres años, lea la página 155.

- No tome nada por la boca por cuatro horas después del principio de los vómitos. Está bien chupar pedacitos de hielo y tomar pequeños sorbos de agua.

- Beba solamente, de 12 a 24 horas, líquidos claros sin carbonación como agua, té suave, jugo diluído o consomé. Comience con pequeños sorbos y aumente gradualmente.

- Guarde cama hasta que se sienta mejor.

- Observe y trate señales tempranas de deshidratación (lea la página 35). Los bebés, los niños y las personas mayores pueden deshidratarse rápidamente por vómito.

- Coma sólo sopas claras, comidas suaves y líquidos el segundo día y hasta que todos los síntomas hayan desaparecido por 48 horas. Gelatina (Jello-O), pan tostado, galletas saladas y cereal cocinado son buenas selecciones.

Cuándo llamar a un profesional de la salud

- Si el vómito es muy fuerte o violento (sale en grandes cantidades).

- Si hay sangre en el vómito. Puede parecer como borra de café roja o negra.

- Si el vómito ocurre con fiebre y dolor que aumenta en la parte inferior derecha del abdomen. Lea Apendicitis en la página 33.

- Si el dolor se localiza en un área del abdomen en vez de calambres generalizados.

- Si el vómito ocurre con dolor severo de cabeza, adormecimiento, letargo, o un cuello rígido.

- Si el vómito dura más de 24 horas en un adulto, 12 horas en un niño menor de tres años, u ocho horas en un bebé menor de seis meses.

- Si se desarrollan señales de severa deshidratación. Lea la página 37.

- Si la náusea y el vómito persisten más de dos o tres horas después de

Continuación

una herida en la cabeza, o si vómito violento dura más de 15 minutos. Náusea limitada o vómito al principio no suele ser usualmente serio. Lea Lesiones a la cabeza en la página 221.

- Si usted sospecha que alguna medicina le está causando el problema. Sepa cuál de sus medicinas puede causar náusea o vómito.

Gripe estomacal e intoxicación

La gripe estomacal e intoxicación (o envenenamiento por comida) son dolencias diferentes con causas diferentes. Sin embargo, la mayoría de las personas confunde las dos condiciones porque los síntomas son muy parecidos. La mayoría de las personas que sufre intoxicación atribuye sus síntomas de náusea, vómito, diarrea y dolor de estómago a un súbito caso de gripe estomacal y viceversa. Los síntomas molestos lo desalentarán a comer hasta que el problema desaparezca.

La gripe estomacal la causa usualmente una infección viral en el sistema digestivo, de allí el nombre gastroenteritis viral. Para prevenir la gripe estomacal, usted debe evitar el contacto con el virus, lo cual no siempre es fácil de hacer.

El envenenamiento por comida es causado por bacteria que crece en alimentos que no se procesan o almacenan apropiadamente. La bacteria puede crecer rápidamente cuando ciertos alimentos, especialmente las carnes y los productos lácteos, no se cocinan o preparan cuidadosamente o se dejan a temperaturas de entre 40° y 140°. La bacteria produce un veneno (toxina) que causa una inflamación aguda de los intestinos.

La mayoría de las intoxicaciones ocurre cuando carnes frías o fiambres, pavo (huajalote), aderezos, salsas y otras comidas se dejan fuera de refrigeración en fiestas o picnics y pierden la frescura.

Sospeche que es intoxicación cuando los síntomas son iguales a los de otras personas que comieron los mismos alimentos, o después de haber consumido comida que no estaba refrigerada. Los síntomas de envenenamiento por comida pueden no empezar hasta de 6 a 48 horas después de comer. La náusea, el vómito y la diarrea pueden, por un envenenamiento corriente por comida, durar de 12 a 48 horas.

El botulismo es un tipo raro pero con frecuencia fatal de envenenamiento por comida. Es generalmente causado por métodos caseros inapropiados de conservar en frascos o enlatados comidas bajas en ácido como el maíz y las habichuelas. La bacteria que sobrevive este proceso puede crecer y producir toxinas en los frascos. Los síntomas incluyen visión borrosa o doble, debilidad muscular y dolor de cabeza.

Prevención

Para prevenir envenenamiento por comida:

- Siga la regla de 2-40-140. No coma carnes, aderezos, salsas u otras comidas que hayan estado a una temperatura entre 40° y 140°, por más de dos horas.

- Sea especialmente cuidadoso con grandes cantidades de carnes cocidas, como su pavo (huajalote) de festividad, que requieren un tiempo largo para enfriar. Algunas partes de la carne pueden mantenerse a más de 40° el tiempo suficiente como para permitir el crecimiento de la bacteria.

- Use un termómetro para verificar su refrigerador. Debe de estar entre 34° y 40° Fahrenheit ó 0° Centígrados.

- Descongele las carnes en el refrigerador o rápidamente en el horno microondas, no sobre el mostrador de la cocina.

- Recaliente las carnes por encima de 140° por 10 minutos para destruir cualquier bacteria. Aún así, es posible que la bacteria no sea destruída.

- Cocine las hamburguesas bien cocidas.

- No coma huevos crudos o salsas hechas con huevos crudos.

- Cuando tenga u ofrezca una fiesta, mantenga la comida sobre hielo.

- Tire a la basura cualquier lata o frasco que tenga la tapa pandeada o doblada o que esté agujereada.

- Lávese frecuentemente las manos y lave las tablas de cortar y el mostrador. Después de manejar carne cruda, lávese las manos y los utensilios antes de preparar otras comidas.

- Cubra las carnes y las carnes blancas (como el pollo y el pavo) durante el tiempo de cocción en el horno microondas para calentar la superficie de la carne.

- Cuando usted coma afuera, evite carnes crudas o poco cocidas. Coma las comidas de la barra de ensalada y los embutidos inmediatamente.

- Siga cuidadosamente las instrucciones para envasar y congelar en casa. Llame a la Oficina de Agricultura de su condado para más consejos.

Tratamiento casero

- La gripe viral estomacal usualmente desaparece entre las 24 y 48 horas. Un buen tratamiento casero puede acelerar la recuperación. Lea Vómito en la página 40 y Diarrea en la página 37.

- Observe y trate señales tempranas de deshidratación (lea la página 35). Los bebés, los niños y las personas mayores pueden deshidratarse rápidamente por diarrea y vómito.

- Si usted sospecha que es intoxicación, verifique con otras personas que hayan podido comer los mismos alimentos. Si es posible, guarde una muestra de la comida que se sospecha está en malas condiciones para analizarla, en caso de que los síntomas no mejoren.

Cuándo llamar a un profesional de la salud

- Si el vómito dura más de 24 horas en un adulto, 12 horas en un niño menor de tres años, u ocho horas en un bebé menor de seis meses.

- Si una diarrea fuerte dura más de dos días en un adulto, un día en un niño menor de tres años, u ocho horas en un bebé menor de seis meses.

- Si se desarrollan señales de severa deshidratación. Lea la página 37.

- Si usted sospecha que es intoxicación por una comida de lata (enlatado), o tiene síntomas de botulismo (visión borrosa o doble, dificultad para tragar o respirar). Si usted todavía tiene la comida o una muestra de ésta, llévela a analizar.

Ulceras

Una úlcera (úlcera péptica) es una llaga o perforación en la membrana que recubre el interior del tracto gastrointestinal. Las úlceras pueden desarrollarse en el estómago (úlceras gástricas) o en la parte superior del intestino delgado (úlceras duodenales). Las úlceras se desarrollan cuando algo daña la membrana protectora y permite que el ácido estomacal la consuma. Los factores que aumentan el riesgo de úlceras incluyen:

- Uso regular de aspirina, ibuprofén y otras medicinas antiinflamatorias sin esteroides (NSAIDs en inglés)

- Fumar

- Infección con una bacteria llamada *Helicobacter pylori*

Los síntomas de una úlcera pueden incluir un dolor quemante o agudo en el abdomen entre el ombligo y el final del esternón. El dolor con frecuencia ocurre entre comidas y puede despertar a la persona durante la noche. El dolor puede aliviarse usualmente comiendo algo o tomando un antiácido. Las úlceras pueden causar acidez, náusea, o vómito y una sensación de estar inflado o lleno durante o después de las comidas.

Las úlceras pueden causar que el estómago sangre, lo que produce excrementos negros o sedimentosos. Sin tratamiento, las úlceras pueden ocasionalmente causar obstrucción o perforación de las membranas estomacales. La presencia de sangre y perforación son situaciones serias que requieren tratamiento inmediato.

Tratamiento casero

- Evite comidas que parecen producirle los síntomas. No es necesario eliminar de su dieta ningún alimento en particular (aunque la leche y los productos lácteos deben evitarse porque retrasan la cicatrización). Con frecuencia ayuda el eliminar las bebidas alcohólicas y la cafeína y limitar comidas condimentadas, si parece que éstas empeoran los síntomas.

- Trate de comer porciones más pequeñas de comida y con más frecuencia. Si esto no ayuda, vuelva a su dieta regular.

- Deje de fumar. Las personas que fuman están dos veces más expuestas a desarrollar úlceras que las personas que no fuman. El fumar también retrasa la cicatrización de las úlceras.

- Evite aspirina e ibuprofén, o tómelos con comidas si usted no puede evitarlos. También trate acetaminófeno.

- Los antiácidos usualmente se necesitan para neutralizar el ácido estomacal y permitir cicatrizar la úlcera. Hable con su doctor sobre la mejor dosis. Usted puede necesitar dosis frecuentes y grandes para hacer el trabajo. Los antiácidos que no son absorbibles como Maalox, Mylanta y Gelusil con frecuencia son los mejores. Si usted está en una dieta baja de sal, hable con su doctor o farmacéutico antes de seleccionar un antiácido. Algunos antiácidos tienen un alto contenido de sodio.

* Mucha tensión puede retrasar la cicatrización de una úlcera. Practique las técnicas de relajación en la página 254.

Cuándo llamar a un profesional de la salud

* Si el dolor ocurre con respiración entrecortada u otros síntomas que sugieren problemas cardíacos. Lea Dolor de pecho en la página 86.

* Si el dolor se localiza en un área del abdomen.

* Si el dolor va aumentando en la parte inferior derecha del abdomen y ocurre con vómito y fiebre.

* Si las heces fecales son de un rojo oscuro, negras, o como borra de café.

* Si usted tiene una úlcera y desarrolla un dolor súbito y severo en el abdomen, que no se alivia con su tratamiento casero habitual.

* Si usted sospecha que tiene una úlcera. Su doctor puede evaluar sus síntomas y prescribir un plan de tratamiento que probablemente incluirá antiácidos u otras medicinas.

* Si quiere hablar con su doctor sobre el uso de medicinas antiinflamatorias recetadas.

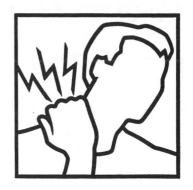

Capítulo 4

Dolores de espalda y de cuello

A pesar de que el dolor de espalda y de cuello por lo general se pueden prevenir, la mayoría de nosotros sufrirá de uno o de ambos dolores en algún momento de nuestras vidas. Afortunadamente, nueve de diez problemas agudos de espalda se curarán por sí solos en el transcurso de 8 a 12 semanas.

Siguiendo las guías de prevención y tratamiento casero de este capítulo, usted podrá recuperarse de la mayoría de los dolores de espalda y de cuello y prevenir que se presenten de nuevo.

Guía rápida de referencia

- Primeros auxilios para dolor de espalda, página 48.

- Dolor de espalda causado por artritis, página 59.

- Dolor de cuello, página 56.

Dolor de espalda

Su espalda está compuesta de los huesos de la columna (vértebras), los discos entre las vértebras y los músculos y ligamentos que lo sujetan todo. La mayoría de los problemas de espalda implica los discos, los músculos, o los ligamentos.

- Usted puede lesionarse la espalda por estiramiento excesivo de los músculos.

- Usted puede torcerse la espalda por estiramiento excesivo de los ligamentos y tendones.

- Usted puede lesionarse los discos de la espalda de modo que se hinchen o fracturen y éstos pueden presionar contra un nervio.

Cualquiera de estas lesiones resultarán en un período de dos a tres días de dolor agudo e hinchazón (inflamación) del tejido lesionado, seguido por un período lento de recuperación y de reducción gradual del dolor. Los objetivos del autocuidado

Primeros auxilios para dolor de espalda

Cuando usted primero siente una punzada o dolor de espalda, trate estos cinco ejercicios para evitarlo o reducirlo. Interrumpa cualquier ejercicio si el dolor se vuelve muy fuerte o agudo o si aumenta. Si puede completar con éxito todos los cinco ejercicios de primeros auxilios, entonces continúe con tratamiento casero.

Ejercicio de primeros auxilios #1: Dóblese hacia atrás

Párese con las manos en las caderas y estírese hacia atrás. Mantenga la posición por dos segundos.

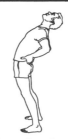

Dóblese hacia atrás

Ejercicio de primeros auxilios #2: Siéntese en cuclillas

Siéntese en cuclillas con los pies firmes de 20 a 40 segundos. No se balancee. No se pare de esta posición; vaya inmediatamente al ejercicio de primeros auxilios #3.

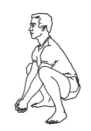

Siéntese en cuclillas

Ejercicio de primeros auxilios #3: Relájese

Acuéstese boca abajo con los brazos en los costados y la cabeza de lado. Relájese por uno o dos minutos.

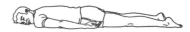

Relájese

Ejercicio de primeros auxilios #4: Elévese

Elévese en los codos con los antebrazos adelante. Arquee o doble parcialmente la espalda. Mantenga la posición de dos a cinco minutos.

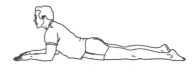

Eleve el torso

Ejercicio de primeros auxilios #5: Aplique hielo

Lo más pronto posible, aplique hielo o una compresa de agua fría a la lesión en la espalda (de 10 a 15 minutos cada hora). El frío limita la hinchazón, reduce el dolor y acelera la recuperación.

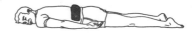

Aplique hielo

Continuación

son aliviar el dolor, estimular la recuperación y evitar volver a lesionarse.

Además de los problemas descritos anteriormente, el dolor de espalda también puede ser causado por la artritis o la osteoporosis. El dolor artrítico puede ser un dolor constante, diferente del dolor agudo, punzante de las lesiones, las torceduras y las lesiones de discos. Si usted piensa que su dolor de espalda pueda deberse a la artritis, combine las guías de autocuidado para dolor de espalda con las guías para artritis señaladas en la página 59.

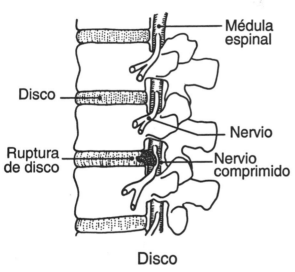

Disco

Ciática

La ciática es una irritación del nervio ciático, el cual se extiende desde la parte inferior de la espalda a través de las nalgas o asentaderas hasta los pies. El dolor ocurre cuando un disco lesionado presiona contra un nervio. Su síntoma principal es un dolor que se extiende, un adormecimiento (entumecimiento) o una debilidad, que es peor en la pierna que en la espalda. Lea tratamiento en la página 55.

El dolor de espalda causado por la osteoporosis con frecuencia ocurre repentinamente. A menudo no hay una causa específica para el dolor. Por lo general, el dolor lo causa la fractura de compresión de una vértebra en la parte media o inferior de la espalda. El hueso debilitado por la osteoporosis puede derrumbarse fácilmente hasta con un pequeño tropiezo. Lea más información sobre osteoporosis en la página 69.

Prevención

La frecuencia del dolor de espalda ha aumentado de una forma notable en todos los países desarrollados. Mientras más tiempo pasemos sentados ante escritorios, en automóviles, o frente al televisor, más tenemos que hacer para prevenir el dolor de espalda.

Postura de la espalda

La clave para una buena postura es mantener la cantidad correcta de curvatura en la parte inferior de la espalda. Demasiada curvatura o muy poca curvatura puede resultar en problemas.

Al pararse

Cuando usted se para con una postura correcta, su oreja, hombro, cadera y tobillo deben formar una línea recta. No se pare con las rodillas rígidas. Párese con las rodillas ligeramente dobladas.

Al sentarse

Cuando usted se siente, mantenga los hombros hacia atrás y tenga apoyo en la parte inferior de la espalda. Tener una postura floja (desmañarse) puede producir tensión en la parte inferior de su espalda. Use una almohada pequeña si necesita extra soporte en la parte inferior de su espalda.

Continuación

- Evite sentarse en una misma posición por más de una hora a la vez. Levántese o cambie de posición con frecuencia.

- Si usted no puede evitar estar sentado durante largos períodos de tiempo, los ejercicios de la página 51 a 52 son especialmente importantes.

Al dormir

Una cama firme es lo mejor para dormir. Una lámina de madera terciada bajo el colchón puede ayudarle. Duerma boca arriba con una pequeña almohada apoyando la parte inferior de la espalda, o duerma de lado con una almohada entre las rodillas.

Al levantar objetos

Siga estos consejos para evitar comprimir los discos de la parte inferior de la espalda:

- Doble las rodillas y levante con las piernas.

- Nunca levante un objeto estando en una posición agachada (inclinada) hacia adelante.

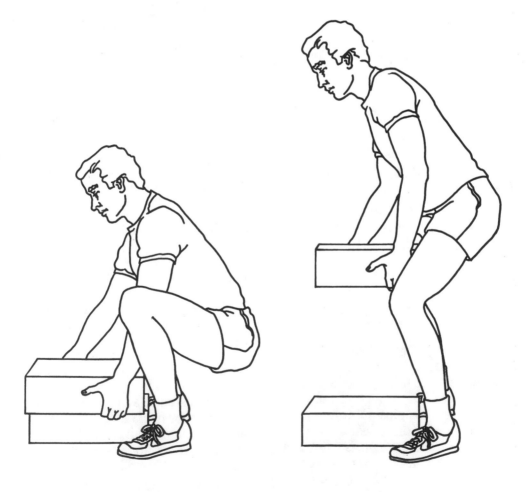

Postura correcta para levantar objetos

- Mantenga la parte superior de la espalda derecha. Una leve curvatura en la parte inferior de la espalda es buena. Una clave para prevenir el dolor es mantener siempre una pequeña curvatura en la parte inferior de la espalda.

- Mantenga el objeto que está levantando lo más cerca posible de su cuerpo.

- Evite voltearse o volverse mientras sostiene un objeto pesado.

- Nunca levante un objeto pesado por encima del nivel del hombro.

Ejercicios

Hay dos tipos básicos de ejercicios que pueden ser de ayuda para la espalda: de extensión y de flexión. *No* se recomienda hacer estos ejercicios durante un episodio de dolor de espalda o un espasmo. Al contrario, lea Primeros auxilios para dolor de espalda en la página 48.

Los ejercicios de extensión (números 1, 2 y 3) fortalecen los músculos de la parte inferior de la espalda y estiran los músculos y ligamentos del estómago. Los ejercicios de extensión son particularmente beneficiosos si su dolor está relacionado con un problema de disco.

Los ejercicios de flexión (números 4 y 5) estiran los músculos de la parte inferior de la espalda y fortalecen los músculos del estómago. Son particularmente beneficiosos si su dolor de espalda lo causa una lesión muscular o artritis.

Precaución: permita que su dolor sea su guía. Un buen lema para todos los ejercicios en este capítulo es "estire sin dolor". Un esfuerzo leve y una pequeña molestia son aceptables. Interrumpa si siente dolor, o si la molestia no mejora después de los primeros minutos del ejercicio.

Ejercicios de extensión

1. De presionar hacia arriba

Comience y termine cada grupo de ejercicios con unos pocos ejercicios de presionar hacia arriba (vea abajo la ilustración #1).

- Acuéstese boca abajo con las manos a la altura de los hombros y las palmas en el piso.

- Levante un poco el torso mientras se apoya sobre los codos, manteniendo la parte inferior del cuerpo relajado. Si está confortable, presione hacia arriba con las manos como se indica abajo en la ilustración #1.

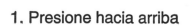

1. Presione hacia arriba

Continuación

- Mantenga las caderas presionando contra el suelo. Sienta el estiramiento en la parte inferior de la espalda.

- Regrese a la posición inicial y repita despacio de 3 a 10 veces.

2. De doblar hacia atrás

Practique doblarse hacia atrás al menos una vez al día y siempre que usted trabaje en una posición inclinada hacia delante.

- Párese derecho con los pies ligeramente separados. Apóyese contra un mostrador para mayor soporte y estabilidad. Vea abajo la ilustración #2.

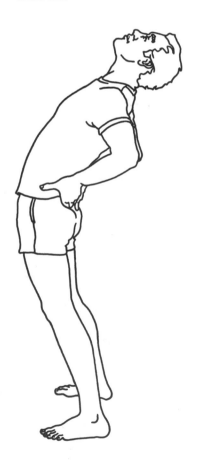

2. Dóblese hacia atrás

- Coloque las manos en la parte de atrás de la espalda (en la cintura) y suavemente dóblese hacia atrás. Mantenga las rodillas derechas y doble solamente en la cintura.

- Aguante esta posición por uno o dos segundos.

- Repita cinco veces, doblando un poco más cada vez.

3. De levantar los hombros

El levantamiento de hombros fortalece los músculos de la espalda que apoyan la columna.

- Acuéstese boca abajo con los brazos a los costados.

- Levante la cabeza y los hombros derechos del piso lo más alto que usted pueda sin dolor. Mantenga el torso y las caderas en el piso. Vea la ilustración #3 en la página 53.

- Comience con cinco repeticiones. Añada una por día, o cada cierto número de días, hasta que pueda hacer cómodamente 20 repeticiones.

- Interrumpa si siente un dolor que va en aumento.

Ejercicios de flexión
4. De llevar la rodilla al pecho

El ejercicio de llevar la rodilla al pecho estira los músculos de la parte inferior de la espalda y alivia presión de las facetas de los huesos donde las vértebras se unen.

- Acuéstese boca arriba con las rodillas dobladas y los pies cerca de las nalgas o asentaderas.

- Traiga ambas rodillas hacia el pecho, apretándolas lo más cerca que pueda con las manos. Mantenga por 10 segundos. Vea la ilustración #4 en la página 53.

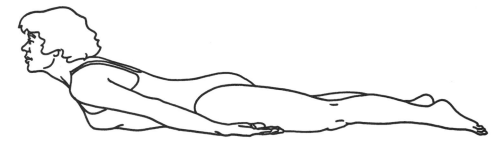

3. Levantamiento de hombros

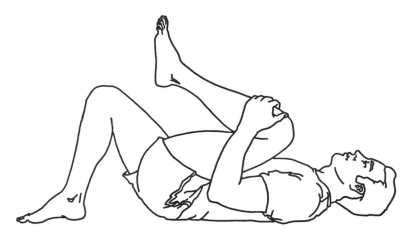

4. Rodilla al pecho

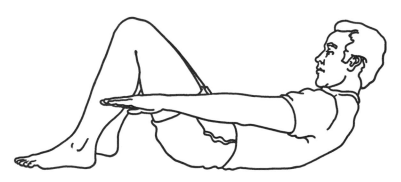

5. Contracción abdominal

- Una variación es traer una rodilla a la vez hacia el pecho, manteniendo el otro pie firme en el piso.

- Relájese y vuelva las rodillas a la posición inicial.

Continuación

- Repita cinco veces. Cada semana, añada cinco repeticiones más por día, hasta que esté haciendo 20 ó 30 repeticiones por día.

- Interrumpa si siente un dolor que va en aumento.

5. De contracción abdominal (abdominales)

Los ejercicios de contracción abdominal fortalecen los músculos abdominales que trabajan con los músculos de la espalda dando soporte a la columna vertebral.

- Acuéstese boca arriba con las rodillas dobladas (ángulo de 60°) y los

---

¿Cuáles ejercicios para usted?

- Si no tiene dolor de espalda, haga todos los ejercicios en las páginas 51 a la 54.

- Si se ha lesionado la espalda en las últimas dos semanas, o tiene más dolor en la pierna que en la espalda o asentaderas o nalgas, lea Tratamiento casero y Cuándo llamar a un profesional de la salud en las páginas 55 y 56.

- Si la espalda le duele más después de estar sentado, agachado, o inactivo, haga los ejercicios de extensión (números 1,2 y 3).

- Si la espalda le duele más después que ha estado activo (parado, estirado, o caminando), haga los ejercicios de flexión (números 4 y 5).

- Deje de hacer o interrumpa cualquier ejercicio que le aumente dolor.

- Aumente gradualmente cualquier ejercicio que le haga sentirse mejor.

---

pies firmes en el piso.

- Incorpórese lentamente. Trate de alcanzar las rodillas con las manos mientras baja la barbilla y levanta los hombros. Mantenga la parte inferior de la espalda contra el piso. Para evitar problemas del cuello, recuerde levantar los hombros y no fuerce la cabeza hacia arriba y hacia adelante. Acuéstese lentamente. Vea la ilustración #5 en la página 53.

- No enganche o aguante los pies a nada.

- Comience con cinco repeticiones. Añada una por día, o cada cierto número de días, hasta que pueda hacer 20 repeticiones cómodamente.

- Pare si siente un dolor que va en aumento.

Ejercicio general

Caminar, nadar y montar bicicleta todas estas actividades pueden ayudarle a mantener la espalda fuerte y saludable.

Si algún ejercicio empeora su dolor de espalda o si su dolor de espalda continúa, deje de hacerlo y trate de hacer otro.

Evite los siguientes ejercicios:

- Sentadillas o contracciones abdominales con las piernas derechas o rígidas

- Sentadillas o contracciones abdominales con las piernas dobladas durante un episodio de dolor agudo de espalda

- Levantar ambas piernas mientras que está acostado boca arriba

- Levantar objetos pesados por encima del nivel de la cintura

Tratamiento casero

Tan pronto como sienta dolor o una punzada en la espalda, siga las Guías de primeros auxilios para dolor de espalda en la página 48.

- Repita los ejercicios de primeros auxilios cada dos o tres horas por el resto del día. Evite cualquier ejercicio que cause o aumente el dolor.

- Aplique compresas frías en las 48 horas siguientes. De diez a quince minutos cada hora que esté despierto está bien.

- Use el acetaminófeno, la aspirina, el ibuprofén y otros analgésicos de una forma sensata. La dosis máxima recomendada reducirá el dolor. Disfrazar (encubrir) el dolor completamente podría hacerle creer que está mejor y podría volver a lesionarse la espalda.

- Descansar en cama puede aliviar el dolor de espalda pero puede no acelerar la recuperación. Haga lo que le hace sentir mejor. A menos que usted tenga un dolor agudo en una pierna, el reposar de uno a tres días debe aliviarle el dolor. Trate uno de los siguientes consejos:

  ○ Acuéstese boca abajo con la cabeza a un costado. Una almohada bajo el estómago podrá ayudar.

  ○ Acuéstese boca arriba con las rodillas dobladas y apoyadas sobre almohadas grandes.

  ○ Acuéstese de lado con las rodillas y caderas dobladas y una almohada entre las piernas.

- Después de dos días de tratamiento de compresas frías, aplique calor con una almohadilla de calor o unos paños calientes.

- Relaje los músculos. Lea sobre relajación muscular progresiva en la página 254.

- Comience a caminar tan pronto como pueda para mantener los músculos fuertes.

- Después de una semana o dos de recuperación progresiva, vuelva a hacer los ejercicios en las páginas 51 a 54.

- Lea Recursos 18 y 19 en la página 314.

Cuándo llamar a un profesional de la salud

- Si tiene dolor agudo de pierna que se extiende debajo de la rodilla.

- Si tiene debilidad, adormecimiento (entumecimiento), o cosquilleo en una pierna o pie.

- Si tiene dolor de espalda después de una caída reciente o un accidente.

Cirugía de la espalda

Actualmente, los doctores recomiendan las cirugías (operaciones) de espalda con mucho menos frecuencia que en el pasado. Descansar, cambiar de postura y hacer ejercicios pueden aliviar el 90 por ciento de los problemas de espalda, inclusive problemas de discos.

Si el tratamiento casero y el tratamiento médico tradicional no le ayudan, tómese tiempo para considerar sus opciones. Aún como una última alternativa, con frecuencia la cirugía no mejora los problemas de la espalda. Antes de que usted acepte una cirugía de espalda, lea la página 10.

Continuación

- Si tiene dolor de espalda con fiebre, escalofríos, náusea, vómito, o pérdida de peso sin causa específica.

- Si tiene dificultad o dolor al orinar, o pérdida del control de la vejiga o de defecación.

- Si el dolor crónico de espalda no mejora después de dos semanas de tratamiento casero.

- Si quiere un terapeuta físico para ayudarle a desarrollar un plan de ejercicio personalizado o individualizado.

- Si desarrolla un dolor nuevo y agudo de espalda que no aumenta con movimiento y no está relacionado con estrés o tensión muscular.

A quién consultar y qué esperar

Doctores

Además de diagnosticar la causa del dolor de espalda y evaluar las lesiones de espalda, un doctor también puede:

- Recetar relajantes musculares, medicinas antiinflamatorias y analgésicos. (Nota: si usted toma un analgésico fuerte o un relajante muscular, ponga cuidado especial en evitar lesionarse la espalda otra vez).

- Sugerir terapia física.

- Recomendar una cirugía (operación) de la espalda.

Terapeutas físicos

Después de las medidas iniciales de primeros auxilios, un terapeuta físico con práctica o entrenamiento en tratamiento ortopédico puede ayudarle a:

- Identificar problemas específicos de músculos o de discos.

- Proveer alivio a corto plazo con masajes u otras terapias.

- Ayudarle a mejorar la postura y diseñarle un programa de ejercicio para su recuperación y protección a largo plazo.

Otros profesionales

Los quiroprácticos, los acupunturistas, los terapeutas de masajes y otros también pueden brindar alivio a corto plazo.

Dolor de cuello

El dolor de cuello y la rigidez (tortícolis) con frecuencia son causados por lesiones o espasmos de los músculos del cuello. Ocasionalmente el dolor puede ser a causa de artritis o por lesión a los discos entre las vértebras cervicales (cuello). El movimiento del cuello puede verse restringido, usualmente más de un lado que de otro. Por lo general, con dolor de cuello hay dolores de cabeza.

Las torceduras del músculo del cuello se pueden deber a:

- Dormir con una almohada que es muy alta.

- Postura descuidada.

- Períodos extensos en la "postura del pensador" (descansar la cabeza en el antebrazo o brazo).

- Estrés o tensión.

- Disposición de los muebles de oficina que obligan al cuello estar en una posición molesta o incómoda.

Ejercicios del cuello

Deje de hacer cualquier ejercicio que le aumente el dolor.

1. Siéntese o párese derecho en una postura de "guardián de palacio" (barbilla hacia adentro, pecho o torso hacia afuera). Mantenga la posición hasta contar hasta cinco, después relájese. Repita de 6 a 10 veces. Esto estira la parte de atrás del cuello.

2. Comenzando de la postura de "guardián de palacio", suavemente deje caer la cabeza hacia atrás. Repita de 6 a 10 veces.

3. Apriete suavemente sus escápulas al mismo tiempo, con ambas manos, de 6 a 10 veces.

4. Mueva la cabeza hacia atrás, hacia adelante y de un lado a otro lado contra una suave presión de las manos. Repita de 6 a 10 veces.

5. Haga de 6 a 10 levantamientos de hombros como se señala en la ilustración #3 de la página 53.

- Otras presiones en los músculos del cuello.

- Cualquier golpe directo al cuello o movimiento brusco que maltrate o sacuda al cuello (lesión como un "latigazo").

La meningitis es una enfermedad grave que causa una rigidez severa del cuello con dolor de cabeza y fiebre. Si estos tres síntomas ocurren al mismo tiempo, visite a un doctor rápidamente.

Prevención

- Evite estar sentado por largos períodos, sin levantarse o sin cambiar posiciones. Tome recesos varias veces cada hora para estirar los músculos del cuello.

- Si usted trabaja con una computadora, ajuste el monitor para que la pantalla esté al nivel de los ojos.

- Si usa mucho el teléfono, considere usar unos audífonos o un amplificador de teléfono.

- Ajuste el asiento de su automóvil para apoyar la cabeza y la parte inferior de la espalda.

- Si la tensión es un factor, practique el ejercicio de relajación muscular progresiva en la página 254.

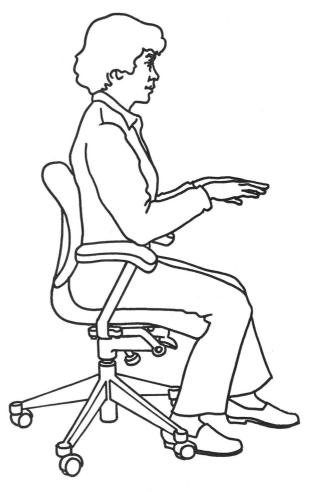

Postura correcta ante un teclado de computadora o de máquina

Continuación

- Si la rigidez del cuello es peor en las mañanas, mejore o cambie su apoyo al dormir. Un colchón duro o soporte especial para el cuello puede solucionar el problema. También puede doblar una toalla a lo largo para formar una almohadilla de cuatro pulgadas, enrollársela alrededor del cuello y prenderla con un alfiler de gancho (imperdible) para darse más soporte o apoyo.

- Si el dolor de cuello es peor al final del día, repase mentalmente su postura y la mecánica de su cuerpo durante sus actividades diarias. Evite sostener la cabeza con la mano.

- Fortalezca y proteja el cuello haciendo ejercicios una vez al día. Lea la página 57.

Tratamiento casero

- Coloque sobre los músculos adoloridos una compresa fría, de 10 a 15 minutos a la vez. Haga esto tan frecuentemente como una vez por hora. Le ayudará a disminuir cualquier dolor, espasmo muscular, o hinchazón.

- Si el problema no es de hinchazón o espasmo, la aplicación de calor también puede ser de ayuda.

- El acetaminófeno, la aspirina, o el ibuprofén puede ayudar aliviar el dolor.

- Si el dolor de cuello ocurre con dolor de cabeza, lea Dolores de cabeza por tensión en la página 115.

- Una vez que el dolor disminuya, haga los ejercicios de prevención cada dos o tres horas. Deje de hacer cualquier ejercicio que le cause dolor.

- Lea Recurso 48 en la página 315.

Cuándo llamar a un profesional de la salud

- Si no puede tocarse el pecho con la barbilla, o si hay rigidez, dolor de cabeza, o fiebre.

- Si el dolor se extiende o baja a un brazo, o si tiene adormecimiento (entumecimiento) o cosquilleo en las manos.

- Si un golpe o lesión al cuello ("latigazo") causa el dolor agudo.

- Si no puede lograr alivio para el dolor con tratamiento casero.

- Si el dolor ha durado dos semanas o más, sin alivio a pesar del tratamiento casero. Un doctor o terapeuta físico puede ayudarle a desarrollar un plan de tratamiento.

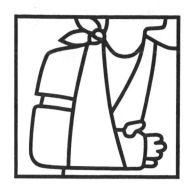

Capítulo 5

Problemas óseos, musculares y de articulaciones

Nuestros achaques y dolores nos recuerdan que la vida no siempre es fácil. Pero el dolor se puede aliviar si nosotros sabemos cómo tratarlo. Este capítulo cubre una variedad de problemas, desde dolores artríticos hasta esguinces de tobillos. El énfasis es menos en reducir el dolor y más en limitar el impacto de estos dolores en la calidad de nuestras vidas. Como en la mayoría de los capítulos de este libro, esperamos que raramente usted tenga que referirse a estas páginas. Pero cuando lo haga, esperamos que estas guías sirvan para hacer su vida más confortable.

Hay más de 100 tipos diferentes de artritis, cada una con sus síntomas específicos. Se sabe poco sobre qué causa la mayoría de los tipos. Algunos tipos de artritis parecen que son de familia (antecedentes familiares), otros parecen que están relacionados con desequilibrios en la química del cuerpo o con problemas del sistema inmunológico.

El cuadro de la página 60 describe los tres tipos más corrientes de artritis. La osteoartritis es el tipo más corriente y con frecuencia se puede tratar con éxito en casa. La artritis reumatoidea y la gota mejorarán con una combinación de autocuidado y atención médica.

Artritis

La artritis se refiere a una variedad de problemas de articulaciones que causan dolor, hinchazón y rigidez. En palabras simples, artritis significa inflamación de una articulación. La artritis puede ocurrir a cualquier edad, pero afecta más a las personas mayores.

Prevención

Puede que no sea posible prevenir la artritis, pero usted puede evitar muchos dolores con sólo ser más considerado con sus articulaciones. Esto es especialmente importante si ya tiene artritis.

• Evite actividades de trepidaciones repetidas como trotar o correr.

Continuación

• Controle su peso.

• Haga ejercicios regularmente.

Mientras que las actividades de trepidaciones repetidas pueden aumentar el dolor en las articulaciones, el ejercicio regular puede aliviarlo o prevenirlo. El ejercicio es necesario para nutrir el cartílago de la articulación y eliminar los productos de desecho. También fortalece los músculos alrededor de la articulación. Músculos fuertes sostienen las articulaciones y reducen las lesiones causadas por fatiga o cansancio. Los ejercicios de estiramiento le permiten a su cuerpo una gama más amplia de movimientos.

Tratamiento casero

• Descanse las articulaciones que estén sensibles o adoloridas. Evite por unos días actividades que ponen peso o tensión en la articulación. Tómese descansos cortos entre las actividades regulares del día.

• Exponga suavemente a cada una de las articulaciones a su alcance de movimientos posibles, una o dos veces cada día.

• Si la articulación no está hinchada, aplique calor húmedo de 20 a 30 minutos, dos o tres veces por día. No aplique calor a una articulación que está hinchada o inflamada. Un baño o ducha caliente puede ayudar a aliviar la rigidez en las mañanas. Masajee el lugar adolorido después de aplicar el calor.

Tipos de artritis

Tipo	Causa	Síntomas	Comentarios
Osteoartritis	Desgaste del cartílago de la articulación	Dolor, rigidez, hinchazón; común en los dedos de la mano, caderas y rodillas.	Tipo más común para ambos, hombres y mujeres, entre las edades de 45 y 90 años.
Artritis reumatoidea	Inflamación de la membrana que cubre la articulación	Dolor, rigidez, hinchazón; la articulación puede estar "caliente" y enrojecida; común en las manos, muñecas y pies.	Ocurre con más frecuencia alrededor de la edad de los 30 a 40 años; más corriente en las mujeres.
Gota	Formación de cristales de ácido úrico en el fluido de la articulación	Comienzo súbito de dolor quemante, rigidez e hinchazón; común en el dedo gordo del pie, tobillo, rodilla, muñeca, codo.	Más corriente en los hombres de más de 40 años; puede empeorarse con consumo de bebidas alcohólicas y carnes de vísceras.

- Aplique compresas frías a las articulaciones que estén inflamadas o hinchadas, de 10 a 15 minutos, una vez por hora. El frío ayudará a aliviar el dolor y a reducir la inflamación (a pesar de que pueda ser incómodo o molesto por los primeros minutos).

- El ejercicio regular es importante para ayudar a mantener fuerza y flexibilidad en los músculos y las articulaciones. Los ejercicios de fortalecimiento protegen contra el deterioro de los músculos que lleva hacia la pérdida de su función. Trate actividades de bajo impacto como nadar, ejercicios aeróbicos acuáticos, montar bicicleta, o caminar.

- El acetaminófeno puede proveer alivio, sin peligro, al dolor de la osteoartritis. La aspirina y el ibuprofén también pueden aliviar el dolor, pero pueden causar molestias en el estómago. No use ambas medicinas al mismo tiempo. Lea la página 304 para información sobre dosis y los síntomas de sobredosis de aspirina.

- Matricúlese o regístrese en un programa de autotratamiento para la artritis. Los participantes sufren menos dolores y menos limitaciones en sus actividades. Lea el Recurso 15 en la página 313.

Cuándo llamar a un profesional de la salud

- Si tiene fiebre o salpullido junto con un dolor agudo de articulación.

- Si el dolor es tan grande que no puede usar la articulación.

- Si repentinamente hay hinchazón, enrojecimiento, o dolor en cualquier articulación, sin causa específica.

- Si hay dolor agudo e hinchazón en solamente una o dos articulaciones.

- Si sufre repentinamente de dolor de espalda al mismo tiempo que tiene adormecimiento (entumecimiento) en las piernas o pérdida de control en la defecación o la vejiga.

- Si el tratamiento casero no ayuda y el problema continúa por más de seis semanas.

- Si sufre efectos secundarios de grandes dosis de aspirina u otras medicinas para la artritis (dolor de estómago, náusea, acidez persistente, o pasar excrementos oscuros sedimentosos). Lea la página 304.

Problemas óseos, musculares y de articulaciones

En muchos casos, usted puede determinar la causa de los problemas óseos, musculares y de articulación pensando cómo le empezó el dolor.

Las lesiones traumáticas (torcedura de un tobillo o doblarse la rodilla) usualmente causan **desgarros, esguinces o fracturas.** Lea la página 71.

Un solo episodio de uso excesivo o repetido de una articulación puede causar **bursitis o tendonitis.** Lea la página 63.

El dolor de articulación, que viene gradualmente y pareciera que no está relacionado con ninguna lesión específica, puede ser **artritis.** Lea la página 59.

Juanetes y dedos engarrotados

Un juanete es una hinchazón de la articulación en la base del dedo gordo del pie. El dedo gordo del pie puede desviarse hacia los otros dedos y montarlos. Un dedo engarrotado es un dedo del pie que está doblado permanentemente en la articulación media. Ambas condiciones con frecuencia se empeoran con el uso de zapatos pequeños o angostos. Estos problemas algunas veces son de familia.

Prevención

- Use zapatos sin tacón (o con tacón bajo) y con suficiente espacio para los dedos. Con frecuencia, los mejores zapatos son los de tenis o baloncesto (zapatos de goma). Los zapatos apretados o de tacón alto aumentan el riesgo de juanetes y de dedos engarrotados y empeoran la condición si ya existe.

Tratamiento casero

Una vez que usted tiene un juanete o un dedo engarrotado, usualmente no hay forma de eliminarlo completamente. El tratamiento casero ayudará a que no empeore la condición.

- Use zapatos anchos y de tacón bajo.

- Corte, de un par de zapatos viejos, el área sobre el juanete o el dedo engarrotado para andar por la casa. Camine descalzo o en plantillas de medias cuando sea posible.

- Acolchone el juanete o el dedo engarrotado con una almohadilla o cuñas para evitar roce e irritación.

- Tome aspirina, ibuprofén, o acetaminófeno para aliviar el dolor. Hielo o compresas frías también pueden ayudar.

Cuándo llamar a un profesional de la salud

- Si le viene de repente un dolor agudo en el dedo gordo del pie y a usted no se le ha diagnosticado gota.

- Si el dolor no se alivia con el tratamiento casero en dos o tres semanas.

- Si un dolor agudo interfiere con su caminar o actividades diarias.

- Si el dedo gordo del pie empieza a montarse en el segundo dedo.

- Si tiene diabetes, mala circulación, o una enfermedad vascular periférica. Piel irritada sobre un juanete o un dedo engarrotado puede infectarse fácilmente en personas con estas condiciones.

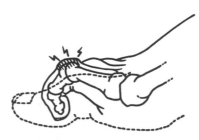

Dedo engarrotado

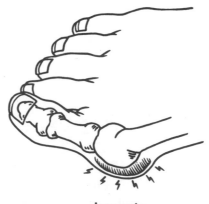

Juanete

Bursitis y tendonitis

Una bolsa sinovial es un pequeño saco con líquido que ayuda a los músculos a deslizarse fácilmente sobre otros músculos o huesos. Una lesión o uso excesivo de una articulación o tendón puede producir dolor, enrojecimiento, calor, e inflamación de la bolsa sinovial. Esta condición se conoce como bursitis. A menudo, la bursitis se desarrolla rápidamente en unos pocos días, por lo general después de una lesión específica o uso excesivo.

Los tendones son fibras duras, como cuerdas, que conectan los músculos a los huesos. Las lesiones o uso excesivo pueden causar dolor, sensibilidad, e inflamación en los tendones o en los tejidos que los rodean. Esta condición se conoce como tendonitis.

Con frecuencia, las condiciones de codo de tenista o golfista, hombro congelado, rodilla de corredor y otros dolores similares implican alguna forma de bursitis o tendonitis. Estas condiciones también pueden estar relacionadas con actividades de trabajo, deportes, o actividades caseras que requieren movimientos repetidos de enroscar (torcer o enrollar) o movimientos rápidos de articulaciones.

Una aponeurosis plantar es una inflamación (como una tendonitis) del tejido duro y fibroso en que se apoya el arco del pie. Causa dolor en el pie y el talón. La tendonitis de Aquiles causa dolor en el talón (tendón de Aquiles). Una sensación como del hueso astillado en la canilla causa dolor en la parte delantera de la pierna. Lea la página 69.

Además de la información general sobre prevención y tratamiento casero para la bursitis y la tendonitis (vea abajo, a continuación), los siguientes consejos serán de ayuda si usted tiene un problema específico de articulación:

Dolor en la muñeca: lea Síndrome del túnel carpiano en la página 65.

Codo de tenista o golfista:

- Use las dos manos cuando devuelva la pelota del revés. También use una raqueta de tamaño mediano y más flexible.

- Fortalezca el brazo, los hombros y los músculos de la espalda para ayudar a proteger el codo.

- En el golf, evite pegarle a los tepes. Estos son pedazos de tierra cubiertos con césped que tienen raíces muy fuertes.

- Evite tirar pelotas de lado o curveadas.

- Una abrazadera (o vendaje) o una manga especial para el codo puede ayudarle aliviar el dolor.

- Apoye el codo adolorido en un cabestrillo o una tablilla, por uno o dos días. No use la tablilla por más de dos días. Diariamente haga una gama amplia de movimientos para prevenir rigidez.

Dolor en los hombros:

- Use las técnicas apropiadas en beísbol y fútbol americano para tirar la pelota.

- Use una brazada diferente nadando: brazada de pecho, o torso, o de lado, en vez de la de mariposa o de estilo libre.

- Repose un hombro adolorido en un cabestrillo o una tablilla por no

Continuación

más de dos días. Diariamente haga una serie de ejercicios de movimientos posibles para prevenir un hombro congelado.

Rodilla de corredor o saltador:
Lea Problemas de rodillas en la página 67.

Dolor de pie o de la parte inferior de la pierna:

- Use zapatos con buen soporte y bien acolchonados para correr, caminar y otras actividades. Trate almohadillas en el talón o soportes del arco del pie para aliviar la aponeurosis plantar o la tendonitis de Aquiles.

- Corra o camine en superficies suaves, no de concreto.

- Haga ejercicios de estiramiento suavemente para los músculos de la pantorrilla, antes de comenzar su rutina de ejercicios. Lea la página 250.

- También lea sobre Juanetes en la página 62 y Fracturas debidas a estrés o tensión en la página 72.

Prevención

Los ejercicios regulares de calentamiento y estiramiento pueden ayudar a prevenir la bursitis o la tendonitis. Haga suficientes ejercicios de calentamiento antes de comenzar los ejercicios regulares, gradualmente aumente la intensidad de la actividad y estírese al terminar. Lea los consejos específicos adicionales de prevención arriba mencionados.

Tratamiento casero

- La bursitis o la tendonitis usualmente desaparecerá o al menos se aliviará, en pocos días o semanas, si usted evita la actividad que la causó.

- Tan pronto como sienta dolor, aplique hielo o compresas frías por períodos de 10 a 15 minutos, una vez por hora, durante 6 a 12 horas. Aunque la almohadilla de calor o un baño caliente le haga sentirse bien, el hielo o compresas frías le aliviará la inflamación y acelerará su recuperación. Si el dolor continúa, aplique hielo de dos a cuatro veces por día.

- Repose el área inflamada. Evite la causa original de la lesión lo más que pueda, aún después que el dolor haya desaparecido.

- La aspirina o el ibuprofén puede ayudarle a aliviar el dolor y la inflamación, pero no se exceda. Lea información sobre dosis de medicinas en la página 304.

- Mueva suavemente la articulación al alcance de una serie de movimientos posibles, varias veces al día, para prevenir rigidez. En la medida que el dolor desaparece, continúe haciendo ejercicios de estiramiento y añada ejercicios para fortalecer los músculos afectados.

- Haga ejercicios de calentamiento antes y de estiramiento después de la actividad. Para prevenir dolor e hinchazón, aplique hielo en el área lesionada después de hacer ejercicio.

Cuándo llamar a un profesional de la salud

- Si hay fiebre, hinchazón rápida y enrojecimiento, o una incapacidad de usar la articulación.

- Si continúa un dolor agudo cuando la articulación está en reposo.

- Si el problema es serio y usted no puede pensar en ninguna lesión o actividad que lo haya podido causar.

• Si el dolor persiste por un mes o más. Su doctor o terapeuta físico puede ayudarle a desarrollar un plan de ejercicio específico y de tratamiento casero. Las medicinas que contienen corticosteroides (o esteroides) se pueden inyectar para casos agudos o serios. Asegúrese de preguntar sobre los riesgos y posibles alternativas antes de consentir o aceptar ese tratamiento.

Síndrome del túnel carpiano

El túnel carpiano es una vía angosta de hueso y ligamento en la muñeca. El nervio que controla la sensación en sus dedos y algunos músculos en la mano pasan junto con otros tendones de los dedos a través de este túnel. Un movimiento o uso repetido de la mano o muñeca puede causar que los tendones se inflamen y presionen el nervio contra el hueso. La presión en el nervio causa dolor y adormecimiento (entumecimiento) en la mano y los dedos. Esto se conoce como el síndrome del túnel carpiano (CTS en inglés).

Los síntomas del síndrome del túnel carpiano incluyen:

• Adormecimiento (entumecimiento) o cosquilleo de todos los dedos, a excepción del meñique, en una o ambas manos.

• Dolor en la muñeca que puede afectarle los dedos y extenderse hasta el brazo.

• Dolor en la mano o muñeca que con frecuencia es mayor en la noche y temprano en la mañana.

El síndrome del túnel carpiano también lo puede causar cualquier condición que produzca hinchazón contra el nervio; por ejemplo, un quiste en el tendón o la artritis reumatoidea. En la mayoría de los casos, este síndrome lo causa una inflamación producida por el uso excesivo de los tendones. Usualmente la inflamación la causa los movimientos repetitivos de las manos y los dedos con una posición de la muñeca doblada. El embarazo, la diabetes, una tiroides que funciona por debajo de lo normal y las píldoras anticonceptivas aumentan los riesgos del síndrome del túnel carpiano.

Prevención

• Evite movimientos repetitivos con la muñeca doblada. Mantenga la muñeca derecha para las siguientes actividades:

  ○ Escribir a mano, a máquina y dibujar

  ○ Manejar

  ○ Usar herramientas con motor, tenazas, o tijeras

  ○ Tocar el piano u otros instrumentos musicales

  ○ Tejer, bordar, coser

• Tome recesos frecuentes de movimientos repetitivos con la mano (cinco minutos cada hora):

  ○ Estire sus dedos y el pulgar.

  ○ Haga movimientos circulares y de doblar la muñeca.

  ○ Cambie frecuentemente su puño o forma de agarrar.

• Aprenda a escribir a máquina con un movimiento suave o toque ligero.

Continuación
Tratamiento casero

- Hágale caso al dolor de la muñeca. Si es posible, interrumpa la actividad que causó el problema. Si los síntomas disminuyen, reanude gradualmente la actividad, con cuidado especial de mantener la muñeca derecha.

- Si no puede descontinuar la actividad, trate de cambiar la forma cómo la hace para que no ponga tensión en su muñeca. Alterne tareas para que así no pase más de una o dos horas haciendo una actividad que involucre sus manos.

- Caliente las manos (frótelas) suavemente antes de comenzar a trabajar. Haga unos movimientos circulares con la muñeca y estire los dedos y la muñeca. Repita cada hora.

- Use un cojincillo o almohadilla para apoyar la muñeca en el teclado de la computadora y ayudar a mantenerla en una línea recta.

- Tome aspirina, ibuprofén, o acetaminófeno para aliviar el dolor.

- Aplique hielo o compresas frías en el lado de la palma de la muñeca, de 5 a 10 minutos cada hora.

- Una tablilla para la muñeca, que mantiene su muñeca derecha o un poco extendida (no más de 15 grados), puede ayudarle a aliviar el dolor. Trate de combinar la tablilla con un esfuerzo consciente por cambiar la actividad que causa su dolor. Usted puede comprar la tablilla en algunas farmacias y en tiendas con artículos para hospitales.

- Algunas personas encuentran que 100 mg de vitamina B6, tomadas dos veces al día, ayuda a aliviar el dolor. (Evite tomar cantidades excesivas de cualquier vitamina).

- Disminuir la sal en su dieta (lea la página 269), puede ayudarle a reducir la retención de agua en el cuerpo y aliviar la hinchazón en la muñeca.

- Usar una tablilla de noche puede ayudarle. Evite dormir sobre las manos. Dormir con el brazo guindando fuera de la cama puede ayudarle.

Cuándo llamar a un profesional de la salud

El profesional de la salud puede confirmar el diagnóstico, darle una tablilla (cabestrillo) correctamente ajustada o en casos serios, recomendar una solución quirúrgica (operación). Llame a un profesional de la salud:

- Si el dolor o adormecimiento (entumecimiento) es agudo y no se alivia con reposo y una dosis normal de aspirina, ibuprofén, o acetaminófeno.

- Si su puño o apretón de mano se debilita.

- Si síntomas menores no mejoran después de un mes de prevención y tratamiento casero.

- Si queda cualquier entumecimiento después de un mes de tratamiento casero. El entumecimiento prolongado puede producir la pérdida permanente de alguna función de la mano.

Problemas de la rodilla

La rodilla es una articulación fácil de lastimar. Básicamente, consta de dos huesos de la pierna sostenidos con ligamentos y músculos. Los problemas se desarrollan cuando ponemos o ejercemos mucha tensión (presión) sobre la articulación. Los tres problemas más comunes de la rodilla son:

- Ligamentos y músculos desgarrados o torcidos (esguinces), causados por un golpe a la rodilla, forzándola a una dirección a la cual la rodilla no dobla normalmente. Lea Desgarros, torceduras (esguinces) y fracturas en la página 71.

- Dolor de la rótula, también conocido como rodilla de corredor. Este problema causa dolor cuando se corre en bajada, cuando se sube o se baja escaleras, o después de estar sentado por largos períodos de tiempo.

- Rodilla de saltador es un dolor causado por tendonitis en el tendón que conecta el músculo del muslo con la rótula. Es común en los jugadores de baloncesto y de voleibol.

Prevención

- La mejor manera de prevenir los problemas de la rodilla es la de fortalecer y estirar los músculos y ligamentos alrededor de ésta. Los ejercicios para fortalecer los músculos del muslo (cuadríceps) y para estirar la parte de atrás de la pierna (tendón de la corva) especialmente son de gran ayuda.

- Evite doblarse en cuclillas.

- Evite correr o trotar de manera rápida, en una pendiente, a menos que esté en plena forma física.

- Evite zapatos con listones en deportes de contacto como el fútbol.

- También lea Bursitis y tendonitis en la página 63.

Tratamiento casero

- Una rodillera o banda elástica o de goma sintética que ayude a mantener la rótula en su lugar, puede ayudar a aliviar el dolor de rótula durante la actividad. Usted puede comprarla en la farmacia o en una tienda de artículos deportivos.

- También lea Desgarros y torceduras en la página 71 y Bursitis y tendonitis en la página 63.

- Si el dolor de la rodilla no se debe a una lesión presente o pasada o no está relacionado con ejercicios, lea Artritis en la página 59.

Cuándo llamar a un profesional de la salud

- Si la rodilla falla o se bambolea de lado a lado.

- Si oye o siente un ruido seco o chasquido durante una lesión a la rodilla seguido de inmediato por una hinchazón.

- Si no es capaz de enderezar la rodilla o si se le "tranca" (atasca) la articulación.

- Si la rodilla está enrojecida, caliente, hinchada y sensible al tocar.

- Si el dolor es agudo o no mejora notablemente dentro de dos a cinco días.

Calambres (espasmos) musculares y dolor de pierna

Los calambres (espasmos) musculares y los dolores en la pierna son comunes. Ocurren frecuentemente durante la realización de ejercicios y en especial, cuando hace mucho calor o durante la noche. La deshidratación o niveles bajos de potasio en el cuerpo también pueden causar calambres.

El dolor en la parte delantera de la pierna o canilla (una sensación como de astillas en el hueso) puede deberse a la falta de ejercicios de calentamiento o estiramiento. Esta condición se presenta sobre todo si ha aumentado recientemente el número de ejercicios o el tiempo de realización de los mismos.

La artritis también puede causar dolor de pierna (lea la página 59). El dolor de pierna, que baja desde las nalgas o asentaderas por la parte de atrás de la pierna hasta el pie, se puede deber a la ciática. Lea la página 49.

La flebitis, inflamación de una vena, también puede causar dolor de pierna, usualmente en una pierna. Esta condición puede ser seria si coágulos de sangre formados en la vena se desprenden y se alojan en los pul-

mones. Es más corriente después de una cirugía (operación) o de un reposo prolongado en cama. El endurecimiento de las arterias (ateroesclerosis) en la pierna también puede causar dolor que es mayor durante períodos de actividad y se alivia con reposo.

Prevención

- Haga suficientes ejercicios de calentamiento y estiramiento antes de cualquier actividad.

- Tome más agua, antes y durante el ejercicio, especialmente durante clima caliente o húmedo.

- Incluya suficiente potasio en su dieta. Buenas fuentes de potasio son las bananas o plátanos, jugo de naranja y papas (patatas).

- Para evitar calambres estomacales ("punzadas") mientras hace ejercicio, haga ejercicios de estiramiento de los costados antes de empezar su rutina y aprenda a respirar con la parte inferior de sus pulmones. Lea la página 254.

- Si los calambres lo despiertan durante la noche, mantenga las piernas calientes mientras duerme. Tome un baño caliente y haga algunos ejercicios de estiramiento antes de irse a la cama.

Tratamiento casero

Si hay dolor, hinchazón, o pesadez en la pantorrilla en una pierna solamente, u otros síntomas que hacen que piense sea flebitis (lea Cuándo llamar a un profesional de la salud, abajo a continuación), llame a su doctor antes de intentar tratamiento casero.

- Siga las guías de prevención.

Dolores de crecimiento

Los niños de 6 a 12 años de edad frecuentemente desarrollan, sin mayores consecuencias, "dolores de crecimiento" en las piernas durante la noche. La causa es desconocida. Una almohadilla de calor, acetaminófeno, o masajes suaves en las piernas puede aliviar la molestia.

- Suavemente estire el músculo acalambrado. Frote o masajee el calambre o espasmo.

- Enderece la pierna, agarre el pie y tráigalo hacia usted para estirar la pantorrilla.

- Tome más agua. Los calambres están frecuentemente relacionados con la deshidratación.

- El mejor tratamiento para el dolor en la canilla es hielo, aspirina, ibuprofén, o acetaminófeno y una semana o dos de reposo, seguidas de un regreso gradual a hacer ejercicio. Si la recuperación es lenta, considere el consejo de tratamiento casero para fracturas por estrés en la página 72.

Cuándo llamar a un profesional de la salud

- Si usted tiene los siguientes síntomas de flebitis:

  - Dolor profundo en la pierna o la pantorrilla

  - Sensación de calor, enrojecimiento, o dolor a lo largo de una vena de la pierna

  - Hinchazón de una pierna

  - La pierna está blanca o azul y fría

  - Respiración entrecortada o dolor de pecho

- Si los calambres de la piernas se empeoran o continúan inclusive con prevención y tratamiento casero.

- Si los calambres o el dolor de pierna ocurren repetidamente, aún durante ejercicios leves como caminar y aunque se alivien con reposo.

Osteoporosis

La osteoporosis o "huesos frágiles" es una condición que afecta al 25 por ciento de las mujeres mayores de 60 años. Es mucho menos corriente y no tan seria en los hombres. La osteoporosis es causada por pérdida de la masa ósea y de fuerza física. Es más corriente después de la menopausia, cuando los niveles de estrógeno disminuyen. Los huesos debilitados por la osteoporosis se rompen o se fracturan fácilmente. Los factores de riesgo para la osteoporosis incluyen una estructura delgada del cuerpo, ser de raza asiática o caucásica, historia familiar y la inactividad. Las mujeres que fuman o toman bebidas alcohólicas también corren riesgos mayores.

La osteoporosis es una enfermedad silenciosa; puede que no haya síntomas hasta que un hueso se rompa o se fracture y la condición se descubra después mediante radiografías. La primera señal puede ser un dolor en la cadera o la cintura (parte baja de la espalda), o una hinchazón dolorosa en la muñeca después de una caída.

Prevención

Comience a fortalecer sus huesos desde la niñez. Se llega a la masa ósea máxima durante los veinte o treinta años de edad. Estos consejos pueden ayudarle a formar y a mantener fuertes sus huesos durante toda su vida.

- Haga ejercicios regulares de aguantar peso como caminar. El ejercicio le ayuda mantener los huesos fuertes. Lea el Capítulo 16.

- Tome suficiente calcio en su dieta. La dieta promedio americana contiene más o menos 500 mg por

Continuación

día, pero se recomienda ingerir 1.000 mg. Las mujeres embarazadas o las madres que están dando pecho o amamantando deben tomar unos 1.200 mg por día. Después de la menopausia, se recomienda de 1.000 a 1.500 mg. La mejor fuente de calcio viene de productos lácteos bajos en grasas. Lea la página 269.

- Si no es capaz de obtener todo el calcio de su dieta, tome cada día con sus comidas o con leche, de dos a tres tabletas de carbonato de calcio (TUMS en inglés). No tome más de cuatro o seis tabletas por día y beba mucha agua, ya que estas tabletas causan estreñimiento.

- No fume y tome bebidas alcohólicas en moderación (no más de una bebida por día).

Cuándo llamar a un profesional de la salud

- Si una caída causa dolor en la cadera o si es incapaz de levantarse después de una caída.

- Si tiene un dolor de espalda repentino y sin explicación que no mejora después de dos o tres días de tratamiento casero.

- Si está considerando terapia de reemplazo hormonal después de la menopausia. Lea la página 173.

Lesiones deportivas

Las lesiones deportivas son comunes entre las personas físicamente activas. La mayoría de las lesiones deportivas se deben a lesiones traumáticas o de uso excesivo.

Lesiones traumáticas:

Lea Desgarros, torceduras (esguinces) y fracturas en la página 71.

Lea Codo de tenista o golfista en la página 63.

Lea Rodilla de corredor en la página 67.

Lea fracturas por estrés en la página 72.

Lea dedo atorado en la página 72.

Lesiones por uso excesivo:

Lea Bursitis y tendonitis en la página 63.

Lea Tendonitis de Aquiles en la página 63.

Lea Aponeurosis plantar en la página 63.

Prevención

- Haga ejercicios de calentamiento antes de comenzar su rutina de ejercicios. Los músculos y los ligamentos fríos y rígidos son más susceptibles a lesionarse. Reduzca gradualmente los ejercicios al final de la sesión y estírese después de terminar las actividades. Lea la página 250.

- Aumente gradualmente la intensidad y duración de las actividades y ejercicios.

- Use técnicas y equipos apropiados de deportes. Por ejemplo, use zapatos con soporte y bien acolchonados para correr, hacer ejercicios aeróbicos y caminar; use las dos manos para devolver del revés la pelota de tenis; use franjas acojinadas protectoras para patinar. Lea la página 63.

- Alterne planes de ejercicios fuertes con otros más fáciles, para permitirle un descanso a su cuerpo. Por ejemplo, si usted corre, alterne carreras largas y fuertes con unas más fáciles y cortas. Si levanta pesas no trabaje los mismos músculos dos días seguidos.

- Entrene regularmente en varias actividades para descansar sus músculos. Alterne los días de caminar con montar bicicleta, correr, o nadar.

- Hágale caso a los dolores y los achaques. Al sentir las primeras señales de dolor, unos pocos días de actividad reducida o de descanso podrán ayudarle evitar problemas más serios.

Tratamiento casero

El reto mayor del tratamiento casero para las lesiones deportivas es el de darse suficiente reposo para permitir la recuperación, sin perder el buen acondicionamiento físico general. Este método se llama reposo relativo.

- Entrenamiento alternando diferentes actividades (entrenamiento cruzado) que no impliquen soporte de peso es particularmente bueno: nadar o montar bicicleta para tobillos o pies adoloridos; caminar o montar bicicleta para hombros o codos adoloridos.

- No apresure el regreso a la actividad que le causó la lesión. Un entrenamiento cruzado puede mantener su nivel de buen estado físico.

- Vuelva gradualmente a su actividad regular. Comience a un ritmo lento y fácil y aumente sólo si no tiene dolor. Divida o separe su deporte en componentes. Si puede tirar una pelota a distancia corta

sin dolor, intente aumentar la distancia. Si puede caminar confortablemente, intente trotar. Si trotar parece fácil, intente correr.

- También lea Bursitis y tendonitis en la página 63.

- Consulte la siguiente sección para determinar si un hueso está fracturado.

Desgarros, torceduras (esguinces) y fracturas

Un *desgarro* es una lesión causada por un estiramiento (tirantez) excesivo de un músculo.

Una *torcedura* (esguince) es una lesión a un músculo y los ligamentos, tendones, o tejidos suaves alrededor de una articulación.

Una *fractura* es un hueso roto.

Todas estas tres lesiones causan dolor e hinchazón. A menos que un hueso fracturado sea obvio, puede ser difícil de determinar si una lesión es un desgarro, una torcedura, o una fractura. Una hinchazón rápida con frecuencia indica una lesión más seria. Las lesiones a menudo implican las tres condiciones. La mayoría de lesiones por desgarro y torceduras pueden tratarse en casa, pero las fracturas necesitan cuidado profesional.

Usted puede tener un hueso fracturado si:

- Una extremidad está doblada o fuera de su forma normal.

- Un hueso está salido y se siente por debajo de la piel.

Continuación

• No puede mover la extremidad.

• Puede sentir un abultamiento o irregularidad a lo largo del hueso. Suavemente presione el área adolorida. El dolor puede estar centralizado en el lugar de la fractura. El dolor por torcedura o esguince a menudo está más extendido.

Una fractura por estrés o tensión (sobrecargo) es una pequeña fisura en un hueso causada por uso constante y excesivo. Las fracturas por tensión en los huesos pequeños del pie son comunes durante entrena-miento intensivo para baloncesto, correr y otros deportes. El síntoma principal es un dolor persistente en el pie y una sensibilidad que aumenta durante el uso. Puede que no haya una hinchazón visible.

Un "dedo atorado" o trabado es un desgarro causado por doblamiento o un golpe a un dedo del pie. Los dedos de la mano también pueden estar "atorados" o torcidos.

Prevención

Lea consejos para prevención de Lesiones deportivas en la página 70.

Tratamiento casero

Generalmente si la lesión es a un músculo, ligamento, tendón, o hueso el tratamiento básico es el mismo. Es un proceso de dos partes. La primera parte es para tratar el dolor agudo o la lesión y consiste de reposar, aplicar hielo, ejercer presión y elevar. La segunda parte del proceso es para ayudar a cicatrizar completamente la lesión y para prevenir futuros problemas y consiste en mover, fortalecer y hacer actividad alterna.

Comience inmediatamente con la primera parte del proceso para la mayoría de las lesiones. Si usted sospecha que es una fractura, entablille la extremidad afectada para prevenir una lesión mayor.

Si la torcedura o esguince es en un dedo o parte de la mano, quítese todos los anillos (sortijas) inmediatamente. Lea la página 73.

Reposar. No ponga o coloque peso en la articulación lesionada, de 24 a 48 horas.

• Use muletas para dar soporte a una rodilla o un tobillo muy torcido.

Entablillado

El entablillado inmoviliza una lesión que se sospecha pueda ser fractura, para prevenir un daño mayor. Hay dos formas para inmovilizar una fractura: sujetando la extremidad lesionada a un objeto rígido o sujetando la extremidad a alguna otra parte del cuerpo.

Para el primer método, sujete con una cuerda o cinturón la extremidad lesionada a periódicos o revistas enrolladas, una tablilla, un palo, o cualquier cosa que sea rígida.

Coloque el cabestrillo o tablilla de manera que la extremidad lesionada no se pueda doblar. Una regla general es entablillar desde una articulación por encima de la fractura hasta una articulación por debajo. Por ejemplo, entablille el antebrazo del codo a la muñeca.

Para el segundo método, vende el dedo fracturado del pie junto con otro sano, o inmovilice el brazo sujetándolo transversalmente al torso o pecho del herido o afectado.

- Soporte o apoye una muñeca, un codo, o un hombro torcido en un cabestrillo o tablilla. La rápida recuperación de la lesión justifica lo inconveniente que es usarlo.

- Repose un dedo de la mano o del pie sujetándolo con cinta adhesiva o entablillándolo con otro que esté sano.

Un músculo, ligamento, o tejido de tendón lesionado necesita tiempo y reposo para cicatrizarse a sí mismo. Las fracturas de tensión o sobrecarga necesitan reposo de 6 a 12 semanas para sanar.

Aplicar hielo. El frío reduce el dolor y la hinchazón y estimula la recuperación. El calor reconforta, pero hace más daño que provecho hasta que toda la hinchazón desaparezca.

- Aplique hielo o compresas frías inmediatamente para prevenir o minimizar la hinchazón. Para lesiones que son difíciles de alcanzar, una bolsa fría es lo mejor. Lea la página 295.

- Aplique hielo por períodos de 10 a 15 minutos, una vez por hora, hasta 48 horas después de la lesión.

Ejercer presión. Envuelva la lesión con un vendaje elástico (Ace en inglés) o una banda de compresión para inmovilizar y comprimir la torcedura. Afloje el vendaje si se pone muy apretado. Una torcedura vendada muy apretada puede hacerle pensar que es posible usar la articulación. Con o sin el vendaje, la articulación necesita un reposo total por uno o dos días.

Elevar. Eleve sobre almohadas el área lesionada mientras que aplica hielo o durante cualquier momento que esté sentado o acostado. Trate

Cómo extraer un anillo

Si usted no se quitó o extrajo un anillo antes de que un dedo torcido comenzará a hinchársele, trate el siguiente método para extraer el anillo:

- Pase por debajo del anillo, hacia la mano, el cabo o la terminación de un pedacito de cuerda delgada como hilo dental.

- Enrolle la cuerda en forma apretadita alrededor del dedo, empezando del lado del nudillo donde está el anillo hacia el final del dedo (pasando el otro lado del nudillo). Cada vuelta debe estar junto a la anterior.

- Agarre el cabo de la cuerda que está estirada bajo el anillo y comience a desenrollar hasta que el anillo pase el nudillo.

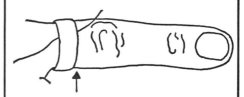

Comience a enrollar aquí

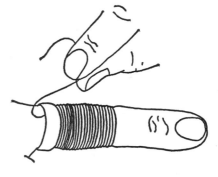

Cómo extraer un anillo

Continuación

de mantener la lesión por encima del nivel del corazón para ayudar a minimizar la hinchazón.

- La aspirina, o el ibuprofén puede ayudarle a mitigar la hinchazón y el dolor. No use medicinas para enmascarar o disfrazar el dolor mientras que continúa usando la articulación lesionada. No le dé aspirinas a niños. Repase las guías para aspirinas en la página 304.

- Después de 48 horas de tratamientos fríos, empiece a aplicar calor, pero *solamente* si la hinchazón ha desaparecido. Una botella de agua caliente, paños calientes, o almohadilla caliente ayudarán en el proceso de recuperación. No aplique nada que sea muy caliente y le haga sentirse incómodo.

Comience la segunda parte del proceso de tratamiento casero para lesiones tan pronto como el dolor inicial y la hinchazón hayan desaparecido (esto es mover, fortalecer y hacer actividad alternada). Esto puede ser en dos días o hasta una semana o más, dependiendo del lugar y la seriedad de la lesión. Vuelva lentamente a hacer deportes y actividades. Considere cualquier aumento de dolor como una señal para reposar un poco más de tiempo.

Mover. Después de una lesión, vuelva a un alcance de movimientos posibles tan pronto como pueda. Luego de uno o dos días de descanso, comience a mover la articulación. Si una actividad le causa dolor, continúe reposando la lesión. Las extensiones suaves durante la recuperación asegurarán que el tejido cicatrizal, formado mientras que la lesión cicatriza, no limitará posteriormente el movimiento.

Fortalecer. Una vez que la hinchazón ha desaparecido y todo el movimiento haya vuelto, esfuércese poco a poco para fortalecer la parte lesionada.

Hacer actividades alternas.
Después de los primeros días, pero mientras que la parte lesionada está recuperándose, comience a hacer ejercicios regulares en actividades o deportes que no pongan tensión o esfuerzo en la parte lesionada. Lea la página 71.

Cuándo llamar a un profesional de la salud

- Si sospecha que es una fractura (lea la página 71) en vez de una torcedura o esguince, llame para una consulta el mismo día. Después de que haya entablillado la lesión y aplicado hielo, no afectará el resultado una demora corta en la atención médica.

- Si una articulación torcida está muy inestable o floja, no soporta el peso de su cuerpo, o se mueve de lado a lado.

- Si el dolor es todavía muy agudo, después de dos días de tratamiento casero.

- Si la torcedura no mejora, después de cuatro días de tratamiento casero.

Debilidad y fatiga

La debilidad es una incapacidad física o dificultad para mover un brazo o una pierna u otros músculos, causada por falta de fuerza.

La fatiga es una sensación de cansancio, de estar exhausto, o de falta de energía.

Una debilidad muscular, sin causa específica, es usualmente más seria. La puede causar problemas del metabolismo como la diabetes (lea la página 273), problemas de la tiroides, problemas de los riñones o un derrame. Llame a su doctor inmediatamente.

La fatiga, por otro lado, puede muchas veces tratarla usted mismo. La mayoría de los casos de fatiga es causada por falta de ejercicio, estrés o exceso de trabajo, poco sueño, depresión, preocupaciones, o aburrimiento. Las gripes y los resfríos pueden algunas veces causar fatiga y debilidad, pero los síntomas desaparecen cuando la enfermedad o la condición pasa.

Prevención

- Hacer regularmente ejercicio es su mejor defensa contra la fatiga. Si se siente muy cansado para hacer ejercicio vigoroso, trate de caminar un poco.

- Coma una dieta buena y balanceada. Lea el Capítulo 17.

- Mejore sus hábitos de dormir. Lea la página 289.

- Trate o entienda los sentimientos de depresión. Lea la página 284.

Tratamiento casero

- Siga las guías de prevención descritas anteriormente y tenga paciencia. Puede tomarle un tiempo sentirse otra vez con energía.

- Hágale caso o póngale atención a su cuerpo. Alterne descanso con ejercicio.

- Limite las medicinas que puedan contribuir a la fatiga. Los tranquilizantes y las medicinas para la gripe y las alergias se piensa son especialmente perjudiciales en esta área.

El síndrome de fatiga crónica

El síndrome de fatiga crónica (CFS en inglés) es una enfermedad como el resfrío o la gripe que causa una fatiga severa que dura más de seis meses. Otros síntomas incluyen fiebre moderada, dolor de garganta, debilidad y dolor muscular, dolores de cabeza y problemas para dormir.

Este síndrome es difícil de diagnosticar. No hay una prueba de laboratorio específica para diagnosticarlo. Muchas otras enfermedades, como la depresión, el desequilibrio de la tiroides, o la mononucleosis causan síntomas similares. Un diagnóstico de este síndrome puede hacerse únicamente después de que la fatiga y otros síntomas continúan por lo menos durante seis meses y otras causas posibles se han descartado.

La fatiga y otros síntomas a menudo se desarrollan rápido en una persona previamente saludable. El tratamiento se enfoca hacia un descanso adecuado, una dieta balanceada y un poco de ejercicio. No se conocen ningunas medicinas que curen el síndrome de fatiga crónica. El tratamiento de síntomas individuales puede ser efectivo. Para tratamiento de la depresión, la cual se desarrolla en más o menos la mitad de los pacientes con este síndrome, lea la página 284.

Llame a su doctor si una fatiga severa e inexplicable interfiere con sus actividades por una semana o más, a pesar del tratamiento casero.

- Reduzca la cantidad que consume de cafeína y bebidas alcohólicas y de nicotina.

Continuación

• Reduzca la cantidad de tiempo que ve televisión. Sustituya este tiempo con amigos, actividades nuevas, o viajes para romper el ciclo de fatiga.

Cuándo llamar a un profesional de la salud

• Si tiene una debilidad muscular en un área de su cuerpo, sin explicación alguna.

• Si sufre de pérdida de peso repentinamente, sin ninguna razón.

• Si no es capaz de realizar sus actividades diarias, a pesar del tratamiento casero.

• Si no se siente con más energía después de seis semanas de tratamiento casero.

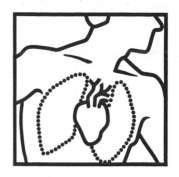

Problemas respiratorios y del pecho

Los problemas del pecho pueden ser tan simples como un resfrío leve o tan serios como un ataque al corazón. Este capítulo le ayudará a decidir, para la mayoría de los problemas del pecho, qué hacer en casa y cuándo llamar al doctor. Se incluyen también en este capítulo alergias, resfríos, dolor de garganta, sinusitis y amigdalitis porque, con frecuencia, estas condiciones se relacionan con problemas respiratorios y del pecho.

Comience este capítulo con una revisión del cuadro en la página siguiente. El cuadro le indica donde está la información que más necesita, desde asma y pulmonía (neumonía) hasta un ataque al corazón y acidez o indigestión estomacal. Si usted no encuentra lo que busca, por favor refiérase al índice de materia.

Alergias

Las alergias se manifiestan de distintas formas. La alergia más corriente es la del heno, con sus síntomas de ojos llorosos y con picazón, estornudos, nariz congestionada, mocosa, o con comezón, pérdida temporal del olfato, dolor de cabeza y cansancio. Unos círculos negros bajo los ojos u ojeras (párpados congestionados o inflamados), o un goteo nasal posterior también pueden acompañar a la fiebre (alergia) del heno. Un niño con alergias puede roncar, despertarse con dolor de garganta, respirar por la boca y frotarse frecuentemente la nariz. A menudo, los síntomas de alergia son como los del resfrío, pero por lo general su duración es más larga.

Las causas más corrientes de alergia son partículas en el aire, como el polen, organismos minúsculos domésticos (ácaros), moho y caspa o pelos de animales. Pareciera que la presencia de alergia es una condición de familia. Cuando los padres tienen alergia al heno, con frecuencia los niños también sufren de alergias. Usualmente la fiebre del heno se desarrolla durante la adolescencia, pero puede aparecer a cualquier edad.

A menudo usted puede descubrir la causa de una alergia poniendo atención cuándo le ocurren los síntomas.

Problemas del pecho, respiratorios, de la nariz y de la garganta

Síntomas del pecho o respiratorios	Causa posible
Dificultad para respirar o silbido	Lea Alergias, pág. 77; Asma, pág. 81; Bronquitis, pág. 85; Pulmonía, pág. 92.
Respiración forzosa, rápida, corta	Lea Pulmonía, pág. 92.
Dolor de pecho con tos, fiebre y esputo amarillo-verdoso o gris	Lea Bronquitis, pág. 85; Pulmonía, pág. 92.
Molestia, dolor, o ardor (sensación quemante) detrás del esternón	Lea Acidez, pág. 38; Dolor de pecho, pág. 86.
Dolor de pecho con sudoración y pulso rápido	Posibilidad de ataque al corazón. Llame por ayuda. Lea pág. 86.
Tos	Lea Tipos de tos, pág. 89.

Síntomas de la nariz y de la garganta	Causa posible
Nariz congestionada o mocosa con ojos llorosos, estornudos	Lea Alergias, pág. 77; Resfríos, pág. 87.
Secreción gruesa verde, amarilla o gris con fiebre, dolor facial	Lea Sinusitis, pág. 93.
Olor desagradable de la nariz; tejidos nasales hinchados, inflamados	Lea Objetos en la nariz, pág. 228; Sinusitis, pág. 93.
Tejido nasal pálido, azulado	Lea Alergias, pág. 77.
Dolor de garganta	Lea Dolor de garganta, pág. 95; Amigdalitis, pág. 98.
Dolor de garganta con manchas rojas brillantes en la garganta, dolor al tragar, fiebre de 101° ó más	Lea Infección estreptocócica de la garganta, pág. 95.
Amígdalas (o anginas) hinchadas, dolor de garganta, fiebre	Lea Amigdalitis, pág. 98.
Ganglios linfáticos en el cuello hinchados	Lea Ganglios hinchados, pág. 98; Amigdalitis, pág. 98.
Ronquera, pérdida de la voz	Lea Laringitis, pág. 92.

Continuación

Los síntomas que aparecen durante el mismo período del año (especialmente hacia el final de la primavera, inicio del verano o inicio del otoño) son, por lo general, resultado de la presencia de hierbas o césped, maleza que crece en abundancia o del polen de los árboles. Las alergias que parecen durar todo el año pueden ser causadas por los ácaros u organismos minúsculos en el hogar, esporas de moho, o caspa de animales. Las alergias a los animales son fáciles de detectar; el mantenerse alejado de los animales elimina los síntomas.

Alergias graves que atentan contra la vida (anafilaxia)

Algunas personas tienen alergias graves (reacciones alérgicas extremas) a picadas de insectos, a ciertas medicinas especialmente la penicilina y a algunos alimentos. Para estas personas, la reacción alérgica es súbita o repentina y severa; puede causar dificultad para respirar y una baja de la presión sanguínea (choque anafiláctico).

Una reacción de anafilaxia es una emergencia médica y se necesita atención médica inmediata. Si usted ha tenido una reacción alérgica aguda, los doctores recomiendan que lleve consigo una jeringa (inyectadora) de epinefrina o adrenalina (como Epipen o Ana-kit). Estos equipos están diseñados para autoinyectarse una dosis que disminuirá la gravedad de la reacción. Si ha tenido una reacción alérgica a una medicina, use una pulsera o brazalete con identificación médica que le advertirá a los profesionales de la salud, en caso de que usted esté imposibilitado de hacerlo, sobre la alergia.

Prevención

No hay una prevención efectiva para la fiebre o alergia del heno. Le ayudará el evitar la sustancia que le causa los ataques alérgicos. Lea más información sobre alergias a alimentos en la página 272.

Tratamiento casero

Si puede descubrir las causas de sus alergias, evitar lo que las provoca es el mejor tratamiento. Mantenga un registro de sus síntomas y lo que pareciera le causa alergias, como por ejemplo plantas, animales, alimentos, o productos químicos.

Si sus síntomas se manifiestan durante una estación del año y parecen relacionarse con el polen:

• Mantenga su casa cerrada y las ventanas de su carro subidas. Un acondicionador de aire o aparato de aire acondicionado le ayudará a filtrar el polen del aire. Limite el tiempo que permanece afuera cuando hay mucho polen en el aire.

Si sus síntomas están presentes todo el año y parecen relacionarse con el polvo:

• Mantenga la habitación lo más limpia posible de polvo, ya que la mayor parte del tiempo usted lo pasa allí.

• Evite las alfombras, los muebles tapizados y las cortinas pesadas que acumulan polvo. Pasar la aspiradora no elimina los ácaros.

• Cubra su colchón y base de la cama con un forro o una cubierta plástica y límpiela semanalmente. Evite las cobijas (frazadas) de lana o plumón y las almohadas de plumas. Lave semanalmente con agua caliente toda la ropa de cama.

Continuación

- Considere utilizar un purificador de aire con un filtro especial HEPA (en inglés). Alquile uno antes de comprarlo para ver si ayuda.

Si tiene los síntomas todo el año y éstos se empeoran durante la época de lluvia o clima húmedo, su alergia puede estar relacionada con moho o ambientes enmohecidos:

- Tenga la casa bien ventilada y seca. Mantenga una humedad por debajo del 50 por ciento. Use un deshumidificador de ambiente durante clima húmedo.

- Use un aparato de aire acondicionado o un acondicionador de aire, el cual elimina las esporas de moho del aire. Cambie o limpie regularmente los filtros de calefacción y enfriamiento.

- Limpie a menudo las superficies del baño y la cocina con cloro, para reducir el crecimiento de moho.

Si usted es alérgico a una mascota:

- Mantenga el animal afuera, o al menos, fuera de la habitación.

- Si sus síntomas son severos, la mejor solución es deshacerse de la mascota.

Información general para evitar sustancias o agentes irritantes:

- Evite el trabajo de jardinería que levanta polen y moho (rastrillar las hojas, cortar el césped o zacate). Si tiene que hacerlo, utilice una mascarilla y tómese antes un antihistamínico.

- Evite fumar y el humo de otros fumadores.

¿Qué es la inmunoterapia?

La inmunoterapia consiste en recibir una serie de inyecciones para que el cuerpo se insensibilice a un alérgeno. Requiere tratamientos regulares que pueden duran hasta tres o cuatro años. Usted necesita una idea clara por el tiempo y el dinero que ello implica de los beneficios de la inmunoterapia antes de consentir al tratamiento.

La inmunoterapia para las alergias debidas a picadas de abejas o venenos de otros insectos es efectiva en un 98 por ciento de los casos. Para la mayoría de las personas es efectiva también contra el césped o zacate, la ambrosía (planta de flores amarillas), el abedul y el polen de los cedros montañosos, así como también del polvo de casa, los ácaros domésticos y la caspa de perro y de gato. El tratamiento es efectivo solamente si el alérgeno ha sido identificado a través de una prueba de sensibilidad.

Si usted es alérgico a más de un alérgeno, un tratamiento contra un sólo agente probablemente no ayudará mucho. El tratamiento contra múltiples alérgenos es menos efectivo.

Los siguientes factores ayudan a la inmunoterapia a ser más efectiva para usted si:

1. Sus síntomas le han molestado mucho (al menos dos años).

2. Ha intentado tratamientos caseros sin éxito.

3. Ha tratado sin ningún alivio ambos tipos de medicinas, con receta y sin receta médica.

4. Las pruebas de la piel han identificado únicamente uno o dos alérgenos específicos.

5. La inmunoterapia es efectiva para su tipo de alérgeno.

- Elimine los rociadores de aerosol, los perfumes, los desodorantes de ambiente, los productos de limpieza y otras sustancias que puedan agravar el problema.

- Los antihistamínicos y los descongestionantes pueden aliviar algunos síntomas de alergia. Tenga cuidado cuando tome estas medicinas. Lea la página 301.

- Para más información sobre alergias, incluyendo la inmunoterapia, llame sin cargo al LungLine (nombre en inglés que significa Línea Pulmonar) al (800) 222-5864. Este es un servicio del Centro Nacional Hebreo para la Inmunología y Medicina Respiratoria (National Jewish Center for Immunology and Respiratory Medicine).

Cuándo llamar a un profesional de la salud

- **Llame de inmediato** si, después de tomar una medicina, comer algún alimento, o ser picado por un insecto se desarrollan señales severas o agudas de reacciones alérgicas:

  ○ Silbido (resuello) o dificultad para respirar

  ○ Hinchazón alrededor de los labios, la lengua, o la cara, o una hinchazón significativa alrededor del área donde el insecto picó (por ejemplo, todo el brazo o toda la pierna está hinchada).

  ○ Salpullido, picazón, sensación de calor, o ronchas

- Si los síntomas se empeoran con el tiempo y el tratamiento casero no ayuda. Su doctor le puede recomendar una medicina más fuerte o inyecciones para quitarle la sensibilidad alérgica. Las inyecciones antialérgicas pueden ayudar a redu-

cir la sensibilidad a ciertos factores alérgenos. Lea la página 80.

Asma

Asma es la palabra griega con que se designa jadeo o disnea. Una persona que tiene un ataque de asma literalmente lucha por cada bocanada de aire o está jadeante por aliento. El asma es una condición que causa inflamación y obstrucción de los conductos de aire. A los músculos que rodean los tubos de aire (tubos bronquiales o bronquiolos) de los pulmones les da un espasmo, la membrana mucosa protectora se hincha y las secreciones se acumulan. La respiración se vuelve muy difícil.

El asma usualmente ocurre en ataques o episodios. Durante un ataque, la persona puede hacer un sonido silbante o de resuello mientras respira, puede toser mucho y escupir mucosidad.

Muchas condiciones pueden provocar un ataque de asma. Las cosas más corrientes son alérgenos como polvo, polen, moho y caspa de animales. Otras condiciones que pueden producir asma incluyen hacer ejercicio; humo de cigarrillo o de leña; cambios climáticos; resfríos o gripes; cambios hormonales; vapores químicos de productos caseros (como los limpiadores) o del trabajo; analgésicos (especialmente la aspirina); preservativos de alimentos y tinturas. El estrés emocional también puede causar un ataque de asma.

El asma usualmente se desarrolla en la niñez, pero también puede empezar años más tarde. Con frecuencia, el primer episodio sucede después de un resfrío o gripe. El asma es

Continuación

más corriente en los niños que están expuestos en casa al humo del cigarrillo. Muchos niños superan el asma con el crecimiento, pero siempre correrán el riesgo de contraerlo nuevamente durante la vida adulta.

La mayoría de los niños y los adultos puede controlar el asma evitando lo que provoca los ataques y tomando las medicinas para tratar los síntomas. Los ataques agudos por lo general pueden tratarse con medicinas que se inhalan o se inyectan. Los ataques de asma raramente son fatales si se atienden de una forma rápida.

Prevención

Ponga atención y evite las cosas que le producen ataques de asma:

• Repase el tratamiento casero para alergias en la página 79.

• Evite el humo de cualquier tipo. Deje de fumar. Coma, trabaje, viaje y relájese en áreas donde no haya humo. Permanezca alejado de estufas de leña.

• Evite la polución o contaminación de aire. Permanezca adentro cuando la polución del aire es mayor.

• Evite respirar aire frío. En clima frío, respire a través de la nariz y cúbrase la nariz y la boca con un pañuelo o mascarilla que proteja del frío. Puede comprar las mascarillas en las farmacias.

• Reduzca el riesgo de resfríos y gripes lavándose las manos con frecuencia y recibiendo una inyección anual contra la gripe (influenza).

Fortalezca sus pulmones y conductos de aire:

• Haga ejercicio regularmente. La natación o los ejercicios aeróbicos

---

Cómo usar un inhalador

1. Agite bien el inhalador. Mantenga el inhalador en posición vertical, con el pulgar en la parte inferior y el índice y los dedos del medio en la parte superior.

2. Inhale, exhale normalmente y luego pare por un momento. No trate de expulsar todo el aire de los pulmones. Cierre la boca alrededor de la boquilla del inhalador.

3. Apriete el inhalador mientras que inhala despacio. Continúe aspirando, de cinco a siete segundos, después que termine de apretar el inhalador.

4. Separe el inhalador de la boca y apriete los labios, más o menos 10 segundos, luego exhale por la boca.

5. Respire normalmente, cuatro o cinco veces, antes de tomar una segunda dosis si es necesario. Repita desde la instrucción 1.

No use un inhalador a menos que el doctor se lo haya recetado.

---

acuáticos pueden ser una buena alternativa porque el aire húmedo es menos probable que propicie un ataque. Si hacer ejercicio vigoroso le produce ataques de asma, hable con su doctor. Podría serle de ayuda un ajuste con sus medicinas y sus ejercicios habituales.

• Practique respiración rotatoria como se describe en la página 254.

Tratamiento casero

• Aprenda a usar un instrumento para medir el volumen de salida de aire (peak-flow meter en inglés) y hacerle un seguimiento a su habilidad de exhalar. Este instrumento, usado regularmente, mide su progreso mientras mejora su habilidad para respirar. También le ayuda a saber cuándo le va a venir un ataque de asma y así poder tomar las medidas apropiadas.

- Si su niño tiene un ataque de asma, permanezca con calma. Déle la medicina recomendada y ayude al niño a relajarse. Asegúrese que el niño y los maestros y las personas que lo cuidan sepan qué hacer en caso de un ataque.

- Aprenda a usar un inhalador de dosis reguladas o medidas. Estos inhaladores ayudan a los conductos de aire a recibir la cantidad correcta de medicina. No obstante, usted debe aprender a usar el inhalador correctamente. Un dispositivo llamado espaciador (spacer en inglés) puede ayudarle. Pídale a su doctor que lo observe usar el inhalador para asegurarse que lo está haciendo correctamente.

- Beba diariamente al menos dos litros de agua, para aflojar o aguar la mucosidad bronquial.

- La aspirina y el ibuprofén pueden causar reacciones severas en algunas personas que sufren de asma. Tómelas con prudencia y hable sobre ello con su doctor.

- Practique los ejercicios de relajación en las páginas 254 a 256.

- Continúe practicando los consejos de prevención descritos anteriormente.

- Obtenga información sobre cómo tratar el asma. Llame sin cargo al Centro Nacional del Asma (National Asthma Center) al (800) 222-5864. La dirección del centro es 1400 Jackson St., Denver, CO 80206. También llame a la oficina local de la Asociación Norteamericana Pulmonar (American Lung Association) para más información.

Cuándo llamar a un profesional de la salud

- Si ocurren síntomas agudos de asma por primera vez.

- Si los síntomas de asma no responden al tratamiento usual, o si el ataque es severo.

- Si el esputo se vuelve verde, amarillo, o sale con sangre. Esto puede ser una señal de infección bacteriana.

- Si una persona con asma u otro miembro de la familia no ha sido instruído sobre el tratamiento, o si la medicina requerida no está inmediatamente a mano.

- Para aprender exactamente qué hacer cuando le comienza un ataque. Una persona con asma puede tratar episodios agudos sin ayuda profesional con entrenamiento apropiado, medicinas y confianza en sí misma.

- Si comienza a utilizar, con más frecuencia que lo normal, su medicina para el asma. Esto puede ser una señal que su asma está empeorando.

- Para hablar sobre inyecciones antialérgicas las cuales pueden ayudarle a prevenir ataques asmáticos. Lea la página 80.

- Para obtener una referencia a un grupo de apoyo. Hablar con otras personas que sufren de asma puede ayudarle a adquirir más información y confianza en sí mismo para el manejo de la prevención y el tratamiento de esta condición.

Infecciones bacterianas

Las infecciones del tracto respiratorio superior causadas por bacterias, con frecuencia, son difíciles de distinguir de aquellas infecciones causadas por virus. En particular, un caso severo de gripe viral puede ser difícil de distinguir de una infección bacteriana. Algunas veces, la bacteria atacará el sistema debilitado de una persona resfriada o con gripe. (Algunas veces, las infecciones bacterianas se presentan después de una infección viral o virosis).

Las infecciones bacterianas más corrientes son las infecciones de oídos y de estreptococos en la garganta. La bronquitis, la sinusitis y la pulmonía (neumonía) también pueden ser causadas por bacterias. El impétigo es una infección bacteriana de la piel que, si es extensa, puede necesitar atención médica o cuidado profesional. Lea la página 129.

Los síntomas de una infección bacteriana pueden incluir:

• Fiebre de 104° ó más, que no baja con dos horas de tratamiento casero.

• Fiebre persistente. Muchas de las infecciones virales, especialmente la gripe, causan fiebres de 102° ó más, por períodos cortos de tiempo (hasta 12 a 24 horas). Llame al doctor si la fiebre permanece alta:

  ○ 102° ó más por 2 días completos

  ○ 101° ó más por 3 días completos

  ○ 100° ó más por 4 días completos

• Flujo nasal o moco que cambia de color transparente a color amarillo, verde, gris o rojizo con otros síntomas que empeoren la condición,

¿Infección viral o bacteriana?

Infecciones virales

• Usualmente incluyen partes diferentes del cuerpo: dolor de garganta, nariz mocosa, dolores de cabeza, dolores musculares. En el área abdominal, los virus causan náusea, o diarrea, o ambas.

• Virosis típicas: resfríos, gripes (influenza), gripe estomacal.

• Los antibióticos *no* ayudan.

Infecciones bacterianas

• Pueden suceder después de una virosis que no mejora.

• Usualmente se localizan en un área específica del cuerpo: las membranas de los senos paranasales, los oídos, los pulmones.

• Infecciones bacterianas típicas: infección estreptocócica de la garganta, infección de oídos.

• Los antibióticos *sí* ayudan.

después de cinco a siete días de estar engripado o resfriado. Si, al principio de una gripe, el esputo es amarillo o verde y continúa por más de 7 a 10 días, llame al doctor.

• Tos productiva que persiste por más de 7 a 10 días, especialmente si produce flema, después que otros síntomas han desaparecido.

• Dolor de oído que es algo más que una congestión y que dura más de 24 horas, especialmente cuando ocurre en un solo lado. Lea la página 104.

• Dolor localizado en los senos paranasales que continúa aún con dos a cuatro días de tratamiento casero, especialmente si el flujo nasal no es transparente. Lea la página 93.

Los antibióticos no pueden prevenir las complicaciones de una infección viral. Los antibióticos son efectivos contra las infecciones bacterianas, una vez que éstas se desarrollan. La mayoría de los doctores no recetará antibióticos hasta que se confirme la infección bacteriana. Para información importante sobre antibióticos, lea la página 307.

Cuándo llamar a un profesional de la salud

Las infecciones bacterianas las tiene que diagnosticar y tratar un doctor. Llame si se desarrollan síntomas de una infección bacteriana.

Bronquitis

La bronquitis es una inflamación e irritación de los conductos bronquiales (bronquiolos) en los pulmones. Con frecuencia, la bronquitis la causa virus o bacteria, pero también la puede causar el humo del cigarrillo o la polución del aire. Generalmente ocurre después de una gripe o una infección del tracto respiratorio superior que no se cura por completo. Los conductos bronquiales inflamados secretan o producen una mucosidad viscosa (pegajosa) la cual es difícil para las pestañas (cilios) en los bronquios despejar de los pulmones. La tos productiva que viene con la bronquitis es el intento del cuerpo de expulsar esta mucosidad. Otros síntomas incluyen incomodidad en el pecho o pecho apretado, cansancio, fiebre moderada, dolor de garganta áspera, nariz que moquea y algunas

veces una respiración como un silbido o resuello. Los casos severos de bronquitis pueden resultar en pulmonía (neumonía).

La bronquitis puede volverse crónica, especialmente entre las personas que fuman o trabajan en aire contaminado. El setenta y cinco por ciento de las personas con bronquitis crónica tienen una historia (hábito) de fumar mucho.

La bronquitis crónica puede ocurrir con enfisema o asma crónica. Cualquier combinación de estas condiciones se conoce como enfermedad pulmonar obstructiva crónica (COPD en inglés).

Prevención

- Proporcione tratamiento casero apropiado a los problemas respiratorios leves como resfríos y gripes. Lea las páginas 87 y 91.

- Deje de fumar. Las personas que fuman y aquellas que viven con los fumadores tienen episodios más frecuentes de bronquitis.

- Evite el aire contaminado.

Tratamiento casero

El autocuidado de la bronquitis se centra en expulsar la mucosidad de los pulmones. A continuación, lea lo que usted puede hacer en casa para acelerar la recuperación.

- Beba 12 vasos o más de agua por día. Los líquidos ayudan a aflojar o aguar la mucosidad en los pulmones, para así poder expulsarla a través de la tos.

- Deje de fumar y evite el humo de otros fumadores. El humo irrita los pulmones y hace más lento el proceso de recuperación.

Continuación

- Respire aire húmedo de un humidificador, ducha o baño caliente, o un lavamanos lleno de agua caliente. El calor y la humedad aflojarán o aguarán la mucosidad. Esto le ayudará a toser y a expulsar la flema.

- Repose un poco más. Dedique sus energías a sanarse.

- Acuéstese boca abajo y deje caer la cabeza y el pecho fuera de la cama, dos veces al día, por un minuto cada vez. Esto ayuda a mover (escurrir) la mucosidad. Cualquier posición en que usted se coloque con la cabeza más abajo que el pecho o torso funcionará.

- Pídale a una persona que le masajee el torso y los músculos de la espalda. El masaje aumenta la circulación sanguínea al torso o pecho y le ayuda a relajarse.

- Tome aspirina o acetaminófeno para aliviar la fiebre y los dolores del cuerpo.

- Tome un jarabe para la tos que contenga dextrometorfán si una tos seca y no productiva le mantiene despierto. Evite los productos que contienen más de un ingrediente activo. Lea la página 302.

Cuándo llamar a un profesional de la salud

- Si se desarrollan señales de infección bacteriana. Lea la página 84.

- Si hay dificultad en la respiración, silbido, o respiración entrecortada.

- Si la persona enferma es un bebé, una persona mayor o un enfermo crónico, en especial de los pulmones.

Dolor de pecho

LLAME AL 911 (EMERGENCIA) U OTROS SERVICIOS DE EMERGENCIA INMEDIATAMENTE si el dolor en el pecho es aplastante o apretante, aumenta en intensidad, u ocurre con cualquiera de los síntomas de un ataque al corazón:

- **Sudoración**

- **Respiración entrecortada**

- **Dolor que se extiende al brazo, el cuello, o la mandíbula**

- **Náusea o vómito**

- **Mareo**

- **Pulso rápido, o irregular, o ambos**

El dolor de pecho es una advertencia fundamental de un ataque al corazón, pero también otros problemas pueden causar este dolor.

El dolor que aumenta cuando usted presiona el área que duele es probablemente un dolor de la caja torácica. Este dolor lo puede causar algún desgarro de los músculos o ligamentos en la caja torácica. Una punzada que dure unos pocos segundos, o un dolor rápido al final de una inhalación profunda usualmente no debería ser causa de preocupación.

La angina de pecho ocurre por mala circulación al músculo del corazón. Causa dolor y presión bajo el esternón o a través del pecho. Puede producirse por estrés o un gran esfuerzo y se alivia con reposo. La angina de pecho dura de unos pocos minutos a media hora y usualmente no sucede con sudoración, náusea, o respiración entrecortada.

El dolor de pecho puede relacionarse con otras condiciones. Por ejemplo, con una pleuresía o pulmonía (lea la página 92), el dolor se empeorará con una respiración profunda o tos; no así con un dolor al corazón. Una úlcera (lea la página 44) puede causar un dolor de pecho que es peor cuando el estómago está vacío. Un dolor de vesícula biliar puede empeorarse después de una comida o en el medio de la noche. La acidez o la indigestión estomacal también puede causar dolor de pecho. Lea la página 38.

Tratamiento casero

Para el dolor de pecho causado por desgarro de los músculos o ligamentos del torso o caja torácica:

- Tome analgésicos como aspirina, ibuprofén o acetaminófeno.

- Frote ungüentos como Ben-Gay o Vicks VapoRub que pueden aliviarle los dolores musculares.

- Evite la actividad que le produce hacer esfuerzo excesivo en el área del pecho o torso.

Cuándo llamar a un profesional de la salud

LLAME AL 911 (EMERGENCIA) INMEDIATAMENTE si se presentan los síntomas de un ataque al corazón (lea la descripción mencionada anteriormente). Lea sobre resucitación cardiopulmonar (RCP, o en inglés CPR) en la página 202.

- Si el dolor de pecho ha sido diagnosticado por un doctor y éste ha recetado un plan de tratamiento casero, sígalo. Llame al 911 si el dolor se empeora, o si se desarrollan cualquiera de las señales (o síntomas) antes mencionados.

- Si piensa que es angina de pecho y sus síntomas no han sido diagnosticados, llame a su doctor inmediatamente.

- Si los síntomas de angina de pecho no responden al tratamiento recetado.

Si ocurre un dolor de pecho leve, sin los síntomas de un ataque al corazón, llame a un profesional de la salud:

- Si la persona tiene una historia o antecedentes de enfermedad cardíaca o coágulos de sangre en los pulmones.

- Si el dolor de pecho es constante, molesto y no se alivia con reposo.

- Si el dolor de pecho ocurre con síntomas de pulmonía (neumonía). Lea la página 92.

- Si cualquier dolor de pecho dura, sin mejorarse, 48 horas.

Resfríos (catarros)

El resfrío corriente lo causa cualquiera de los 200 virus conocidos. Los síntomas de un resfrío son nariz mocosa, estornudos, dolor de garganta, tos seca, dolor de cabeza y dolores generales o malestar en el cuerpo. Hay un comienzo gradual del resfrío de uno o dos días. En la medida que el catarro progresa, la mucosidad nasal puede hacerse más gruesa. Esta es la etapa justo antes que el resfriado desaparece. Un resfrío usualmente dura unas dos semanas en los niños y una semana en los adultos.

Los resfríos ocurren a lo largo del año, pero son más corrientes durante el final del invierno y al principio

Continuación

de la primavera. En promedio, los niños tienen seis resfríos anuales y los adultos tienen menos de seis.

No va a prevenir un resfriado el usar un enjuague bucal y los antibióticos tampoco curarán el resfrío. De hecho, no hay una cura para el resfrío corriente. Si usted contrae uno, trate (cuide) los síntomas.

Algunas veces un resfriado puede dar lugar a complicaciones más serias. Después de un catarro se puede desarrollar una infección bacteriana (lea la página 84), como la bronquitis o la pulmonía (neumonía). Un buen tratamiento casero para resfríos puede ayudar a prevenir estas complicaciones.

Si parece que usted o su niño siempre están resfriados, o si los síntomas duran tres semanas o más, puede que tenga alergias. Lea la página 77.

Prevención

- Coma una dieta balanceada y obtenga suficiente descanso y ejercicio para mantener su resistencia.

- Lávese las manos con frecuencia, especialmente cuando está alrededor de personas acatarradas.

- Mantenga las manos alejadas de la nariz, los ojos y la boca.

- Humidifique la habitación o toda la casa, si es posible.

- Deje de fumar.

Tratamiento casero

El propósito de tratar un resfrío en casa es aliviar los síntomas y prevenir las complicaciones.

- Repose o descanse de más después del trabajo o la escuela. Tómese la rutina diaria con más calma. No es necesario quedarse en casa en cama, pero procure no exponer a otras personas a su resfriado.

- Beba suficientes líquidos. Le ayudará a aliviar la congestión un agua caliente, un té de hierbas o una sopa de pollo.

- Tome aspirina o acetaminófeno para bajar la fiebre y aliviar el malestar general. No dé o administre aspirinas a un niño. Lea sobre precauciones con la aspirina en la página 304.

- Humidifique la habitación y tome baños o duchas calientes para aliviar la congestión nasal.

- Fíjese si por la parte de atrás de su garganta cae un goteo nasal. Si aparecen vetas de mucosidad, haga gárgaras para prevenir un dolor de garganta.

- Use toallitas de papel desechables (como Kleenex), no pañuelos de tela, para reducir la diseminación del virus a otras personas.

- Si su nariz está roja y le arde de tanto frotarla con las toallitas desechables, ponga un poquito de ungüento de vaselina en el área adolorida.

- Evite remedios que combinan medicinas para tratar muchos síntomas diferentes. Trate por separado cada síntoma. Tome una medicina de tos para la tos, un descongestionante para la congestión. Lea tratamiento casero para la tos en la página 89.

- Evite medicinas antihistamínicas. Algunos estudios han demostrado que éstas no son efectivas para el tratamiento de resfríos.

• Use un descongestionante nasal en rociador solamente tres días o menos. El uso continuado de este tipo de descongestionante puede producir un efecto contrario al deseado, en que las membranas mucosas se hinchan aún más que antes de usar el rociador. Lea la receta para gotas nasales que puede hacer en casa, en la página 303.

Cuándo llamar a un profesional de la salud

• Si se desarrollan síntomas de una infección bacteriana. Lea la página 84.

• Si se desarrollan señales de infección de estreptococos en la garganta o angina. Lea la página 95.

Tipos de tos

Toser es la forma como el cuerpo expulsa de los pulmones material extraño o mucosidad. Las toses tienen unas características típicas que usted puede aprender a reconocer.

La **tos productiva** es la que produce flema o mucosidad, que sube con el movimiento convulsivo de la tos. Este tipo de tos generalmente no debe de suprimirse; al contrario, se necesita para desalojar la mucosidad de los pulmones.

La **tos que no es productiva,** es seca y sin flema. Una tos seca se puede desarrollar hacia al final de un catarro o después de estar expuesto a algún agente irritante, como el polvo o el humo.

Descripción y tratamiento para las toses

Tipos de tos	Causa posible
Tos fuerte, ruidosa, como el sonido de una foca	Lea Crup, pág. 153.
Tos seca en la mañana que se mejora en el transcurso del día	Aire seco; humo de cigarrillo. Beba más líquidos. Humidifique el ambiente de la habitación. Deje de fumar.
Tos seca, no productiva	Goteo nasal posterior; humo de cigarrillo. Beba más líquidos. Pruebe un descongestionante. Deje de fumar.
Tos productiva que sigue después de un resfrío o una gripe	Lea Sinusitis, pág. 93; Bronquitis, pág. 85; Pulmonía, pág. 92.
Tos seca, repentina, después de un episodio como de estar ahogándose, más frecuente en un bebé o un niño.	Objeto extraño en la garganta. Lea Atoramiento, pág. 213.

Continuación
Prevención

- No fume. Una tos seca ("tos de fumador") significa que sus pulmones están constantemente irritados.

- Beba de 8 a 10 vasos de agua diarios.

Tratamiento casero

- Beba suficiente agua. El agua ayuda a aflojar la flema y a suavizar una garganta irritada. La tos seca se alivia con miel en agua caliente, en té o en jugo de limón. (No le dé miel a los niños menores de un año de edad).

- Las pastillas de chupar para la tos pueden aliviar una garganta irritada, pero la mayoría no tiene efecto o cura el mecanismo de producir tos. Las pastillas de chupar costosas, con sabores medicinales, no son nada mejores que las económicas, con sabor a caramelo.

- Las toses que siguen a las enfermedades virales (virosis) pueden durar hasta 10 días después y con frecuencia, empeoran durante la noche. Para aliviar los ataques de tos, eleve su cabeza con más almohadas en la noche.

- Use un jarabe, de los que se compran sin receta médica, del tipo supresor de tos con dextrometorfán para calmar una tos seca y así poder dormir. Si tiene una tos productiva, no la suprima tanto que no pueda expulsar la mucosidad que produce. Lea sobre preparaciones para la tos en la página 302.

- Para las toses causadas por agentes irritantes inhalados (como humo, polvo, u otros contaminantes), evite estar expuesto a ellos o use una mascarilla.

Cuándo llamar a un profesional de la salud

- Si el esputo se vuelve grueso, verde o marrón, o si tose sangre.

- Si la tos está acompañada de silbido, respiración entrecortada, dificultad para respirar, o si tiene el pecho apretado (oprimido). Lea sobre pulmonía (neumonía) en la página 92.

Encefalitis y meningitis

La encefalitis es una inflamación del cerebro que puede ocurrir después de una infección viral, como la viruela, la gripe, el sarampión, o las úlceras de herpes simple. Un tipo serio de encefalitis se propaga por mosquitos en la región este y sureste de los Estados Unidos.

La meningitis es una enfermedad viral o bacteriana que causa inflamación alrededor de los tejidos que rodean el cerebro y la médula espinal. Puede seguir a una infección como de oídos o de las membranas de los senos paranasales, o una enfermedad viral.

La encefalitis y la meningitis son enfermedades graves con síntomas similares. Ambas requieren atención médica *inmediata*. Llame a un profesional de la salud si, después de una infección viral o una picada de mosquito, se desarrollan los siguientes síntomas:

- Dolor de cabeza agudo con rigidez en el cuello, fiebre, náusea y vómito

- Sopor o somnolencia (modorra), letargo, confusión, o delirio

- Abultamiento en la cabeza o la fontanela de un bebé (cuando el bebé no está llorando)

- Si se desarrollan señales de infección bacteriana. Lea la página 84.

- Si la tos, especialmente si es tos productiva, dura más de 7 a 10 días sin mejorarse.

Gripe (influenza)

La gripe, también conocida como el "flu o influenza", es una enfermedad viral que ocurre con más frecuencia durante el invierno. Usualmente, la gripe afecta a muchas personas a la vez (epidemia).

La gripe tiene síntomas similares al resfrío o catarro, pero por lo general éstos son más agudos y se originan repentinamente.

Se piensa con frecuencia que la gripe es una enfermedad respiratoria, pero ésta puede afectar todo el cuerpo. Los síntomas incluyen debilidad, fatiga, dolores musculares, dolores de cabeza, fiebre (de 101° a 102°), escalofríos, estornudos y mucosidad en la nariz. Los síntomas pueden durar de cinco a siete días. La mayoría de los otros virus, como el resfrío, tiene síntomas menos severos que no duran tanto tiempo.

A pesar de que una persona con la gripe se siente muy enferma, raramente sufrirá complicaciones más serias. La enfermedad es usualmente peligrosa nada más para los bebés, las personas mayores y los enfermos crónicos.

Los síntomas como los de la gripe también los puede causar la enfermedad de Lyme, la cual se disemina por la garrapata del venado. Lea mordidas de garrapata en la página 137.

Prevención

- Obtenga una inyección antigripal (antiinfluenza) cada otoño si usted es mayor de 65 años, si tiene una enfermedad crónica como el asma, una enfermedad cardíaca, o la diabetes. Los trabajadores de la salud que están expuestos a personas mayores, o personas con enfermedades crónicas, también deben de obtener una inyección antigripal. Así, no habrá el riesgo de transmitir el virus a una persona que puede estar en riesgo de tener complicaciones.

- Mantenga alta resistencia a las infecciones mediante una dieta balanceada, suficiente descanso y ejercicio regular.

- Evite estar expuesto al virus. Lávese con frecuencia las manos y manténgalas alejadas de la nariz, los ojos y la boca.

Tratamiento casero

- Obtenga suficiente reposo en cama.

- Beba líquidos adicionales, al menos un vaso de agua o jugo, cada hora que esté despierto.

- Tome acetaminófeno o aspirina para aliviar el dolor de cabeza y los dolores musculares o malestar. (No le dé aspirina a los niños).

Cuándo llamar a un profesional de la salud

- Si se desarrollan señales de infección bacteriana. Lea la página 84.

- Si la persona parece que se mejora y luego se empeora de nuevo.

- Si, después de cuatro días a tres semanas de una posible mordida de garrapata, hay síntomas como de gripe, o la aparición de un salpullido rojo.

Laringitis

La laringitis es una infección o irritación de la cavidad vocal (laringe). La causa más corriente de la laringitis es una infección viral o un resfrío. También la puede causar una alergia, hablar en exceso, cantar, gritar o respirar el humo del cigarrillo. Los síntomas incluyen ronquera o pérdida de la voz, necesidad imperiosa de aclarar la garganta, fiebre, cansancio, dolor de garganta y tos. Tomar bebidas alcohólicas en exceso o fumar pueden producir laringitis crónica.

Prevención
• Si tiene un resfrío, gripe, u otra infección respiratoria, tómese tiempo en tratarla para que la infección no se extienda a su cavidad vocal.

• Para prevenir la ronquera, deje de gritar tan pronto sienta el más leve dolor. Déle un descanso a sus cuerdas vocales.

Tratamiento casero
• La laringitis usualmente sanará en 5 a 10 días. Los remedios hacen poco para acelerar la recuperación.

• Si la ronquera es producto de un resfrío, cuídese el resfrío (lea la página 87). Después de un resfrío, le puede quedar algo de ronquera hasta una semana más tarde.

• Descanse la voz. No grite y hable lo menos posible.

• Deje de fumar y evite el humo de otros fumadores.

• Humidifique el aire con un humidificador de ambiente, o tome una ducha o baño caliente.

• Beba suficientes líquidos.

• Para suavizar o aliviar la garganta, haga gárgaras con agua caliente y sal (una cucharadita en ocho onzas de agua), o tome miel en agua caliente, en jugo de limón o en té suave (aguado).

Cuándo llamar a un profesional de la salud
• Si se desarrollan señales de infección bacteriana. Lea la página 84.

• Si la ronquera dura por un mes.

Pulmonía (neumonía)

La pulmonía, también conocida como neumonía, es una infección o inflamación de los conductos de aire más pequeños en los pulmones (alvéolos). Estos conductos se llenan con pus o mucosidad lo que impide al oxígeno llegar a la sangre. La pulmonía la puede causar una variedad de bacterias o virus.

La pulmonía (neumonía) puede ocurrir después de un catarro o acompañar un resfrío, gripe (influenza), o bronquitis. Los síntomas pueden incluir:

• Fiebre y escalofríos

• Dolor en el pecho, especialmente cuando se tose o se inhala profundamente

• Respiración forzada, rápida, o ligera

• Tos que produce esputo de un verde amarillento o marrón rojizo, especialmente si el esputo pasa de incoloro a tener algún color

- Apariencia sudorosa y muy sonrojada

- Pérdida del apetito o malestar en el estómago

- Fatiga generalizada, peor que la que se puede esperar de un catarro

Prevención

- Mantenga alta su resistencia a las infecciones con una dieta balanceada, suficiente descanso y ejercicio regular.

- Cuídese las enfermedades leves (como un resfrío o un dolor de garganta). No trate de "ignorarlas" (o hacerse el valiente). Lea Tratamiento casero para resfríos en la página 88 y para la gripe en la página 91.

- Evite fumar y otros agentes irritantes.

Tratamiento casero

Llame a un profesional de la salud si piensa que tiene pulmonía. Después que la pulmonía (neumonía) se diagnostique, siga el tratamiento casero que está a continuación.

- Beba por lo menos de 8 a 10 vasos de agua al día. Los líquidos adicionales se necesitan para mantener la mucosidad delgada o aguada.

- Obtenga suficiente descanso. No trate de acelerar la recuperación.

Cuándo llamar a un profesional de la salud

- Si piensa que tiene pulmonía (neumonía).

- Si, durante una enfermedad respiratoria, hay respiración forzosa o rápida.

- Si se desarrollan señales de infección bacteriana después de una enfermedad viral. Lea la página 84.

Sinusitis

La sinusitis es una inflamación o infección de los senos paranasales. Los senos paranasales son cavidades dentro de la cabeza, recubiertas por membranas mucosas. Estas cavidades usualmente escurren o pasan fluidos con facilidad, a menos que haya una inflamación o infección. La sinusitis puede seguir a un resfrío de la cabeza y con frecuencia, se asocia con la fiebre (alergia) al heno o el asma. Puede desarrollarse en niños mayores de dos años, pero es más común en adultos.

El síntoma principal de la sinusitis es dolor en los pómulos y los dientes superiores, en la frente sobre las cejas, o alrededor y detrás de los ojos. También puede haber dolor de cabeza, fiebre (si los senos paranasales están infectados), mucosidad que se cuela por detrás de la garganta (goteo nasal posterior) y dolor de garganta. Los dolores de cabeza

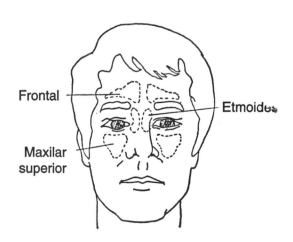

Frontal

Etmoides

Maxilar superior

Cavidades paranasales

Continuación

debido a la sinusitis pueden ocurrir al usted levantarse en la mañana y pueden empeorar en la tarde, o al inclinarse usted hacia adelante.

Si hay una infección bacteriana, se pueden necesitar los antibióticos. Si no se cuida o si se trata inapropiadamente, la sinusitis puede volverse un problema crónico.

Prevención

• Cuide o trate rápidamente los resfríos o catarros. Suénese suavemente la nariz, con la boca abierta para evitar que la mucosidad o flema entre a los senos paranasales.

• Beba líquidos adicionales suficientes cuando tenga un resfrío para ayudar a mantener la mucosidad aguada y ligera.

• Deje de fumar. Las personas que fuman son más propensas a tener sinusitis

Tratamiento casero

El objetivo del tratamiento casero es el que los senos paranasales escurran normalmente fluidos otra vez.

• Acuéstese boca arriba y aplique en su frente y mejillas compresas calientes y frías alternándolas por un minuto cada una, al momento de sentir el dolor en los senos paranasales. Haga esto por 10 minutos. Si es necesario, repita cuatro veces al día, aplicando el último tratamiento antes de irse a la cama. Esto parece que estimula el flujo de la mucosidad.

• Beba líquidos adicionales para mantener la mucosidad aguada. Beba un vaso de agua o de jugo cada hora que esté despierto.

• Respire aire húmedo de un humidificador de ambiente, baño caliente, o un lavamanos lleno de agua caliente.

• Aumente la humedad ambiental de la casa, sobre todo la de las habitaciones.

• Coma comidas condimentadas o sazonadas con ingredientes como pimienta, ají y chiles que aflojan la nariz (por ejemplo, chili picante o algunos platillos mexicanos).

• Tome un descongestionante oral o use un rociador nasal para descongestionar (lea la página 302). No use, por más de tres días, un rociador nasal para descongestionar. Evite las medicinas que contengan antihistamínicos.

• Tome aspirina, acetaminófeno o ibuprofén para el dolor de cabeza.

• Observe la parte de atrás de la garganta por si hay goteo nasal posterior. Si aparecen vetas de mucosidad, haga gárgaras con agua caliente para prevenir dolor de garganta.

Cuándo llamar a un profesional de la salud

• Si los síntomas de un resfriado duran más de 10 días o se empeoran con el tiempo.

• Si hay un dolor de cabeza agudo, diferente de un dolor de cabeza "normal", que no se alivia con acetaminófeno, aspirina o ibuprofén.

• Si hay un aumento en la hinchazón de la cara, o visión borrosa o cambios en la visión.

• Si se desarrollan señales de infección bacteriana. Lea la página 84.

- Si el dolor facial persiste, especialmente en un área de los senos paranasales, o a lo largo del borde entre la nariz y los párpados inferiores, después de dos a cuatro días de tratamiento casero. (Algo de congestionamiento nasal y algo de presión facial son síntomas comunes con un resfrío y con frecuencia responden a tratamiento casero).

- Si los síntomas de la sinusitis persisten después de haber tomado toda una prescripción o receta de antibióticos.

Dolor de garganta e infección de estreptococos en la garganta

La mayoría de los dolores de garganta son causados por virus y algunas veces, el dolor de garganta acompaña un catarro. Con frecuencia, un dolor leve de garganta se debe a poca humedad, fumar, aire contaminado, o quizás por esfuerzo al gritar. Las personas que sufren de alergias o de nariz congestionada pueden respirar por la boca mientras duermen, lo que causa un dolor leve de garganta.

La infección estreptocócica de la garganta es un dolor de garganta causado por la bacteria estreptococo. Es más corriente en niños de 4 a 11 años de edad y es menos común en niños mayores y adultos. Usualmente no ocurre con otros síntomas de gripe (como estornudos, nariz que moquea, o tos). Solamente un cultivo de la garganta o una prueba rápida de bacterias puede confirmar una infección de garganta. Los síntomas de infección de garganta incluyen:

- Dolor agudo de garganta

- Dolor o dificultad para tragar

- Garganta (faringe) roja brillante

- Amígdalas (o anginas) hinchadas

- Cubierta blancuzca o amarillenta en la garganta y las amígdalas (o anginas)

- Fiebre de 101° ó más (la fiebre puede ser más baja en los adultos)

- Los ganglios linfáticos del cuello hinchados

En los niños, otros síntomas pueden incluir dolor generalizado o malestar en el cuerpo, dolor de cabeza, dolor de estómago, náusea, vómito, nariz mocosa, o falta de interés. La infección estreptocócica de garganta se trata con antibióticos.

Otra causa de dolor de garganta persistente es la mononucleosis (mono o "la enfermedad del beso"), que es una infección viral. Es más común en los adolescentes y los adultos jóvenes. Además de un dolor severo de garganta, los síntomas de la mononucleosis con frecuencia incluyen debilidad, dolores o malestares generales, mareos, ganglios linfáticos en el cuello hinchados y un bazo agrandado. La mononucleosis se diagnostica con una prueba de sangre para el virus Epstein-Barr.

La mononucleosis puede durar muchas semanas y usualmente no es grave. Los síntomas pueden ser recurrentes por muchos meses y es normal que los ganglios permanezcan agrandados hasta un mes más tarde. No hay un tratamiento específico a excepción de descansar, beber suficientes líquidos y tomar aspirina o acetaminófeno para los dolores del cuerpo.

Continuación
Prevención

- Humidifique la casa, especialmente la habitación.

- Identifique y evite agentes irritantes que causan dolor de garganta (humo, vapores o gases, gritar, etc.). No fume.

- Evite contacto con personas que tienen infección estreptocócica de la garganta.

- No comparta sus utensilios de comer o beber (platos, vasos y cubiertos) si tiene mononucleosis y evite besar para no propagar el virus.

Tratamiento casero

Por lo general, un tratamiento casero es todo lo que se necesita para tratar un dolor de garganta viral. Si usted está tomando antibióticos para la infección estreptocócica de la garganta, estos consejos le ayudarán a sentirse mejor.

- Haga gárgaras con agua caliente y sal (una cucharadita en ocho onzas de agua). La sal reduce la hinchazón y la molestia.

- Haga gárgaras con frecuencia si tiene goteo nasal posterior, para evitar más irritación de garganta.

- Beba más líquidos (al menos dos litros al día) para aliviar el dolor de garganta. La miel y el limón o el té suave (aguado) también pueden ayudar.

- Deje de fumar y evite el humo de otros fumadores.

- El acetaminófeno para niños y la aspirina para adultos pueden aliviar el dolor y bajar la fiebre.

- Algunas pastillas para la garganta, que se compran sin receta médica, tienen un anestésico local para amortiguar o amortecer el dolor. Las pastillas con clorhidrato de dicloramina (como Sucrets de máxima potencia) y benzocaína (como Spec-T y Tyrobenz) son seguras y efectivas. También pueden ayudar las pastillas regulares para la tos o los caramelos duros.

Cuándo llamar a un profesional de la salud

- Si se desarrollan los siguientes síntomas:

  o Babeo excesivo en niños pequeños (más de la cantidad normal)

  o Dificultad para tragar

  o Respiración forzosa o dificultad para respirar

- Si se desarrolla un dolor de garganta después de estar expuesto a una infección estreptocócica de la garganta.

- Si un dolor agudo de garganta y otros síntomas de infección estreptocócica de la garganta, duran más de uno o dos días, a pesar del tratamiento casero o si un dolor leve de garganta le dura más de dos semanas.

- Fiebre escarlatina es una erupción que puede ocurrir cuando hay una infección estreptocócica de la garganta. La fiebre escarlatina se trata con antibióticos. Llame a un doctor si con dolor de garganta le sale una erupción o si la lengua adquiere la apariencia como de una frambuesa.

- Si no puede establecer una relación entre la causa del dolor de garganta y un resfrío, alergia, fumar, uso excesivo de la voz, u otro agente irritante.

Ganglios hinchados

Los ganglios linfáticos son glándulas pequeñas en el cuerpo. Los ganglios más notables o perceptibles son los del cuello. Los ganglios se hinchan en la medida que el cuerpo lucha contra infecciones menores como resfríos, mordidas de insectos, o cortadas pequeñas. Las infecciones más serias pueden causar que los ganglios se hinchen mucho y que también se vuelvan duros y sensibles.

La hinchazón de los ganglios en cualquiera de los lados del cuello es corriente con un resfrío o un dolor de garganta. Los ganglios linfáticos en el área de la ingle pueden hincharse si hay una cortada o herida en la pierna o el pie, o si hay una infección vaginal u otra infección pélvica.

Una vez que los ganglios se endurecen, éstos pueden permanecer así bastante tiempo después que la infección inicial ha desaparecido. Esto es especialmente cierto en los niños, cuyos ganglios pueden volverse más pequeños, pero se mantienen duros y visibles por varias semanas.

Tratamiento casero

- No hay un tratamiento casero específico para los ganglios hinchados. Continúe tratando el resfrío u otra infección que esté causando tal hinchazón.

- Los ganglios pequeños endurecidos, que siguen al resfrío o una infección leve en los niños y que no son sensibles, pueden observarse sin ayuda profesional. En su próxima consulta regular, particípele al doctor sobre los ganglios hinchados.

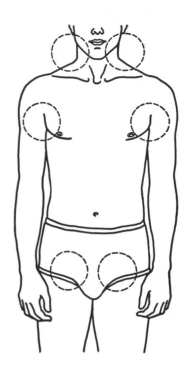

Ganglios linfáticos

Cuándo llamar a un profesional de la salud

- Si los ganglios están grandes, duros, rojos y muy sensibles.

- Si los ganglios agrandados, en una cortada o herida, están asociados con otras señales de infección:

  o Fiebre de 100° ó más, sin ninguna otra causa

  o Hinchazón o sensibilidad

  o Supuración o excreción de una cortada

  o Vetas rojas extendiéndose desde el área

- Si los ganglios agrandados continúan o pareciera que siguen creciendo, o si aparecen sin causa y esto dura dos semanas o más.

Amigdalitis

Las amígdalas (o anginas) y las adenoides son tejidos linfáticos en la garganta. Las amígdalas pueden verse a ambos lados de la garganta, en la parte de atrás de la boca. Las adenoides están más arriba en la garganta y usualmente no se pueden ver. Estas ayudan en la producción de anticuerpos para combatir infecciones.

La inflamación de las amígdalas o anginas (amigdalitis) y las adenoides (adenoiditis) es corriente en los niños y pueden ocurrir separadamente o al mismo tiempo. Los síntomas de la amigdalitis o la adenoiditis son dolor de garganta, fiebre y cansancio. Puede ser doloroso tragar y las amígdalas con frecuencia están enrojecidas, con puntos de pus e hinchadas. Los ganglios linfáticos en el cuello también se pueden hinchar. La adenoiditis también puede causar dolor de cabeza y vómito.

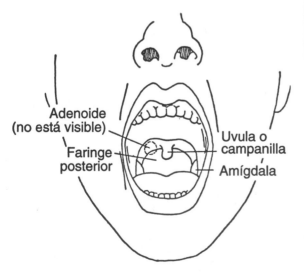

Adenoide
(no está visible)

Faringe
posterior

Uvula o
campanilla

Amígdala

Ubicación de las amígdalas

Amigdalectomía (tonsilectomía) y adenoidectomía

En el pasado, era corriente extraerle a los niños las amígdalas (o anginas) y las adenoides. Hoy en día, por los riesgos, los costos y los beneficios limitados de estas prácticas, la amigdalectomía y la adenoidectomía se realizan únicamente cuando es necesario. Estas operaciones se deben realizar tan sólo cuando los beneficios son mayores que el riesgo, los inconvenientes del procedimiento y el dolor.

La **amigdalectomía** se recomienda si se da al menos uno de los siguientes criterios:

- Si ha habido *al menos* cinco infecciones estreptocócicas severas de la garganta en el pasado año, a pesar del tratamiento médico con al menos dos antibióticos diferentes.

- Si las amígdalas agrandadas causan gran dificultad para respirar o problemas para dormir.

- Si hay focos severos de infección en las amígdalas, que no han respondido al tratamiento médico.

La **adenoidectomía** se puede recomendar si se da al menos uno de los siguientes criterios:

- Si las adenoides agrandadas están obstruyendo el conducto de aire, causando dificultad para respirar y problemas para dormir.

- Si se piensa que las adenoides son la causa de infecciones de oídos persistentes, a pesar de tratamientos con antibióticos.

Si se recomienda cirugía sin la existencia de uno de estos criterios, se aconseja buscar una segunda opinión. Lea la página 10.

Si las adenoides están crónicamente inflamadas, el niño puede respirar por la boca, puede roncar y hablar "por la nariz" o tener una voz apagada (sin resonancia). Las adenoides inflamadas pueden bloquear las trompas de Eustaquio y contribuir a infecciones de oídos. Lea la página 104.

La amigdalitis y la adenoiditis usualmente las pueden causar un virus como también una infección estreptocócica de la garganta. Lea sobre señales de infección estreptocócica de la garganta en la página 95, la cual necesita tratamiento con antibióticos.

Las extirpaciones quirúrgicas de las amígdalas (amigdalectomía) y de las adenoides (adenoidectomía) solían ser unas operaciones corrientes para los niños que tenían frecuentes dolores de garganta. Ahora se piensa que estos tejidos linfáticos pueden ser útiles en la filtración de infecciones y no deben extirparse, a menos que sea necesario. Estas operaciones no son libres de riesgos y deben realizarse únicamente por razones válidas y después de discutirlo a fondo con su doctor. Lea la página 10.

Tratamiento casero
- La amigdalitis usualmente puede tratarse como cualquier dolor de garganta. Lea la página 96.

Cuándo llamar a un profesional de la salud
- Si están presentes señales de infección estreptocócica de la garganta:
  - Dolor agudo o severo de garganta
  - Dolor o dificultad para tragar
  - Garganta muy roja o roja brillante
  - Cubierta blancuzca o amarillenta en la garganta y las amígdalas

- Fiebre de 101° ó más (puede ser más baja en los adultos)
- Ganglios linfáticos en el cuello hinchados

- Si se desarrolla un dolor de garganta o amigdalitis después de estar expuesto al estreptococo.
- Si hay episodios repetidos de amigdalitis, especialmente más de cuatro o cinco por año.
- Si el niño respira constantemente por la boca, ronca o habla "por la nariz" o tiene una voz apagada.

El parche de nicotina

El parche de nicotina es un parche adhesivo que va soltando nicotina en la sangre, a través de la piel. El parche, usado conjuntamente con un programa para dejar de fumar, ayuda a los fumadores a apartarse gradualmente de o cesar la adicción a la nicotina supliéndoles cantidades cada vez más reducidas de ésta.

Primero, trate de dejar de fumar sin el parche. Muchas personas lo logran.

El parche es de máxima utilidad para las personas que han tenido síntomas serios o graves durante el período de la privación de la nicotina, cuando trataban de dejar de fumar (dolores de cabeza, ansiedad, depresión, dificultad para concentrarse, insomio).

El uso sólo del parche no siempre tiene éxito. No obstante, sus probabilidades de éxito aumentan considerablemente cuando se combina el método del parche con un buen programa para dejar de fumar.

Cómo dejar de fumar

Antes de dejar de fumar

- **Establezca una fecha para dejar el cigarrillo.**

- Escriba una lista de razones para dejarlo: por usted mismo y la salud de su familia, para ahorrar dinero, para prevenir arrugas (envejecimiento) o lo que sea.

- Encuentre la razón por la cual fuma. ¿Fuma para relajarse? ¿Fuma para animarse? ¿Para ahogar enojo u otros sentimientos negativos? ¿Le gusta todo el ritual del fumar?

- Planifique alternativas sanas a fumar.

  o ¿Cómo va a tratar con el estrés o el enojo?

  o ¿Cómo va a mantener las manos o la boca ocupadas?

  o ¿Qué otros rituales puede sustituir?

- Planifique una actividad para cuando la ansia de fumar sea más fuerte. Estas ansias no duran mucho: camine, lávese los dientes, cómase una pastilla de menta o mastique una goma de mascar.

- Seleccione un programa confiable para dejar de fumar. Los programas buenos tienen al menos un 20 por ciento de tasa de éxito después de un año; los programas excelentes, un 50 por ciento. Los números grandes o altos pueden ser demasiado buenos para ser verdad (y pueden engañar).

- Planifique o piense en una recompensa sana por dejar de fumar. Tome el dinero ahorrado por no comprar cigarrillos y gástelo comprándose algo para sí mismo.

Después que deje de fumar

- Sepa a qué atenerse. Lo peor lo pasará en unos pocos días, pero los síntomas físicos de desintoxicación pueden durar de una a tres semanas. Después de eso, es todo un efecto psicológico. Lea el Capítulo 16 sobre consejos para relajarse.

- Elimine todos los recordatorios u objetos de fumar de su alrededor. Haga cosas que sean incompatibles con fumar, como montar bicicleta o asistir al cine.

- Busque ayuda y apoyo. Pídale a un exfumador que le ayude.

- Piense en sí mismo como un exfumador. Sea positivo.

- Por las primeras semanas, evite situaciones y ambientes que asocie con fumar.

- Beba suficiente agua para ayudar a limpiar la nicotina de su sistema. Tome bebidas alcohólicas lo menos posible, si alguna.

- Mantenga bocadillos o refrigerios de bajas calorías a mano para cuando le dé ansias de picar. Su apetito puede aumentar, pero la mayoría de las personas cuando deja de fumar aumenta menos de 10 libras. Una dieta saludable, baja en grasas y ejercicio regular le ayudarán a resistir la necesidad de fumar y a evitar ganar peso.

- Esté preparado para tropiezos o lapsos en su intento. Si falla y fuma, perdónese a sí mismo y aprenda de la experiencia. Usted no fallará mientras que lo intente de nuevo.

- **¡Buena suerte!**

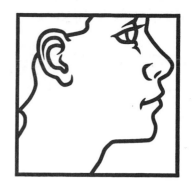

Capítulo 7

Problemas de los ojos y los oídos

Los ojos y los oídos pueden causarle problemas, desde un dolor de oídos a cerumen y de ojos secos a ojos rojos. La mayoría de estos problemas desaparecerán con paciencia y tratamiento casero. Este capítulo le ayudará a saber qué puede hacer en casa y cuándo obtener ayuda profesional.

Conjuntivitis

La conjuntivitis u ojo rojo es una inflamación de la membrana delicada (conjuntiva) que recubre el interior del párpado y la superficie del ojo. La conjuntivitis la puede causar bacterias, virus, alergias, polución o contaminación, u otros agentes irritantes.

Los síntomas de la conjuntivitis son enrojecimiento de la parte blanca del ojo, párpados rojos e hinchados, gran cantidad de lágrimas, una sensación de arenilla en los ojos y una sensibilidad a la luz. También puede haber una secreción (lagaña) que causa que los párpados se peguen mientras duerme.

Prevención

- Lávese las manos con sumo cuidado (concienzudamente) después de tratar a una persona con el ojo rojo.

- Evite frotarse los ojos ya que esta condición se puede transmitir de un ojo al otro.

- No comparta toallas, pañuelos o toallitas de enjabonarse con una persona infectada.

- Si un producto químico u objeto le entra en el ojo, láveselo inmediatamente con agua. Lea las páginas 212 y 227.

Tratamiento casero

La mayoría de los casos de conjuntivitis desaparecerá por sí misma, de cinco a siete días. Un buen tratamiento casero le brindará alivio y le ayudará a sanar más rápido.

- Aplique, varias veces al día, compresas frías o tibias para aliviar la molestia.

- Limpie suavemente el ojo con un algodón humedecido o con una

Problemas de los ojos y los oídos

Síntoma del ojo	Causa posible
Ojos rojos, que pican, llorosos	Lea Alergias, pág. 77. Piense sobre alergia a productos del cuidado de los ojos, maquillaje, humo. Irritación por los lentes de contacto. Sáquese los lentes de contacto. Lea la pág. 103.
Secreción (lagañas) excesiva del ojo; párpados rojos e hinchados; sensación arenosa	Lea Conjuntivitis, pág. 101. Posible irritación por los lentes de contacto. Lea la pág. 103.
Granito o hinchazón en el párpado	Lea Orzuelos, pág. 108.
Dolor en el ojo	Lea Ojo lesionado por productos químicos, pág. 212; Migrañas, pág. 114; Dolores de cabeza agrupados, pág. 115; Objetos en el ojo, pág. 227; considere irritación por los lentes de contacto, pág. 103.
Dolor agudo repentino en el ojo, visión borrosa, globo ocular enrojecido	Posible iritis. ¡Visite al doctor ahora mismo!
Mancha roja en la parte blanca del ojo	Lea Sangre en el ojo, pág. 228.
Golpe al ojo	Lea Moretones (ojo negro), pág. 209.
Ojos secos y arenosos	Lea Ojos secos, pág. 104.

Síntoma del oído	Causa posible
Dolor en el oído; tirones de oreja por bebés y niños pequeños, en especial acompañado de llanto inconsolable	Lea Infecciones de oídos, pág. 104.
Dolor mientras mastica; dolor de cabeza	Lea Síndrome de la articulación temporomandibular, pág. 244
Dolor cuando se mueve la oreja; picazón o sensación quemante (ardor) en el oído	Lea Oído de nadador, pág. 108.
Supuración del oído	Lea Oído de nadador, pág. 108; ruptura del tímpano, pág. 104.
Sensación de tener el oído tapado; con nariz congestionada, tos y fiebre	Lea Resfríos, pág. 87; Infecciones de oídos, pág. 104.
Sensación de tener algo en el oído; como si algo en el oído está rebotando	Lea Objetos en el oído, pág. 227.
Pérdida de audición; falta de atención	Lea Cerumen, pág. 107; otitis media cerosa, pág. 105.
Silbido o zumbido en los oídos	Lea Tintineo o tinnitus, pág. 107.

Continuación

toallita de baño limpia y agua para quitar las secreciones formadas (lagañas).

- No use lentes de contacto o maquillaje de ojos hasta que la infección desaparezca.

- Si un profesional de la vista le receta gotas de ojos, colóquelas como se le indica a continuación:

  o Para los niños mayores y los adultos, hale hacia abajo el párpado inferior con dos dedos para crear una pequeña bolsa. Ponga las gotas allí. Cierre el ojo para permitir que se extiendan las gotas.

  o Para los niños menores, pídale al niño que se acueste boca arriba con los ojos cerrados. Coloque una gota en la comisura interna del ojo. Cuando el niño abra el ojo, la gota se extenderá por sí sola.

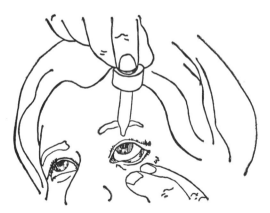

Cómo colocar gotas de ojos

Lentes de contacto o lentillas

Si usa lentillas, estos consejos le ayudarán a evitar problemas:

- Siga las instrucciones de limpieza para sus lentillas. Mantenga sus lentes de contacto y cualquier cosa que esté relacionado con ellos muy limpios (manos, recipiente para guardarlos, frascos de soluciones, productos de maquillaje). Lávese las manos antes de ponerse o quitarse los lentes de contacto.

- Use una solución salina comercial. La solución casera se contamina fácilmente con bacteria. (Las soluciones salinas genéricas son tan buenas como las de marca).

- Colóquese los lentes de contacto *antes* de aplicar el maquillaje de ojos. Reemplace los productos de maquillaje de ojos cada tres a seis meses para reducir el riesgo de contaminación. No aplique maquillaje en el borde interno del párpado.

- Los lentes de contacto de uso prolongado son más propensos a causar infecciones de los ojos cuando se usan por largos períodos de tiempo. Si decide usarlos, siga el horario de uso y limpieza que su doctor le recomienda.

- Los síntomas de un posible problema con sus lentillas incluyen enrojecimiento poco usual, dolor o ardor en el ojo, secreción (lagaña), visión borrosa, o sensibilidad extrema a la luz. Quítese los lentes y desinféctelos. Si los síntomas continúan después de quitarse y limpiar sus lentes, por más de dos a tres horas, llame a su profesional del cuidado de los ojos.

- Visite a su profesional del cuidado de los ojos una vez al año para examinar la condición de sus lentes de contacto y la salud de sus ojos.

Continuación

- ○ Asegúrese que el gotero esté limpio y que no toque ninguna superficie. Las gotas de los ojos se eliminan por el lagrimeo normal, por lo que es necesario reponerlas a menudo.

- Poner ungüento antibiótico en el ojo puede ser un poco difícil, especialmente con niños. Una forma es colocándolo en las pestañas para que el ungüento se derrita y entre en el ojo.

Cuándo llamar a un profesional de la salud

- Si hay dolor en el ojo (en vez de irritación), visión borrosa, o pérdida de la visión que no desaparece con pestañeo.

- Si el ojo está dolorosamente sensible a la luz.

- Si el ojo está rojo y hay una secreción gruesa, verdosa-amarillenta que no mejora de dos a tres días.

- Si hay una diferencia anormal en el tamaño de una y otra pupila.

- Si el problema continúa por más de siete días.

Ojos secos

Los ojos que no tienen suficiente humedad en ellos (lágrimas) pueden sentirse secos, calientes o arenosos. Los ojos secos se pueden deber a bajo grado de humedad, humo, ciertas medicinas (como los antihistamínicos), los descongestionantes y las pastillas anticonceptivas. También los ojos secos pueden deberse al proceso natural de envejecimiento.

Tratamiento casero

- Trate una solución lagrimal artificial que se compra sin receta médica, como Akwa-Tears, Duratears o Hypotears. Estas son diferentes a las gotas como Visine que reducen el enrojecimiento en vez de la sequedad del ojo. Si se usan con mucha frecuencia, las gotas para reducir el enrojecimiento pueden producir un efecto de saturación (esto es, el ojo no responde al tratamiento porque ya está acostumbrado a las gotas).

Cuándo llamar a un profesional de la salud

- Si la sequedad en los ojos persiste y las lágrimas artificiales no ayudan.

Orzuelos

Un orzuelo es una infección del folículo de la pestaña. Un orzuelo aparece como una bolita o un abultamiento pequeño rojo, muy parecido a un barro o granito. Usualmente se nota en la superficie y se abre (rompe) a los pocos días. La mayoría de los orzuelos responde a tratamiento casero.

Prevención

- Los orzuelos se pasan fácilmente de un ojo a otro y se contagian entre los miembros de una familia. Si tiene un orzuelo, lávese las manos con frecuencia y evite tocarlo.

Tratamiento casero

- No se frote el ojo y no se apriete el orzuelo.

- Aplique compresas húmedas tibias por 10 minutos, tres veces al día, hasta que el orzuelo se rompa y drene.

Cuándo llamar a un profesional de la salud

- Si el orzuelo interfiere con la visión.

- Si no se mejora después de cuatro a cinco días de tratamiento casero.

- Si el orzuelo se revienta hacia adentro del ojo, en lugar de hacia el párpado.

- Si le aparecen muchos orzuelos al mismo tiempo, o si los orzuelos ocurren con frecuencia.

Infecciones de los oídos

Una infección del oído medio (otitis media) la causa bacterias y requiere de tratamiento con antibiótico. Por lo general, comienza cuando un resfrío o una gripe produce que la trompa de Eustaquio se hinche y se cierre. La trompa está localizada entre el oído y la garganta. Cuando la trompa se cierra, se filtran fluidos dentro del oído y comienza a crecer bacteria. A medida que el cuerpo combate la infección, la presión aumenta y causa el dolor. La presión puede producir la ruptura de la membrana timpánica (tímpano).

Una sola ruptura de tímpano no es grave, pero repetidas rupturas pueden causar la pérdida de la audición. El tratamiento con antibiótico alivia la presión y el dolor e impide el crecimiento de las bacterias.

Los niños pequeños sufren de un número mayor de infecciones de oídos porque sus trompas de Eustaquio se obstruyen más fácilmente. También, los niños contraen más resfríos o catarros.

Los síntomas de una infección bacteriana de oído incluyen dolor de oídos, mareos, un zumbido en los oídos, los oídos tapados, pérdida de audición, fiebre, dolor de cabeza y nariz que moquea. Observe si hay tirones de orejas como una señal de dolor en los niños que todavía no pueden hablar.

Una otitis media cerosa es una acumulación de fluidos en el oído (efusión), sin infección. Usualmente, los únicos síntomas son una pérdida temporal de la audición, o una sensación de tener el oído tapado o lleno. Estos síntomas, por lo general, no son una causa para alarmarse a menos que duren por más de 10 días.

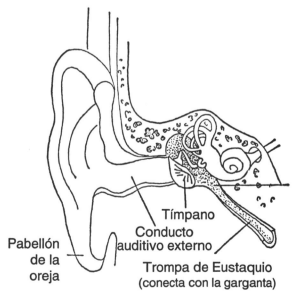

Pabellón de la oreja

Tímpano
Conducto auditivo externo
Trompa de Eustaquio (conecta con la garganta)

Oído

Continuación
Prevención

- Enseñe a sus niños a soplarse suavemente la nariz, con la boca abierta, para ayudar a mantener libres (sin obstrucción) las trompas de Eustaquio. Esto es una buena idea también para los adultos.

- Amamante o déle pecho a su bebé.

- Alimente a los bebés en una posición derecha para prevenir que la leche entre a las trompas de Eustaquio. No permita que los bebés se queden dormidos con el biberón (tetero o botella) en la boca.

- Evite exponer a los niños a humo de cigarrillo.

- Limite el contacto de su niño con otros niños que tengan un resfriado o catarro.

Tratamiento casero

- Aplicar calor en el oído alivia el dolor. Use una toallita de baño tibia o una almohadilla eléctrica, prendida en una temperatura baja. No deje nunca al niño solo con una almohadilla o cojincillo eléctrico.

- Descanse o repose. Permítale a su energía combatir la infección.

- Aumente el consumo de bebidas claras, como consomé o té.

- Aspirina o acetaminófeno ayudará a aliviar el dolor de oído. No le dé aspirina a un niño. Lea sobre las dosis de medicinas en la página 305.

- Descongestionantes nasales orales pueden ayudar a aliviar el dolor de oídos.

- Si le da mareos, lea la página 234.

Infecciones recurrentes de oídos

Algunos niños sufren repetidamente de infecciones de oídos, a pesar de los tratamientos médicos. Si su niño tiene al menos tres infecciones de oídos en un período de seis meses, o tiene más de dos infecciones antes de los seis meses de edad, es recomendable darle antibióticos preventivos. Esta es una dosis baja de antibióticos, tomada a diario, durante la estación cuando el niño está especialmente susceptible a contraer las infecciones de oídos. Este tipo de tratamiento antibiótico es efectivo para reducir la frecuencia de infecciones de oídos. Los antibióticos no siempre previenen el fluido en el oído (efusión) o la infección.

Su doctor puede sugerirle insertar tubos auditivos (timpanostomía) a través del tímpano para escurrir o extraer el líquido si la infección persiste después de un mes, o el fluido permanece después de tres meses de tratamiento continuo (y el uso de al menos dos antibióticos diferentes), o si hay una pérdida significativa de audición. Los tubos permanecen en el tímpano de 6 a 12 meses y ayudan a prevenir infecciones de oídos.

El uso continuado y a largo plazo de antibióticos puede ser efectivo en la prevención de infección y en el drenaje de fluidos del oído. Si le recomiendan tubos auditivos sin tratarle con antibióticos primero, considere buscar una segunda opinión. Lea la página 10.

Cuándo llamar a un profesional de la salud

- En cualquier momento que piense que tiene una infección de oídos. Si el examen médico confirma una infección, los antibióticos deben comenzar a administrarse inmediatamente.

- Si un dolor agudo de cabeza dura más de una hora, o cualquier dolor de oídos dura más de 12 a 24 horas. Si durante la noche el dolor es agudo, llame por teléfono a la mañana siguiente aún si el dolor ha desaparecido. La infección puede estar todavía presente.

- Si un bebé se frota o se hala repetidamente una orejita y parece que tiene dolor.

- Si también hay dolor de cabeza, fiebre y cuello rígido. Esto puede ser una señal de meningitis.

- Si un examen casero otoscópico muestra un enrojecimiento en el oído de un niño pequeño, que no puede describir dolor de oído. Lea la página 144.

- Si sospecha que sea una ruptura de tímpano. Observe si sale una supuración blanca o amarilla del oído.

- Si no se mejora después de tres a cuatro días de tomar antibióticos.

- Si, después de que un resfrío o catarro ha desaparecido, persiste la sensación de oídos tapados o pérdida de audición (sin otros síntomas), por más de 10 días. Algunas infecciones suceden sin dolor.

Cera de los oídos (cerumen)

La cera de los oídos es una secreción protectora, similar a una mucosidad o a las lágrimas, que filtra polvo y mantiene al oído limpio. En estado normal, el cerumen es líquido, se escurre solo y no causa problemas. Ocasionalmente, la cera se acumulará, se endurecerá y causará alguna pérdida de audición. Empujar el cerumen con un palillo de oídos, los dedos, u otros objetos sólo ocasionará compactar aún más la cera contra el tímpano. Se necesita asistencia profesional para extraer la cera de oídos que está fuertemente compactada. Usted puede tratar la mayoría de los problemas de cerumen evitando usar palillos de oídos y siguiendo los consejos de tratamiento casero descritos a continuación.

Los niños tienen mucho cerumen. Pareciera que la producción de cera disminuye con el crecimiento. Usted debe preocuparse únicamente si el cerumen produce un silbido en el oído, o una sensación de tenerlos tapados, o si hay alguna pérdida de audición.

Tratamiento casero

- Recuéstese con un paño húmedo tibio bajo el oído afectado. Esto deberá suavizar la cera para que así ésta pueda escurrir.

- Agua tibia ayuda a suavizar la cera. Párese bajo una ducha tibia o caliente, con la cabeza un poco inclinada hacia la regadera, o limpie el cerumen con una jeringa de oídos y agua tibia. (Agua fría le puede marear). Use una fuerza muy leve. No haga esto si hay supuración del oído, o si sospecha que tiene una infección de oído, o que se le reventó el tímpano.

Continuación

- Si el paño tibio o la ducha caliente no funciona, use un suavizador de cera--que se compra sin receta médica--cada noche, de tres a cuatro días. No lo use si piensa que tiene una infección o una ruptura de tímpano.

Cuándo llamar a un profesional de la salud

- Si los procedimientos anteriores no funcionan y la acumulación de cera está dura, seca y compacta.

- Si sospecha que el cerumen le está produciendo un problema auditivo.

- Si el oído está adolorido o sangrando.

Oído de nadador

El oído de nadador (otitis externa) es una infección del conducto auditivo externo. A menudo se desarrolla después que el agua entra al oído, especialmente después de nadar. También puede causar la condición de oído de nadador arena u otra basurilla que puede entrar al conducto auditivo. Rascarse el oído, o una lesión por un palillo de oídos u otros objetos también puede irritar el conducto.

Los síntomas de oído de nadador incluyen dolor, picazón y una sensación de tener los oídos tapados. El conducto auditivo puede hincharse. Una infección bacteriana más severa puede causar un dolor mayor, una supuración del oído y posiblemente alguna pérdida de audición. A diferencia de una infección de oído medio (otitis media), el dolor de oído de nadador es peor al masticar

Tintineo o tinnitus

Casi todo el mundo ha experimentado un campanilleo ocasional en los oídos (silbido, murmureo, susurro o zumbido). El sonido usualmente dura sólo unos minutos. Si este sonido se vuelve persistente, puede tener tintineo o tinnitus.

El tintineo usualmente lo causa un daño a los nervios del oído interno por exposición prolongada a ruidos fuertes. Otras causas más curables incluyen: exceso de cerumen, infección de oído, problemas dentales y el uso de algunas medicinas, especialmente los antibióticos y grandes cantidades de aspirina. También puede producir tintineo (tinnitus) tomar en exceso bebidas alcohólicas.

Para proteger su audición, limite su exposición a ruidos fuertes como la música, las herramientas de motor, los disparos de armas de fuego y las máquinas industriales.

Consejos para aliviar el tintineo:

- Reduzca o elimine la cafeína, la nicotina y las bebidas alcohólicas.

- Trate de relajarse. El estrés pareciera que lo empeora.

- Limite el uso de la aspirina y las medicinas que contienen aspirina.

Llame a un profesional de la salud:

- Si el tintineo se vuelve persistente e interfiere con sus actividades diarias o el sueño.

- Si el zumbido o campaneo ocurre con mareos, pérdida del equilibrio, vértigo, náusea, o vómito.

y al presionar la parte delantera del oído o al mover (sacudir) el lóbulo de la oreja.

Prevención

- Mantenga los oídos secos. Después de nadar o ducharse, sacuda la cabeza para sacar el agua del conducto auditivo. Séquese suavemente los oídos con la punta de un pañuelo de papel o toalla, o use un secador de pelo en la temperatura más baja y manténgalo varias pulgadas alejado del oído.

- Coloque en el oído, después de nadar o ducharse, unas pocas gotas de alcohol de fricción o alcohol combinado con vinagre blanco. Mueva la parte exterior del oído u oreja para dejar entrar el líquido al conducto auditivo, luego incline la cabeza y déjelo salir o que escurra. También puede usar gotas que se compran sin receta médica para prevenir el oído de nadador. Dos marcas en el comercio son Star-Otic y Swim-Ear.

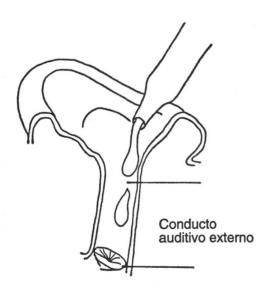

Conducto auditivo externo

Tímpano

Cómo colocar gotas de oído

- Evite limpiarse los oídos con palillos u otros objetos. Lea sobre consejos para extraer exceso de cerumen en la página 107. Limpie la suciedad o la arenilla que entra en el oído mientras nada por medio de una jeringa o pera de goma, o un suave chorro de agua tibia de la ducha directa al oído.

Tratamiento casero

- Asegúrese que no haya un objeto o insecto en el oído. Lea Objetos en el oído en la página 227.

- Enjuáguese o lávese suavemente el oído usando una jeringa o pera de goma con solución salina, o una mezcla de vinagre blanco y agua tibia en cantidades iguales.

- Evite que le entre agua en el oído hasta que la irritación desaparezca. Un algodón cubierto con ungüento de vaselina puede usarse como tapón de oído. No use tapones plásticos de oídos.

- Si el oído le pica, trate de usar gotas que se compran sin receta médica (lea arriba). Uselas antes y después de nadar o mojarse los oídos.

- Para colocar gotas de oídos, haga que la persona se acueste de lado con el oído hacia arriba. Primero, caliente un poco las gotas frotando el frasco entre las manos. Coloque las gotas en la pared del conducto auditivo en pequeñas cantidades para que así el aire pueda escapar y las gotas puedan entrar al oído. Le ayudará el mover (sacudir) ligeramente el pabellón de la oreja.

Continuación

- Puede serle más fácil colocarle gotas de oídos a un niño pequeño de la siguiente forma: ponga al niño boca abajo con la cabecita entre las rodillas suyas y las piernecitas del niño alrededor de su cintura.

- Aplique calor en el oído externo con una toalla caliente o una almohadilla eléctrica en la temperatura más baja, para aliviar la molestia o el dolor. No deje a un niño sólo con un cojincillo eléctrico. El acetaminófeno o la aspirina también puede ayudar. No le dé aspirina a los niños.

Cuándo llamar a un profesional de la salud

- Si el dolor de oído y la picazón persisten o empeoran a pesar de cinco días de tratamiento casero.

- Si el conducto auditivo está hinchado, enrojecido y muy sensible, o si hay una supuración del oído.

- Si el dolor de oído le ocurre después de un resfrío o una gripe.

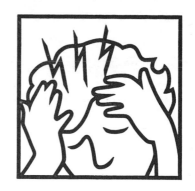

Capítulo 8

Dolores de cabeza

Los dolores de cabeza son una de las molestias o afecciones de salud más corrientes. Pueden ser causados por tensión, infección, alergia, lesión, hambre, cambios en el flujo sanguíneo de los vasos de la cabeza, o por exposición a productos químicos. **Lea información sobre lesiones o traumas en la cabeza en la página 221.**

Casi todos los dolores de cabeza que ocurren sin otros síntomas responderán a un tratamiento de autocuidado. La información en este capítulo le ayudará a tratar o cuidar en casa dolores de cabeza corrientes, así como también proveerá consejos sobre cómo ser capaz de prevenirlos.

La mayoría de los dolores de cabeza —sobre el 90 por ciento— los causa la tensión y éstos responden bien a las medidas de prevención y tratamiento casero. Lea la página 115.

Por lo general, usted puede descubrir la causa del dolor de cabeza y tratarlo en casa. El cuadro en la página siguiente le ayudará.

Dolores de cabeza que son una emergencia

Llame a su doctor ahora mismo si tiene:

- Un dolor agudo de cabeza que le empieza de repente, sin niguna razón o es muy *diferente* de sus dolores anteriores de cabeza.

- Un dolor agudo y punzante en la cabeza.

- Un dolor agudo de cabeza acompañado de un cuello rígido, fiebre, náusea y vómito.

- Un dolor de cabeza que aumenta cuando trata de tocarse el pecho con la barbilla con la boca cerrada.

- Un dolor de cabeza acompañado de debilidad de un lado del cuerpo, entumecimiento, problemas de lenguaje o de la visión, confusión, o pérdida de la coordinación.

- Un golpe en la cabeza que causa dolor agudo, dilatación de las pupilas, letargo, confusión, o vómito.

Causas posibles de dolores de cabeza

Si el dolor de cabeza ocurre:	Causas posibles
Al despertarse.	Lea Dolores de cabeza por tensión, pág. 115; Alergias, pág. 77; Sinusitis, pág. 93. También puede deberse a baja humedad.
En los músculos de la mandíbula o en ambas sienes.	Lea Síndrome temporomandibular, pág. 244; Dolores de cabeza por tensión, pág. 115.
Cada tarde o noche; después de muchas horas de trabajo de oficina (de estar sentado); con cuello y hombros rígidos.	Dolores de cabeza por tensión, pág. 115. Posible resultado de mucho esfuerzo visual; hágase examinar la vista.
En un lado de la cabeza.	Lea Migrañas, pág. 114; Dolores de cabeza agrupados, pág. 115.
Después de un golpe a la cabeza.	Lea Lesiones en la cabeza, pág. 221.
Después de estar expuesto a productos químicos (pintura, barniz, insecticida en rociador, humo de cigarrillo).	Dolor de cabeza por productos químicos. Tome aire fresco. Beba agua para limpiar el cuerpo de tóxicos.
Con fiebre, nariz mocosa, o dolor de garganta.	Lea Sinusitis, pág. 93; Gripe, pág. 91; Dolor de garganta, pág. 95.
Con fiebre, cuello rígido, náusea y vómito.	Lea Encefalitis y meningitis, pág. 90.
Con nariz mocosa, ojos llorosos y estornudos.	Lea Alergias, pág. 77.
Con fiebre y dolor en la mejilla, o encima de los ojos.	Lea Sinusitis, pág. 93.
En las mañanas, cuando toma menos cafeína que lo usual.	Dolor de cabeza por abstención de cafeína. Reduzca la cantidad lentamente.
Inmediatamente después de un evento que le produce tensión.	Lea Dolores de cabeza por tensión, pág. 115.
Al mismo tiempo que usted tiene el ciclo menstrual.	Lea Síndrome premenstrual, pág. 176.
Con medicina nueva.	Alergia a medicina. Llame al doctor.
Con dolor agudo de los ojos.	Glaucoma agudo. ¡Visite al doctor ahora mismo!

Continuación

Un dolor de cabeza poco usual, que es muy diferente de cualquier otro que haya tenido antes, es una causa para preocuparse (o una razón para alarmarse). Lea "Dolores de cabeza que son una emergencia" en la página 111. Sin embargo, si ha tenido antes dolores de cabeza similares y su doctor le ha recomendado un plan de tratamiento específico para éstos, probablemente no sea necesario el cuidado de emergencia.

Dolores de cabeza en niños

Los dolores de cabeza en los niños raramente indican un problema serio. Con más frecuencia, se dan en niños cuyos padres hablan de sus propios dolores de cabeza. Los niños tienden a imitar a sus padres, por lo que se recomienda mencionar esta condición lo menos posible en presencia de los niños.

La tensión emocional (estrés) es la causa más corriente de dolores de cabeza en los niños. A menudo, un padre o una madre puede descubrir la razón del estrés y puede ayudar a reducirlo. Muchas veces, nada más hablar sobre el problema puede ayudar a un niño. Algunos niños tratan de hacer mucho, o la familia o la escuela los presionan mucho. Inclusive, las actividades divertidas les pueden agobiar o pueden excederse y causar fatiga y dolores de cabeza. Estimule a su niño a hablar libremente sobre sus problemas y tensión en la escuela.

Los dolores de cabeza por tensión o estrés (lea la página 115) son corrientes en los adolescentes. Generalmente los causa estrés emocional relacionado con la escuela, los deportes, o las relaciones interpersonales.

El hambre también puede causar dolores de cabeza en los niños. Puede prevenirlos un desayuno diario y un refrigerio o una merienda nutritiva después de la escuela. Tener que esforzar la vista también puede causar dolores de cabeza. Los dolores de cabeza también son corrientes con las infecciones virales que causan fiebre, como el resfrío o catarro.

Tratamiento casero

- Hable con su niño. Intente descubrir la causa de su dolor de cabeza y trátela. Déjele saber a su niño que a usted le importa lo que le pasa. Los dolores de cabeza por tensión algunas veces son por necesidad de "atención".

- Juegue tranquila o silenciosamente con su niño, o lean libros juntos.

- Si el dolor de cabeza está aún presente, acueste al niño en una habitación oscura con un paño frío en la frente.

- La mayoría de los dolores de cabeza en los niños se alivian con un rato de silencio o tranquilidad y un poco más de atención. Generalmente no son necesarios los analgésicos. Si los tratamientos sin analgésicos no alivian el dolor, trate el acetaminófeno. Lea sobre las dosis apropiadas en la página 305. Evite crear la práctica o costumbre de dar una pastilla por cada dolor. No le dé aspirina a los niños.

Cuándo llamar a un profesional de la salud

- Si el dolor de cabeza es agudo y no se alivia con relajamiento o acetaminófeno.

Continuación

- Si un dolor agudo de cabeza se produce con señales de encefalitis o meningitis (lea la página 90), sobre todo si se produce después de una infección viral.

- Si los dolores de cabeza de un niño ocurren de dos a tres veces por semana o con más frecuencia, o si está dandole analgésicos para controlar los dolores más de una vez a la semana.

- Si no le puede descubrir una causa razonable o lógica al dolor de cabeza. Un niño puede compartir sus problemas con otra persona, además de su papá o su mamá.

- Si piensa que pueda ser esfuerzo en la vista (el niño encoge o arruga los ojos, mantiene los libros muy cerca de la cara, o se sienta muy cerca del televisor).

- Lea también "Dolores de cabeza que son una emergencia" en la página 111.

Migrañas o jaquecas

Los dolores de cabeza tipo migrañas (jaquecas) tienen síntomas muy específicos. Las migrañas también se llaman dolores de cabeza vasculares, porque se cree que los causan cambios en el flujo sanguíneo de los vasos de la cabeza.

Los síntomas de una migraña incluyen un dolor punzante en uno o ambos lados de la cabeza y una sensibilidad a la luz o al ruido. Las migrañas también pueden causar náusea o vómito.

A pesar de que el dolor de cabeza ocurre de repente, con frecuencia lo precede alteraciones o disturbios visuales como líneas zigzagueantes, llamadas "auras". También pueden preceder a una migraña o jaqueca, mareos y entumecimiento en un lado del cuerpo. Estos dolores de cabeza pueden durar de unas pocas horas a varios días y repetirse muchas veces a la semana o una vez cada varios años.

Las migrañas son más comunes en las mujeres. Los dolores de cabeza pueden comenzar durante la niñez, pero la mayoría comienza durante la adolescencia y a penas pasados los 20 años de edad.

Prevención

Mantenga un diario o unas anotaciones sobre los síntomas de su dolor de cabeza. Lea "Cómo hacerle un seguimiento a sus dolores de cabeza" en la página 117. Una vez que sepa qué eventos, alimentos, medicinas o actividades le causan dolor de cabeza, usted podrá ser capaz de prevenirlos o limitar su repetición.

Algunas mujeres encuentran que sus dolores de cabeza mejoran si dejan de tomar las píldoras anticonceptivas. Experimente con un método anticonceptivo que no sea hormonal. Lea la página 194.

Tratamiento casero

- Recuéstese en una habitación oscura a la primera señal de una migraña (jaqueca). Relaje todo el cuerpo: comience con la frente y los ojos y vaya progresivamente hasta los dedos de los pies. Lea la página 254.

- Algunas personas encuentran que la aspirina les ayuda a aliviar la migraña (jaqueca).

- Si un doctor ha prescrito o recetado medicina para su migraña, tome la dosis recomendada a la primera señal del comienzo de la migraña.

- La mayoría de las migrañas requieren de un diagnóstico y tratamiento profesional.

Dolores de cabeza agrupados

Los dolores de cabeza agrupados (cluster en inglés), son repentinos, muy severos, agudos y punzantes que ocurren en un lado de la cabeza, generalmente en la sien, o detrás del ojo. El ojo y la fosa nasal del lado afectado pueden estar aguados.

El dolor, por lo general, comienza en la noche y puede durar desde 30 minutos hasta varias horas. El dolor de cabeza puede repetirse muchas veces al día. Los episodios pueden durar de 4 a 12 semanas y luego desaparecer por meses o años.

Los dolores de cabeza agrupados son cinco veces más comunes en los hombres. Muchos hombres que los tienen fuman y toman mucho. Evite las bebidas alcohólicas y los cigarrillos durante un episodio.

Visite a su doctor si tiene dolores persistentes y agudos de cabeza, sin ninguna causa aparente.

Lea también "Dolores de cabeza que son una emergencia" en la página 111.

Cuándo llamar a un profesional de la salud

- Si sospecha que sus dolores de cabeza son migrañas. Un diagnóstico y tratamiento profesional le podrá ayudar a disminuir el impacto de las migrañas en su vida. Hable de técnicas de relajación y del "bioritmo" (proceso que trata sobre cómo enseñarle al paciente control parcial voluntario sobre sus signos vitales). Esto ayuda a muchas personas a prevenir migrañas o jaquecas.

- Lea también "Dolores de cabeza que son una emergencia" en la página 111.

Dolores de cabeza por tensión

Más del 90 por ciento de los dolores de cabeza los causa la tensión. Con frecuencia, los dolores de cabeza por tensión los causan músculos que están contraídos o rígidos en el cuello, la espalda y los hombros. Ambos tipos de estrés, el emocional o el físico como el estar sentado mucho tiempo frente a una computadora pueden producir tensión muscular. Una lesión previa en el cuello o una artritis en el cuello también puede producir dolores de cabeza por tensión.

Un dolor de cabeza por tensión puede causar dolor en toda la cabeza, una presión, o una sensación de tener una banda o cinta alrededor de la cabeza. Puede sentir la cabeza como aprisionada en un tornillo. Algunas personas sienten una sensación sorda, que presiona y ardor sobre los ojos.

Continuación

El dolor también puede afectar los músculos de la mandíbula, el cuello y los hombros. Pocas veces usted puede señalar la ubicación exacta o el origen del dolor.

Prevención

- Reduzca el estrés emocional. La próxima vez que haga algo que le cause dolor de cabeza, tómese un tiempo para relajarse antes y después de esa situación. Lea sobre algunas técnicas buenas para controlar el estrés en la página 254.

- Disminuya el estrés físico. Cambie a menudo de posición cuando esté realizando trabajo de oficina y estírese por 30 segundos cada hora. Haga un esfuerzo consciente para relajar los músculos de la mandíbula, el cuello y los hombros.

- Evalúe la posición de su cuello y hombros en el trabajo y haga cambios si es necesario.

- Haga ejercicio diariamente para ayudar a reducir la tensión.

Tratamiento casero

- Interrumpa lo que esté haciendo y siéntese en silencio por un momento. Cierre los ojos, tome aire o respire profundamente y exhale lentamente. Trate de relajar los músculos de la cabeza y el cuello.

- Tómese un receso para estirarse o trate de hacer un ejercicio de relajamiento. Lea la página 254 o los Recursos 31 y 59 en las páginas 314 y 316.

- Dése masajes en los músculos del cuello. Frótese suave y firmemente hacia el corazón. Lea sobre ejercicios para el cuello en la página 56.

- Bríndese una sesión de masajes. Algunas personas encuentran que los masajes recibidos regularmente ayudan a reducir la tensión.

- Aplique calor con una almohadilla eléctrica, botella de agua caliente, o una ducha caliente.

- Recuéstese en una habitación oscura con un paño frío en la frente.

- Aspirina o acetaminófeno puede ayudarle a aliviar un dolor de cabeza por tensión. Evite su uso frecuente.

- Lea sobre formas útiles de controlar el estrés en la página 254.

Cuándo llamar a un profesional de la salud

- Si un dolor de cabeza es muy agudo y no se puede aliviar con tratamiento casero.

- Si el dolor de cabeza se produce con fiebre de 103° ó más, sin otros síntomas.

- Si continúa sufriendo de dolores de cabeza, sin ninguna explicación, más de tres veces a la semana.

- Si ha usado analgésicos para dolor de cabeza una vez a la semana o más, por varias semanas.

- Si los dolores de cabeza empiezan a ser más fuertes y a ocurrir con más frecuencia.

- Si necesita ayuda para descubrir o eliminar la causa de sus dolores de cabeza por tensión. Puede serle útil hablarlo con un profesional de la salud.

- Lea también "Dolores de cabeza que son una emergencia" en la página 111.

Cómo hacerle un seguimiento a sus dolores de cabeza

Si tiene dolores de cabeza regularmente, mantenga un registro de sus síntomas. Estas anotaciones ayudarán a su doctor si usted necesita una evaluación médica.

1. La fecha y la hora en que le empezó y terminó cada dolor de cabeza.

2. Cualquier factor que pareciera provocarle el dolor de cabeza: alimentos, humo, luz brillante, estrés, actividad.

3. La ubicación y la naturaleza del dolor: pulsante, continuo, punzante, sordo.

4. La severidad o intensidad del dolor.

5. Otros síntomas físicos: náusea, vómito, problemas visuales, sensibilidad a la luz o al ruido.

6. Si es usted mujer, escriba cualquier relación que exista entre los dolores de cabeza y su ciclo menstrual, o uso de píldoras anticonceptivas, o terapia de reemplazo hormonal.

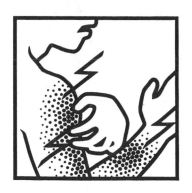

Capítulo 9

Problemas de la piel

Los problemas de la piel raramente son una condición de vida o muerte, pero sí pueden constituir una molestia. El diagnóstico de un problema de la piel puede requerir la asistencia de un doctor, sobre todo, la primera vez que presenta una dolencia específica. Consulte el cuadro en la página siguiente y el índice de materia para buscar el problema de la piel que le interesa a usted. También lea "Salpullidos de la niñez" en la página 150.

Acné

Acné es la palabra que se usa para designar los granitos, los barros o los puntitos negros que salen en la cara, el pecho, la parte superior de la espalda, o los hombros. Un granito se forma cuando una glándula sebácea en la piel se obstruye y las secreciones y las bacterias se acumulan bajo la piel. El acné sucede con más frecuencia en la adolescencia, pero muchas veces continúa en la vida adulta.

A muchas mujeres les salen algunos granitos justo antes de su período menstrual. El estrés y los anticonceptivos orales pueden empeorar la condición del acné. Las comidas grasosas como el chocolate y las nueces ya no se consideran una causa del acné.

La mayoría de los casos de acné responderá a tratamiento casero. Para los casos severos o persistentes, su doctor puede recetarle medicinas tópicas más fuertes, antibióticos, u otros medicamentos.

Prevención

- La limpieza es esencial, pero no se frote la piel.

- El estrés o la ansiedad parece agravar el acné. Preocuparse sobre el acné probablemente lo empeore aún más.

- Evite cualquier alimento que pareciera causara granitos, aunque los alimentos en sí ya no se consideran una causa significativa de acné.

Problemas de la piel

Síntomas de la piel	Causas posibles
Roncha levantada, enrojecida, que pica después de una mordida de insecto o tomar una medicina	Lea Urticaria o ronchas, pág. 128; Picadas y Mordidas de insectos, pág. 130.
Protuberancia enrojecida, dolorosa, hinchada bajo la piel	Lea Furúnculos, pág. 122.
Piel enrojecida, pelándose, que causa picazón	Lea Piel seca, pág. 124; Eczema, pág. 125; Infecciones de hongos, pág. 126; Salpullidos, pág. 133.
Salpullido con costra y de color amarillento	Lea Impétigo, pág. 129.
Erupción que se desarrolla después de usar nuevas joyas (prendas), o artículos de ropa; exposición a plantas venenosas; consumir un alimento por primera vez o tomar una medicina nueva	Lea Salpullidos, pág. 133.
Ampollas dolorosas, en franja, a un lado del cuerpo	Lea Culebrilla, pág. 128.
Lunar que cambia de forma, tamaño, o color, o que está constantemente irritado	Lea Cáncer de la piel, pág. 135.
Piel que está agrietada, ampollada, que pica y está pelándose entre los dedos de los pies	Lea pie de atleta, pág. 126.
Salpullido enrojecido, que pica y drena en el área de la ingle o los muslos	Lea tiña inguinal, pág. 126; Impétigo, pág. 129.
Areas en el cuero cabelludo a las que se les cae el cabello, se pelan y causan comezón	Lea tiña capitis, pág. 126.
Manchas en la piel, plateadas, descamándose, especialmente en las rodillas, los codos o el cuero cabelludo	Lea Psoriasis, pág. 125.
Salpullido con piel muy áspera (como papel de lija) con dolor de garganta; lengua como una "frambuesa"	Lea Fiebre escarlatina, pág. 96.

Continuación
Tratamiento casero

- La limpieza es esencial. Lávese la cara, los hombros, el pecho y la espalda con agua jabonosa. Si su jabón regular no pareciera que ayuda, trate con otro jabón para el acné. Estos tipos de jabones los puede comprar sin receta médica. Siempre enjuáguese muy bien.

- Mantenga el pelo largo apartado de la cara y los hombros. Lávelo diariamente.

- Coloque paños húmedos calientes en la piel, de 10 a 15 minutos, para ayudar a abrir los poros y permitir una limpieza más profunda. Trate de hacerlo dos o tres veces al día.

- No se pellizque o se reviente los granitos o los puntitos negros. Esto puede causar infección y dejar cicatrices (o marcas).

- Crema o gel con peróxido de benzoílo, un medicamento que se compra sin receta médica, es uno de los mejores tratamientos para el acné. Empiece con la crema de menor potencia y aplique una vez al día, después de lavarse. Puede experimentar un leve enrojecimiento y un poco de sequedad como efecto secundario. Puede tomarle varias semanas para que este medicamento tenga efectividad.

- Use solamente lociones y cosméticos cuya base sea de agua y únicamente si éstos no empeoran el acné.

- Reduzca la tensión en su vida. Lea sobre maneras cómo controlar el estrés en la página 253.

Cuándo llamar a un profesional de la salud

- Si el acné no puede controlarse con el tratamiento casero descrito anteriormente.

- Si hay inflamación roja o morada, quistes, o nódulos bajo la piel.

Ampollas

Las ampollas son usualmente el resultado de frotación constante o repetida contra la piel. Algunas enfermedades, como la culebrilla o el herpes zoster, causan erupciones o salpullidos parecidos a ampollas (lea la página 128). Las quemaduras también pueden ampollar la piel. Lea la página 210.

Prevención

- Evite zapatos que sean muy apretados o que le rocen el pie.

- Use guantes para protegerse las manos cuando haga tareas fuertes.

Tratamiento casero

- Si una ampolla está pequeña y cerrada, no la toque. Protéjala de la fricción con una venda floja por encima y evite la actividad o los zapatos que la causó.

- Si una ampolla pequeña está en un área de apoyar peso, protéjala con una almohadilla en forma de rosquilla. Deje abierta el área sobre la ampolla.

- Si una ampolla tiene más de una pulgada de ancho, es mejor sacarle el líquido. El siguiente es un método seguro:

Continuación

- Esterilice una aguja con alcohol de fricción.

- Suavemente pinche la ampolla en el borde.

- Presione el líquido en la ampolla hacia el agujerito que le abrió para que éste saliera.

- Una vez que ha abierto una ampolla, o si ésta se ha reventado, lave el área con agua y jabón.

- No quite el pedacito de piel que cubre la ampolla, a menos que esté muy sucio o roto, o si se está formando pus bajo la ampolla. Suavemente estire el pedacito de piel sobre la piel delicada que está bajo la ampolla.

- Aplique un ungüento antibacteriano y coloque un vendaje esterilizado. No use alcohol o yodo. Estas sustancias retrasarán la cicatrización.

- Cambie el vendaje, una vez al día, para reducir la posibilidad de infección.

- Quite el vendaje por la noche para dejar secar el área afectada.

Cuándo llamar a un profesional de la salud

- Si las ampollas vuelven a salir con frecuencia y usted no conoce la causa.

- Si, después de dos a tres días, se desarrollan señales de infección:

  - Dolor, hinchazón, o sensibilidad

  - Sensación de calor y enrojecimiento, o vetas rojas extendiéndose desde la ampolla

  - Secreción de pus

  - Fiebre de 100° ó más, sin ninguna otra razón

- Si tiene diabetes o una enfermedad vascular periférica.

Furúnculos

Un furúnculo es un abultamiento enrojecido, hinchado y doloroso que se encuentra bajo la piel, parecido a un granito (barro) grande. Por lo general, los furúnculos los causa un folículo de cabello infectado. La bacteria de la infección forma un absceso o un receptáculo de pus. El absceso puede volverse más grande que una pelota de ping-pong y ser extremadamente doloroso.

Los furúnculos (o protuberancias) se producen generalmente en áreas donde hay cabello y excoriación (esto es, irritación de la piel debido a frotación). Lugares comunes para que aparezcan furúnculos son la cara, el cuello, las axilas, los senos, la ingle y las nalgas o asentaderas.

Prevención

- Lávese a menudo, con agua jabonosa, las áreas más susceptibles a que salgan furúnculos. Un jabón antibacteriano puede ayudar. Séquese el área muy bien.

- Evite ropa que sea muy apretada.

Tratamiento casero

- No apriete ni pellizque, se rasque, escurra, o pinche el furúnculo. Apretarlo puede empujar la infección aún más profundamente dentro de la piel. Rascarse puede extender la bacteria y formar nuevos furúnculos.

- Lávese bien el área afectada con un jabón antibacteriano, para prevenir que el furúnculo se extienda.

- Use vapor con frecuencia. Aplique paños húmedos calientes sobre el furúnculo, de 20 a 30 minutos, tres a cuatro veces al día. Haga esto tan pronto como note que le está saliendo un furúnculo. El calor y la humedad del vapor pueden ayudar al furúnculo a madurar, pero esto puede tomarle de cinco a siete días.

- Después que el furúnculo se abra continúe el uso de compresas calientes por tres días. Aplique un vendaje para absorber la secreción o material acuoso e impedir que se extienda a otras áreas. Cambie el vendaje diariamente.

Cuándo llamar a un profesional de la salud

Si es necesario, su doctor puede supurarle el furúnculo y tratar la infección. Llame al doctor si:

- El furúnculo está en la cara, cerca de la columna vertebral, o en el área del ano.

- Se desarrollan señales de infección, después de dos a tres días:

  ○ Dolor, hinchazón, o sensibilidad

  ○ Sensación de calor y enrojecimiento, o vetas rojas extendiéndose desde el furúnculo

  ○ Secreción de pus

  ○ Fiebre de 100° ó más, sin ninguna otra razón

- El dolor limita sus actividades normales.

- Tiene diabetes.

- Se desarrollan otras protuberancias, especialmente si le duelen,

cerca del área infectada.

- El furúnculo es tan grande como una pelota de ping-pong.

- El furúnculo no se mejora después de cinco a siete días de tratamiento casero.

- Se desarrollan varios furúnculos y esta condición persiste durante muchos meses.

Caspa

La caspa ocurre cuando se caen las células muertas de la piel del cuero cabelludo. Esta caída es natural y sucede en todo el cuerpo. En el cuero cabelludo, sin embargo, las escamillas se mezclan con substancias oleosas y polvo para formar la caspa. La caspa no se puede curar, pero se puede controlar.

Tratamiento casero

- Trate de lavarse frecuentemente el pelo con cualquier champú y frótese con fuerza. Lávese el pelo a diario, si esto controla la caspa.

- Si la caspa es excesiva y pica, intente usar un champú anticaspa (Selsun Blue, Sebulex, Tegrin). Experimente y entonces use el que sea mejor para usted. Si el champú es demasiado fuerte para usarlo todos los días, altérnelo con su champú regular.

Cuándo llamar a un profesional de la salud

- Si lavarse el pelo a menudo no controla la caspa. Su doctor le puede recetar un champú anticaspa más fuerte.

Piel seca

La piel seca, en escamillas y que causa comezón es un problema común. Sucede cuando la piel pierde agua (no aceite) al aire. El aire seco de los ambientes cerrados es una causa corriente de esta condición. También produce sequedad en la piel bañarse o ducharse en exceso, con jabones fuertes y agua caliente. A menudo, la piel seca se empeora en el invierno por lo bajo de la humedad y el uso de la calefacción interior.

Prevención

• Use un humidificador de ambiente en su casa, especialmente en la habitación.

• Evite baños o duchas calientes. Estas quitan el aceite natural de la piel que la ayuda a mantenerse húmeda.

• Evite detergentes fuertes y jabones desodorantes. Limite el uso de perfumes y de productos perfumados.

• Evite exponerse al sol excesivamente. Lea la página 136.

Tratamiento casero

• Siga las guías de prevención descritas anteriormente.

• Báñese un día sí y uno no, en vez de todos los días. Use agua tibia o fresca y un jabón suave (Dove, Tone, Basis). Use poco o ningún jabón en las áreas de piel seca. Al secarse, no frote la piel. Séquese con palmaditas o pase suavemente la toalla por la piel.

• Aplique un humectante (Vaseline, Lubriderm, Keri Lotion) mientras que la piel esté todavía húmeda, para sellarle la humedad. Una capa ligera de ungüento de vaseli-

Cómo aliviar la picazón

• Mantenga el área que le pica fresca y mojada. Trate una compresa mojada en agua helada o en solución de Burrows (la puede comprar en la farmacia).

• Un baño de avena puede ayudar a aliviar la picazón. Envuelva una taza de avena en una tela de algodón y hiérvala como si la cocinara. Use esto como una esponja y báñese con agua tibia sin jabón.

• Trate una crema con hidrocortisona para áreas pequeñas que le piquen. Use en muy pocas cantidades o cautelosamente en la cara o los genitales. Si la picazón es severa, su doctor le puede recetar una crema más fuerte.

• Trate un antihistamínico oral de los que se compran sin receta médica (Chlor-Trimeton, Benadryl). Lea la página 301.

• Córtese las uñas bien cortas o use guantes durante la noche para prevenir rascarse.

• Utilice ropa de algodón. Evite el contacto de la piel con lana y telas acrílicas.

• Para la picazón causada por piel seca, lea arriba.

na también es un humectante efectivo y económico. Reaplíquese loción a menudo.

• Para manos muy secas, intente esto por la noche: remoje las manos en agua tibia por unos pocos minutos, aplique una capa delgada de ungüento de vaselina y póngase guantes delgados de algodón para irse a la cama. (Esto podría ayudar también para la piel seca de los pies).

- Evite rascarse, lo que daña la piel. Si la picazón es un problema, lea "Cómo aliviar la picazón" en la página anterior.

Cuándo llamar a un profesional de la salud

- Si le pica todo el cuerpo, sin ninguna erupción o causa aparente.

- Si la picazón es tan fuerte que no puede dormir y los métodos de tratamiento casero no están ayudándole.

- Si la piel está muy agrietada por rascarse en exceso.

Eczema

El eczema (dermatitis atópica) es una condición crónica de la piel, corriente en las personas que sufren de asma, fiebre al heno y otras alergias. Produce un salpullido *muy* rojo, que pica mucho, con una escamilla y que puede drenar un líquido transparente. La erupción o salpullido se puede desarrollar primero en forma de unas pequeñísimas ampollitas, las cuales se rompen y forman una costra. La erupción tiene tendencia a infectarse, especialmente si se rasca sin control.

En los niños, el eczema aparece más a menudo en la cara, el cuero cabelludo, las nalgas o asentaderas, los muslos y el pecho. En los adultos usualmente afecta el cuello, la parte interior de los codos y la parte posterior de las rodillas.

Por lo general, el eczema es peor durante la infancia y mejora notablemente hacia la edad adulta. Muchos niños mejoran para la edad de los dos años.

Tratamiento casero

Es importante ayudar a la piel a retener su humedad para el éxito del tratamiento.

Psoriasis

La psoriasis es una condición crónica de la piel que causa manchas blancuzcas y que se descaman en las rodillas, los codos, o el cuero cabelludo. Las uñas de las manos, las palmas y las plantas de los pies también pueden verse afectados. No es contagiosa.

Las manchas, llamadas placas, están formadas de células de piel muertas que se acumulan en capas gruesas. Las células de piel normal se reemplazan cada 30 días. Cuando se sufre de psoriasis, las células de la piel se reemplazan de cada tres a cuatro días.

Con frecuencia, pequeñas manchas de psoriasis se pueden tratar con el uso ocasional de crema con hidrocortisona.

Los productos con alquitrán o brea (lociones, gels, champús) también pueden ser útiles. Una exposición limitada al sol también puede ayudar (proteja la piel que no está afectada con un bloqueador). Si la psoriasis afecta el cuero cabelludo, trate de usar un champú anticaspa.

El estrés puede contribuir a la psoriasis, así que limite la ansiedad en su vida y trate de no preocuparse sobre la apariencia de su piel.

Llame a su doctor si la psoriasis cubre mucha parte de su cuerpo, o si el cuerpo está muy rojo. Por lo general, los casos más severos necesitan cuidado profesional.

Continuación

- Tome baños o duchas diarias, de breve duración, con agua tibia (no caliente). Use un jabón suave (Dove, Basis, Neutrogena) o un limpiador sin jabón (Cetaphil o Aveeno). Si es posible, báñese con agua nada más. Si el eczema afecta solamente un área pequeña, remoje el área en agua tibia, de 10 a 15 minutos.

- Después de bañarse, séquese suavemente con palmaditas y aplique una loción lubricante (Lubriderm, Moisturel). La loción ayudará a que no se seque la piel. Reaplíquese loción con frecuencia.

- Un antihistamínico oral (Benadryl) puede ayudarle a aliviar la picazón y relajarle lo suficiente para que pueda dormir. Evite cremas y rociadores antihistamínicos y antisépticos, porque éstos irritan la piel.

- Use un humidificador en la habitación.

- Evite contacto con cualquier elemento irritante o alérgeno que le cause problemas.

- Lave la ropa y la ropa de cama con detergentes suaves y enjuáguela al menos dos veces. No use suavizador de ropa si éste es un elemento irritante.

- Para más consejos sobre cómo aliviar la picazón, lea la página 124.

Cuándo llamar a un profesional de la salud

- Si aparecen costras o ampollas que drenan. Puede existir una infección bacteriana.

- Si aparece una mancha de erupción roja en la cara, acompañada de un dolor en una articulación y fiebre.

- Si la picazón interfiere con el sueño y el tratamiento casero no es efectivo.

Infecciones de hongos

Las infecciones por hongos (micóticas) en la piel pueden afectar los pies, la ingle, el cuero cabelludo, o las uñas. El hongo crece mejor en áreas cálidas y húmedas de la piel, como son entre los dedos de los pies y en la ingle.

El pie de atleta (tiña o tinea pedis) es la infección micótica o por hongos de la piel más corriente. Los síntomas incluyen áreas entre los dedos de los pies donde la piel está agrietada o quebrada, ampollada y exfoliándose (pelándose); también en las plantas de los pies, donde la piel está enrojecida y descamándose y se tiene una sensación de picazón intensa.

La tiña de la ingle o inguinal (tinea cruris) causa picazón severa y humedad en la piel de la ingle y la parte superior de los muslos. Puede haber áreas de la piel enrojecidas, descamadas y levantadas que secretan o supuran pus o fluidos transparentes.

La tiña capitis o del cuero cabelludo es una infección contagiosa por hongos que causa la rotura de los cabellos a nivel del folículo piloso. *No* es causada por lombrices. Sus síntomas incluyen áreas o manchas circulares en la cabeza a las que se les cae el cabello, se pelan y pueden picar. También puede aparecer en el pecho como una mancha pequeña, roja y pelándose, que pica y crece hasta que tiene como una pulgada de ancho.

Las infecciones micóticas de las uñas de las manos y de los pies causan decoloración, las uñas se vuelven más gruesas y a menudo, se ponen muy blandas. Estas infecciones son difíciles de tratar y frecuentemente producen daño permanente a las uñas.

Estomatitis por cándida (thrush en inglés) es una infección micótica que ocurre en la boca, sobre todo en los bebés. Causa una cubierta blanca dentro de la cavidad bucal, por lo general en la parte interna de las mejillas, que puede parecer como leche pero es difícil de quitar.

Prevención

- Mantenga los pies limpios y secos. Séquese bien entre los dedos después de nadar o bañarse.

- Use zapatos de piel o sandalias que permitan que los pies "respiren" y medias de algodón para absorber el sudor. Utilice talco en los pies y en sus zapatos. Déle a los zapatos, entre uso y uso, 24 horas para que se sequen.

- Utilice chancletas o sandalias de baño en piscinas y duchas públicas.

- Mantenga el área de la ingle limpia y seca. Lávela y séquela bien, especialmente después de hacer ejercicio. Póngase talco para absorber la humedad. Use ropa interior de algodón y evite medias panty de nylon y pantalones apretados.

- Enséñele a los niños a no jugar con perros o gatos que tienen manchas o áreas peladas o sarnosas en su piel.

- No comparta con otras personas sombreros, peines o cepillos para el cabello.

Tratamiento casero

- Siga las guías de prevención descritas anteriormente.

- Para el pie de atleta y la tiña inguinal use talcos o lociones fungicidas, que se pueden comprar sin receta médica, como Micatin, Lotrimin AF o Tinactin. Utilice el medicamento, por una semana o dos, después que los síntomas hayan desaparecido para prevenir que se repita la condición. No use hidrocortisona en una infección por hongos.

- Para mantener los pies secos, considere usar medias de algodón y cámbielas dos veces al día. Si es posible, camine descalzo o use sandalias abiertas.

- Para la tiña del cuero cabelludo, trate de lavarse el pelo con un champú anticaspa. Este tipo de tiña cuando se presenta en el cuerpo también se puede tratar con uno de los fungicidas ya mencionados.

Cuándo llamar a un profesional de la salud

- Si están presentes señales de infección:

  o Aumenta la hinchazón y el enrojecimiento

  o Hay señales de pus

- Si la tiña del cuero cabelludo es aguda y se extiende. Puede ser necesaria una receta o prescripción médica.

- Si tiene diabetes y desarrolla pie de atleta. Las personas con diabetes corren mayores riesgos de contraer infecciones y pueden necesitar asistencia profesional.

Continuación

- Si el tratamiento casero, después de dos semanas, no es efectivo en eliminar el pie de atleta o la tiña inguinal.

Urticaria o ronchas

Las ronchas (urticaria) son una reacción alérgica de la piel. Las ronchas son manchas rojas en la piel, que sobresalen o están levantadas, causan comezón, y pueden aparecer y desaparecer por casualidad. Su tamaño puede variar de menos de un cuarto de pulgada a una pulgada o más y pueden durar de unos pocos minutos a unos pocos días.

Las ronchas múltiples se producen a menudo como una reacción a una medicina o a un alimento. Por lo general, sólo una roncha aparece después de una picada de insecto. Otras causas posibles de urticaria incluyen el contacto con plantas, la inhalación de alérgenos, el estrés, los cosméticos, y la exposición al calor, al frío, o a la luz del sol.

Prevención

- Evite alimentos, medicinas o contacto con insectos que anteriormente le han producido urticaria o ronchas.

Tratamiento casero

- Siga evitando la sustancia que le produjo la urticaria.

- Compresas de agua fresca o fría ayudarán a aliviarle la picazón. También lea la página 124.

- Si solamente tiene unas pocas ronchas, aplique una pequeña cantidad de crema con cortisona.

- Un antihistamínico oral puede ayudar a tratar la urticaria y a aliviar la comezón.

Cuándo llamar a un profesional de la salud

- Si las ronchas se producen acompañadas de silbido, mareos, dificultad para respirar o pecho apretado.

- Si se le hinchan la lengua, los labios, o la cara.

Culebrilla

La culebrilla o el herpes zoster (shingles en inglés), es causada por una reactivación del virus de la varicela en el cuerpo, años después de la enfermedad inicial. El virus usualmente afecta uno de los nervios largos que salen de la columna vertebral, lo que causa dolor y una erupción en franja alrededor del pecho, el abdomen, o la cara. En el curso de varias semanas, la erupción se ampollará, se pelará y luego desaparecerá.

Nadie sabe qué reactiva el virus. La culebrilla es más común en las personas mayores y las personas que tienen un sistema inmunológico débil, pero puede afectar a cualquiera que haya tenido la varicela.

La culebrilla en sí no es contagiosa, pero exposición a la erupción puede causar varicela en una persona que no haya tenido esta enfermedad antes.

Si sospecha que tiene culebrilla, llame a su doctor para hablar sobre medicinas que puedan limitar (reducir) el dolor y el salpullido.

- Si aparecen ronchas después de tomar una medicina nueva.

- Si la urticaria o las ronchas persisten, por más de seis semanas, a pesar del tratamiento casero y de evitar los elementos irritantes que se piensa las causaron.

Impétigo

El impétigo es una infección bacteriana que a menudo empieza cuando una herida o cortada pequeña se infecta. Los síntomas son llagas costrosas, supurativas, de color amarillento. Estas llagas aparecen con frecuencia en la cara entre el labio superior y la nariz especialmente después de un resfrío. Rascarse las llagas puede extender el impétigo a otras partes del cuerpo.

Prevención

- Lávese todos los rasguños o heridas y llagas con agua y jabón.

- Si su niño tiene la nariz que le moquea, mantenga el área entre el labio superior y la nariz limpia para prevenir una infección.

- Mantenga las uñas de las manos cortas y limpias.

Tratamiento casero

Pequeñas áreas de impétigo pueden responder bien a un tratamiento casero administrado rápidamente.

- Elimine las costras remojando el área en agua tibia (use un pañito para la cara humedecido en agua tibia), de 15 a 20 minutos. Luego frote suavemente con una toallita y un jabón antibacteriano. Séquelas con palmaditas; no frote la piel. Repita varias veces al día.

- Aplique un ungüento antibacteriano (lea la página 299). Cubra el área con gasa, asegurándose que la cinta adhesiva esté lejos del área afectada. Esto ayuda a evitar que la infección se extienda y a prevenir el rascarse.

- No comparta con otras personas toallas, pañitos de bañarse o agua de baño para prevenir que la infección se extienda. Los hombres deben de afeitarse alrededor de las llagas, no sobre éstas y usar una hojilla limpia diariamente. No utilize una brocha para afeitarse.

Cuándo llamar a un profesional de la salud

- Si el impétigo cubre un área mayor de dos pulgadas de ancho. Si aparecen nuevas áreas infectadas, o si no ha progresado en controlar el impétigo, después de 7 a 10 días.

- Si se hincha y se vuelve sensible el área alrededor de las fosas nasales, los labios, o la cara.

- Si, después de dos a tres días, se desarrollan señales de infección:

  ○ Dolor, hinchazón, o sensibilidad

  ○ Sensación de calor y enrojecimiento, o vetas rojas extendiéndose desde el área

  ○ Secreción de pus

  ○ Fiebre de 100° ó más, sin ninguna otra razón

Uñas del pie encarnadas o enterradas

Una uña encarnada o enterrada (uñero) en el pie ocurre cuando la uña no está bien cortada y una esquina perfora la piel justo al borde y se entierra. Los zapatos demasiado apretados también pueden hacer que la uña se encarne. Los uñeros se pueden infectar fácilmente, por lo que es necesario asistencia o cuidado inmediato.

Prevención

• Corte las uñas de los pies derechas y a lo ancho, para que así las esquinas no perforen la piel.

• Use zapatos anchos.

• Mantenga los pies limpios y secos.

Tratamiento casero

• Remoje el pie en agua tibia.

• Coloque un pedacito pequeño de algodón mojado bajo la punta de la uña, para ayudarla a crecer derecha.

• Repita diariamente hasta que la uña haya crecido y la pueda cortar otra vez.

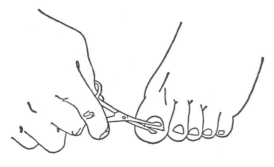

Cómo cortar las uñas del pie

Cuándo llamar a un profesional de la salud

• Si, después de dos a tres días, se desarrollan señales de infección:

  ○ Dolor, hinchazón, o sensibilidad

  ○ Sensación de calor y enrojecimiento, o vetas rojas extendiéndose desde el área

  ○ Secreción de pus

  ○ Fiebre de 100° ó más, sin ninguna otra razón

• Si tiene diabetes o problemas circulatorios.

Picadas y mordidas de insectos

Las mordidas de insectos y arañas, como también las picadas de abejas, avispas con pintas amarillas y avispas corrientes, causan generalmente una reacción localizada con hinchazón, enrojecimiento y picazón. En algunas personas, especialmente los niños, el enrojecimiento y la hinchazón pueden ser peores y la reacción local puede durar hasta un día. En la mayoría de los casos, las mordidas y las picadas no causan reacciones en todo el cuerpo. (En algunas áreas geográficas, los mosquitos pueden propagar o difundir enfermedades, incluyendo la encefalitis y la malaria).

Algunas personas tienen unas reacciones severas de la piel a mordidas o picadas de insectos o arañas y pocas personas tienen reacciones alérgicas (anafilaxia) que afectan todo el cuerpo. Los síntomas pueden incluir ronchas por todo el cuerpo, respiración entrecortada y pecho apretado, mareos, silbidos, o hinchazón en la lengua y la cara. Si estos síntomas se desarrollan, se necesita asistencia médica inmediata.

Pocas arañas causan mordidas graves, aunque cualquier mordida puede ser grave si la persona sufre de una reacción alérgica.

Las arañas "viudas negras" pueden ser hasta de dos pulgadas de ancho y negras brillantes con una marca roja con forma de reloj de arena a los lados. Sus mordidas pueden causar escalofríos, fiebre, náusea y dolor agudo de estómago. Los bebés y los niños serán más afectados con una mordida que los adultos.

Las arañas "solitarias marrones" (violinistas) son pequeñas y marrones, con patas largas y con una marca blanca en forma de violín en la espalda. Sus mordidas causan intenso dolor y pueden resultar en ampollas que se vuelven una gran llaga.

Las medusas (aguavivas o aguamalas) son corrientes en algunas playas de mar. Si se tocan sus tentáculos, éstos sueltan un veneno punzante que produce una reacción dolorosa.

Prevención

• Para evitar las picadas de abejas, use ropas blancas o de colores claros. A las abejas las atrae los colores oscuros y los estampados florales.

• Evite usar perfumes y colonias cuando esté afuera.

• Aplique un repelente contra insectos que contenga DEET (en inglés), cada cierto número de horas, cuando esté en áreas infestadas o llenas de insectos y arañas. Los aceites de baño Alpha-Keri y Skin-So-Soft pareciera que también repelen insectos.

• Use guantes y recójase los pantalones dentro de las medias cuando esté trabajando en pilas de leña, cobertizos y sótanos donde puedan haber arañas.

Tratamiento casero

• Elimine el aguijón de abeja raspándolo o sacudiéndolo (si el aguijón no se ve, presuma que no hay ninguno). No apriete el aguijón, esto puede infundir o soltar más veneno en la piel.

• Si la mordida es de una araña viuda negra, o marrón solitaria, aplique hielo sobre la mordida y llame a su doctor.

• Aplique una bolsa fría o un cubito de hielo donde ocurrió la mordida o la picada. Algunas personas también encuentran que una pasta de bicarbonato de soda, o de suavizador de carne combinado con un poquito de agua ayuda a aliviar el dolor y a disminuir la reacción.

• Un antihistamínico oral (Benadryl) puede ayudar a aliviar el dolor y la hinchazón y también alivia la comezón si hay muchas mordidas. Una loción de calamina, una crema con hidrocortisona, o un anestésico local que contenga benzocaína (Solarcaine) también puede ser de ayuda.

• Cualquier persona que haya tenido una reacción alérgica aguda a veneno de insecto debe llevar consigo un paquete o equipo de emergencia que contenga una inyección (o jeringa) y adrenalina (epinefrina). Pregúntele a su doctor o a su farmacéutico cómo usarlo.

• Corte las uñas de las manos para prevenir rascarse o rasguñarse, lo que puede causar infección.

Continuación

- Para las picadas de medusa (agua-vivas o aguamalas):

  ○ Lave el área inmediatamente con agua salada. No use agua dulce y no frote el área; esto puede infundir más veneno.

  ○ Ponga en el área afectada vinagre, alcohol, o suavizador de carne disuelto en agua salada para neutralizar el veneno.

  ○ Quite cuidadosamente cualquier tentáculo que esté pegado al cuerpo. Proteja su mano con una toalla y aplique sobre el área afectada una pasta de arena o bicarbonato de soda y agua salada. Raspe los tentáculos de la piel con una tela o el borde de una tarjeta de crédito.

  ○ Aplique una loción de calamina o crema con hidrocortisona, para aliviar el dolor y la picazón.

  ○ Si le pica una medusa portuguesa, raspe los tentáculos aguijoneantes de la piel con arena y busque inmediatamente atención médica.

Cuándo llamar a un profesional de la salud

- Llame de inmediato si, poco después de que lo pique un insecto, se desarrollan señales de reacción alérgica severa:

  ○ Silbido, dificultad para respirar

  ○ Hinchazón alrededor de los labios, la lengua, o la cara, o una hinchazón significativa alrededor del lugar donde el insecto picó (por ejemplo, todo el brazo o toda la pierna está hinchada)

  ○ Erupción de la piel, picazón, sensación de calor, o urticaria o ronchas

- Si aparece una ampolla en el lugar donde una araña mordió o si la piel alrededor se decolora.

- Para hablar con su doctor sobre paquetes o equipos de adrenalina (o de emergencia), o sobre inyecciones antialérgicas (inmunoterapia) para venenos de insectos. Lea la página 80.

Piojos y sarna (ácaros)

Los piojos son unos insectos minúsculos, blancos, sin alas, que pueden vivir en la piel, el cabello, o la ropa. Ellos se alimentan mordiendo la piel y chupando la sangre. Las mordidas producen comezón. Los piojos ponen unos huevos minúsculos, llamados liendres, los cuales se pueden ver con frecuencia en el cabello. El piojo de cabeza vive en el cabello; el piojo de cuerpo vive en la ropa; y el piojo pubiano (también llamado cangrejo) vive en la ingle, bajo los brazos y las pestañas. Los piojos se extienden por contacto físico próximo o contacto con la ropa, la ropa de cama, los cepillos de pelo, o los peines de una persona infectada. El piojo pubiano puede extenderse por contacto sexual.

La sarna (o "siete luchas") es producida por un tipo de parásito (ácaros) que se encueva bajo la piel y pone huevos. Este encuevamiento causa una reacción alérgica, con una erupción que pica intensamente. Estos parásitos se encuentran por lo general entre los dobleces de la piel, en los dedos de la mano y del pie, las muñecas, bajo los brazos y la ingle. Los ácaros usualmente se tratan con una medicina por receta médica, que se pone en todo el cuerpo y se deja durante la noche. La picazón puede durar varias semanas después del tratamiento. Las lociones que se compran sin receta médica y que son efectivas contra los piojos, pueden que no sean lo suficientemente fuertes para eliminar la sarna (los ácaros).

Prevención

- Esté alerta a las señales de piojos: comezón y signos de piojos o liendres a lo largo de la raíz del cabello de la cabeza. Tratamiento inmediato puede ayudar a prevenir que se extiendan a otras partes del cuerpo.

Tratamiento casero

- Medicamentos que se pueden comprar sin receta médica para combatir los piojos, son Nix y RID. Para su empleo, siga las instrucciones del laboratorio que las manufactura. Dé el tratamiento a todos los miembros de la familia. Para combatir el piojo de cabeza y para eliminar todas las liendres, peine bien el cabello con un peine con dientes muy finos después del tratamiento.

- El día que comience el tratamiento, lave en agua caliente toda la ropa interior, la ropa de cama, las toallas o paños y la ropa para ayudar a eliminar los piojos, las liendres y los ácaros. Planche los artículos que no se puedan lavar.

- Llame a su farmacéutico o departamento de salud y solicite más información sobre tratamientos y cómo prevenir otra infestación.

Cuándo llamar a un profesional de la salud

- Si el tratamiento con medicamentos comprados sin recetas no tiene éxito. Existen productos más fuertes que se venden con recetas médicas.

- Si piensa que tiene ácaros. (Se necesitan recetas médicas para tratar la sarna).

Manchas peladas

Las manchas peladas son áreas en el cuero cabelludo a las que se les cae el cabello y la piel. No es lo mismo que calvicie. Los hombres tienen una tendencia natural a la calvicie. Esta pérdida natural del cabello es en gran parte hereditaria. No plantea mayores riesgos de salud otro que las quemaduras por el sol. Use un sombrero y póngase un bloqueador.

Las manchas peladas las pueden causar el halar repetidamente el cabello, como hacer trenzas muy apretadas, o el hábito de tirar, o torcer el cabello. La tiña capitis es una infección por hongos que causa manchas peladas y descamadas de la piel. Lea la página 126.

Las manchas en la cabeza a las que se les cae el pelo y la piel, que aparecen en un cuero cabelludo normal, pueden indicar un problema más serio. Si la pérdida del cabello es repentina o se desarrolla después de comenzar a tomar una medicina nueva, llame a su doctor.

Salpullidos

Un salpullido (dermatitis) es cualquier irritación o inflamación de la piel. Los salpullidos pueden ser causados por enfermedad, alergia, calor, o estrés emocional. Al notar un primer brote de salpullido, hágase estas preguntas para ayudar a determinar la causa:

- ¿Este salpullido me salió después de tener contacto con algún elemento nuevo que haya podido irritarme la piel? (Como hiedra venenosa, roble o encina o zumaque; jabones, detergentes, champús,

Continuación

perfumes, cosméticos, o lociones; prendas o joyas, o telas)

- ¿He comido algo nuevo a lo que pueda ser alérgico?

- ¿Estoy tomando alguna medicina nueva (bien sea recetada o comprada sin receta médica)?

- ¿He estado tenso de una manera inusual o disgustado recientemente?

- ¿Tengo dolor en la articulación o fiebre con el salpullido?

- ¿Se está extendiendo el salpullido?

- ¿Me pica el salpullido?

Lea también la página 150.

Prevención

- Si está expuesto a hiedra venenosa, roble o encina o zumaque, lávese la piel con agua y detergente de platos, dentro de los 30 minutos siguientes, para quitarse de la piel el aceite irritante. Esto puede ayudar a prevenir o reducir el salpullido. Lave también su perro, sus ropas y cualquier cosa que haya podido entrar en contacto con la planta.

- Si tiene frecuentes salpullidos, use detergentes, lociones y cosméticos sin fragancias, hipoalergénicos y libres de preservativos.

Tratamiento casero

- Lávese con agua las áreas afectadas. El jabón puede ser irritante. Séquese cuidadosamente con palmaditas.

- Aplique compresas húmedas frías para reducir la picazón. Repita frecuentemente. Lea también la página 124.

- Deje expuesto al aire el salpullido. Talco de bebé puede ayudar a mantenerlo seco. Evite lociones y ungüentos hasta que el salpullido desaparezca. Sin embargo, la loción de calamina es útil y práctica para los salpullidos causados por plantas. Usela de tres a cuatro veces por día.

- La crema con hidrocortisona puede proveer alivio temporal para la comezón. Usela con cautela en salpullidos faciales.

- Evite productos que causan el salpullido: detergentes, cosméticos, lociones, ropa, joyas o prendas, etc.

- Los salpullidos en los pies o la ingle pueden deberse a infecciones micóticas o por hongos. Lea la página 126.

Cuándo llamar a un profesional de la salud

- Si, después de dos a tres días, se desarrollan señales de infección:

  ○ Dolor, hinchazón, o sensibilidad

  ○ Sensación de calor y enrojecimiento, o vetas rojas extendiéndose desde el área

  ○ Secreción de pus

  ○ Fiebre de 100° ó más, sin ninguna otra razón

- Si sospecha que lo que causó el salpullido sea una reacción a una medicina nueva.

- Si el salpullido se produce con fiebre y dolor en las articulaciones.

- Si el salpullido se produce con dolor de garganta. Lea la página 96.

- Si el salpullido continúa después de dos a tres semanas de tratamiento casero.

Cáncer de la piel

El cáncer de la piel es el tipo más común de cáncer. Afortunadamente, es también el más fácil de curar. La mayoría de los cánceres de la piel los causa una exposición perjudicial al sol. El noventa por ciento de los problemas del cáncer de la piel sucede en la cara, el cuello y los brazos, donde la exposición al sol es mayor.

Las personas con tez muy blanca y ojos azules tienen más predisposición a desarrollar cáncer de la piel. Las personas con piel oscura corren menos riesgo.

El cáncer de la piel, por lo general, es lento en su desarrollo, fácil de reconocer y de tratar en un consultorio de doctor. Un porcentaje pequeño de cánceres de la piel son condiciones más graves.

Los cánceres de la piel del tipo que no es melanoma (los cánceres de las células basales y las escamosas) tienden a desarrollarse en las áreas expuestas al sol. Estos son diferentes de los tumores no cancerosos en muchas formas importantes. Los cánceres de la piel:

- Tienden a sangrar más y a ser llagas abiertas que no cicatrizan.

- Se sienten al tacto fuertes o firmes y no carnosas.

- Tienden a continuar creciendo, a pesar de que su crecimiento pueda ser lento.

La mayoría de los lunares son inofensivos. Sin embargo, los melanomas malignos (lunares cancerosos) pueden ser fatales si no se tratan a tiempo. Estos tienden a expandirse rápidamente (proceso de metástasis) y una vez que esto sucede, son difíciles de tratar. Sin tratamiento, los melanomas pueden ser fatales.

Prevención

La mayoría de los cánceres de la piel puede prevenirse evitando una exposición perjudicial o excesiva al sol. La exposición al sol más dañina toma lugar ya para los cinco años de edad, así que mantenga a sus niños protegidos. Lea la página 136.

Tratamiento casero

- Examine su piel con un espejo o la ayuda de otra persona. Busque lunares inusuales, manchas, o protuberancias. Ponga atención espe-

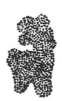

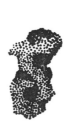

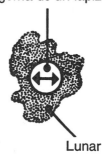

Tamaño de la goma de un lápiz

Lunar

Forma asimétrica

Borde irregular

Color variado

Diámetro más largo que el de la goma de un lápiz

Póngale atención a estos cambios en un lunar precanceroso

Continuación

cial a las áreas que reciben mucho sol: las manos, los brazos, el pecho, el cuello (especialmente la parte posterior), la cara, las orejas. Note si hay cambios y dígaselo a su doctor.

• Si tiene muchos lunares o si éstos son difíciles de ver, tómeles fotos cada dos años para hacerle un seguimiento a cualquier cambio.

Cuándo llamar a un profesional de la salud

Hágale un seguimiento a sus lunares. Si no cambian con el tiempo, hay poco de qué preocuparse. Llame a su profesional de la salud si observa cualquiera de los siguientes cambios:

• Forma asimétrica: una mitad no es igual a la otra mitad.

• Bordes irregulares: los bordes son rasgados o desiguales, dentados, o borrosos.

• Color: el color no es uniforme. Observe por tonalidades de rojo, marrón y negro. También observe por una apariencia veteada roja, blanca y azul.

• Diámetro (ancho): mayor que el de la goma de borrar de un lápiz. Los lunares inofensivos usualmente son más pequeños. Su doctor querrá examinar cualquier lunar más grande de dos pulgadas de ancho, aún si no cambia o evoluciona.

• Si hay descamación, supuración, si el lunar sangra o hay expansión del pigmento en la piel alrededor del lunar.

• Si aparece en el lunar una protuberancia o un nódulo.

• Si pica, duele, o hay sensibilidad.

• Si hay cambios inusuales en la piel, o si se desarrollan nuevos lunares, especialmente si sangran y continúan creciendo.

• Si tiene historia familiar de melanomas malignos, déjeselo saber a su doctor. Usted puede pertenecer al grupo de alto riesgo de contraerlos, si ése es el caso.

Piel quemada por el sol

Una quemadura por el sol generalmente es de primer grado y comprende sólo la superficie externa de la piel. Las quemaduras de la piel por el sol son molestas, pero por lo común no son peligrosas, a menos que sean extensivas. Sin embargo, las quemaduras severas de la piel por el sol pueden ser graves en los bebés y los niños pequeños.

Prevención

Si va a estar en el sol por más de 15 minutos, tome las siguientes precauciones:

• Use un bloqueador de sol con un factor de protección solar de al menos 15.

• Póngase el bloqueador 15 minutos antes de exponerse al sol. Reaplique cada dos horas.

• Si es alérgico al PABA, el ingrediente activo en muchos bloqueadores de sol, póngase cremas alternativas que no contengan PABA. Pregúntele a su farmacéutico.

• Use ropas de colores suaves, sueltas, de mangas largas y un sombrero de ala ancha para darle sombra a su cara.

- Beba mucha agua. La sudoración ayuda a mantener la piel fresca.

- Evite el sol entre las 10 a.m. y las 2 p.m., cuando los rayos que queman son más fuertes.

- No se olvide de los niños. La exposición al sol a muy temprana edad puede ser muy perjudicial o dañina para sus pieles suaves. Enséñele pronto a sus niños pequeños hábitos saludables, el uso de sombreros y bloqueadores, cuando salen al sol.

Tratamiento casero

- Observe por señales de deshidratación en los bebés o los niños quemados por el sol. Lea la página 35. También fíjese si hay señales de un posible colapso por el calor. Lea la página 223.

- Baños o compresas frescas pueden aliviar bastante.

- Una fiebre baja y un dolor de cabeza pueden acompañar la piel quemada por el sol. Recuéstese en una habitación fresca y silenciosa para aliviar el dolor de cabeza.

- Beba mucha agua.

- No hay nada que pueda hacer para evitar que la piel quemada se pele; es parte del proceso de recuperación. La loción puede ayudar a aliviar la picazón.

Cuándo llamar a un profesional de la salud

- Si salen muchas ampollas (en más de la mitad de la parte del cuerpo afectada).

- Si hay fiebre de 102° ó más.

- Si persisten mareos o problemas visuales después que la persona se ha resfrescado o aliviado.

- Si se desarrollan señales de ataque de calor (insolación). Lea la página 223.

Mordidas de garrapatas

Una garrapata es un insecto pequeño que se pega (adhiere) al cuerpo de la persona. Se debe quitar la garrapata al momento que usted la descubra.

La enfermedad de Lyme es una infección bacteriana que se difunde por las garrapatas de los venados (ciervos). Estas garrapatas son minúsculas, más o menos como del tamaño del punto al final de esta oración. Los síntomas iniciales incluyen un salpullido rojo, con un círculo blanco alrededor de la mordida. La erupción o el salpullido aparece de cuatro días a tres semanas después de la mordida. Pueden producirse también síntomas como fiebre, fatiga, dolor de cabeza, dolores musculares y dolores en las articulaciones. La enfermedad de Lyme puede tratarse con antibióticos para prevenir síntomas posteriores como la artritis y los problemas cardíacos.

Prevención

- Use ropas de colores suaves y recójase los pantalones dentro de las medias.

- Utilice un repelente contra insectos que contenga DEET. No lo use en la cara o en los niños.

Tratamiento casero

- Revise regularmente si tiene garrapatas cuando esté en el bosque o en el campo y examine cuidadosamente su piel y cuero cabelludo cuando regrese a casa. También examine sus mascotas. Lo más

Continuación

pronto que se quite las garrapatas, menor es la posibilidad que éstas propaguen las bacterias.

- Quítese una garrapata halándola suavemente con una pinza, lo más cerca de la piel que pueda. Hale derecho hacia afuera y trate de no aplastar el cuerpo del insecto. Guarde la garrapata en un frasco para analizarla en un laboratorio, en caso de que desarrolle síntomas de la enfermedad de Lyme.

- Lávese el área de la piel donde sufrió la mordida y aplíquese un antiséptico.

Cuándo llamar a un profesional de la salud

- Si es incapaz de quitarse o remover toda la garrapata.

- Visite a un doctor si la garrapata ha estado pegada a su cuerpo por más de 24 horas, sobre todo en las regiones geográficas donde la enfermedad de Lyme es corriente.

- Si se desarrolla una erupción roja, fiebre, fatiga, o síntomas como de gripe, hasta tres semanas después de la mordida de garrapata.

Verrugas

Las verrugas son crecimientos de la piel causados por un virus. Pueden aparecer en cualquier parte del cuerpo. Las verrugas no son peligrosas, pero pueden ser una incomodidad.

Se sabe poco acerca de las verrugas. La mayoría de los tipos de verrugas sólo es un poco contagiosa. Se pueden extender a otras áreas en la misma persona, pero raramente a otras personas. Las verrugas genita-

les y de la parte anal del cuerpo son una excepción; éstas se transmiten con facilidad a través del contacto sexual y pueden aumentar el riesgo del cáncer de la cérvix (o del cuello de la matriz). Lea la página 195.

Las verrugas plantares aparecen en las plantas de los pies. La mayor parte de la verruga se encuentra bajo la superficie de la piel y usted puede sentir como si estuviera caminando sobre una piedrita.

Es posible que las verrugas sean sensibles a cambios en el sistema inmunológico porque aparecen y desaparecen sin ninguna razón. En algunos casos, usted puede "hacerlas desaparecer" con el pensamiento.

Cuando sea necesario, su doctor puede remover o quitar las verrugas. Desafortunadamente, éstas vuelven aparecer o dejan una cicatriz o marca.

Tratamiento casero

- Las verrugas aparecen y desaparecen de una forma espontánea. Pueden durar una semana, un mes, o hasta años. Para eliminar las verrugas, es importante que tenga fé en el tratamiento. Continúe haciendo lo que sea efectivo para usted.

- Si la verruga le sangra un poco, cúbrala con una venda y aplique un poco de presión para detener la sangre.

- Si una verruga le está saliendo en un lugar donde le estorba, utilice una piedra pómez o un ungüento que contenga ácido salicílico. Este medicamento puede ser irritante en altas concentraciones; puede necesitar usarlo en una forma menos concentrada por un período más largo de tiempo. Estos son productos que se compran sin receta médica; pídale ayuda a su farmacéutico.

- Para las verrugas tipo plantar, póngase un cojincillo en forma de rosquilla para acolchonar la verruga y aliviar el dolor. Póngase en la verruga una solución con ácido salicílico por la noche y elimine la piel blancuzca a la mañana siguiente.

- Pruebe el método menos costoso para tratar las verrugas. Esto puede ahorrarle una visita al doctor.

- No trate de cortarse o quemarse una verruga.

Cuándo llamar a un profesional de la salud

- Si, después de haberse irritado o golpeado, una verruga parece infectada.

- Si una verruga plantar le duele cuando camina y los cojincillos de goma no le ayudan.

- Si tiene verrugas en el área anal o genital. Lea la página 195.

- Si la verruga le causa una molestia constante.

- Si se le desarrolla una verruga en la cara y esto constituye una preocupación cosmética para usted.

Callos y durezas en los pies

Los callos son unas formaciones duras y gruesas en la piel, en las partes del pie expuestas a fricción. Las durezas en los pies son causadas por presión interna en la piel, por ejemplo, de un hueso.

Remoje los pies en agua caliente y frote el callo o la dureza del pie con piedra pómez. Puede necesitar repetir este procedimiento por varios días, antes de que desaparezca la piel gruesa.

Para los callos o las durezas persistentes en los pies, aplique una pasta de 40 por ciento de ácido salicílico durante la noche y raspe la piel blancuzca a la mañana siguiente. Repita cuantas veces sea necesario. No trate de cortar o quemar los callos o las durezas en los pies.

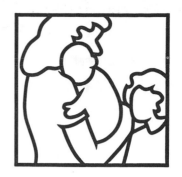

Capítulo 10

La salud del bebé y del niño

Cuando su niño se enferma o se hace daño, usualmente usted es la primera persona disponible para brindarle cuidado. Su calma, confianza y capacidad en cuidar los problemas de salud de sus niños les ayudará a ellos a disfrutar de una niñez saludable y a aprender la importancia y práctica del autocuidado según van creciendo.

Casi todos los problemas de la salud en este libro pueden afectar a los niños. No obstante, unos pocos son casi exclusivos de la niñez. Para su conveniencia, hemos agrupado esos problemas en este capítulo. Si el problema que busca no se encuentra en este capítulo, por favor, búsquelo en el índice de materia.

Para más información sobre la salud del niño, lea los Recursos 20 al 23 en la página 314.

Información sobre los bebés

Los siguientes y breves comentarios son de especial importancia para los padres de bebés recién nacidos hasta un año de edad. Esta información, así como también la información sobre

bebés en el "Examen físico casero" (lea la página 143), pueden ayudar a disipar algunos temores innecesarios.

El cordón umbilical y el ombligo

El cordón umbilical se caerá y el ombligo se cicatrizará, por lo general, en una a tres semanas. Después que se caiga el ombligo, por algunos días puede haber entre los cambios de pañales días una secreción de menor tamaño que una moneda de veinticinco centavos. Esto no necesita tratamiento especial.

Después de dejar el hospital, limpie el ombligo varias veces al día con un algodón mojado en alcohol para fricción. Descontinúe esta práctica cuando el ombligo haya cicatrizado. No le dé al bebé un baño en bañerita o de tina hasta que el ombligo haya cicatrizado. Mantenga el ombligo seco. La forma como haya sido cortado el cordón en el hospital no afecta la apariencia del ombligo. Llame a su doctor si hay enrojecimiento, hinchazón o una secreción del ombligo con mal olor.

Continuación
Dar pecho (amamantar)

Entre los cuatro a seis meses de edad, los bebés sólo se alimentarán con leche de fórmula o leche materna. La leche materna es un alimento natural para los bebés. Es fácil de digerir y contiene los anticuerpos que protegen de enfermedades al bebé. Para muchas mujeres el amamantar también es una experiencia muy gratificante. Su médico de familia, una asesora o consultora en alimentación con leche materna (lactación) o una oficina local de La Liga de la Leche puede enseñarle a darle pecho a su recién nacido. Lea también el Recurso 65 en la página 316.

Aunque la alimentación con leche materna es lo mejor para su bebé, los bebés también pueden obtener una buena nutrición con la leche de fórmula. Si a usted no le es posible amamantar a su bebé, tómese más tiempo en acariciar y cargar a su bebé durante el período de alimentación.

Sobre la circuncisión

La circuncisión es una cirugía para eliminar el pliegue de piel que cubre el glande del pene (prepucio) de un recién nacido. Sobre el 60 por ciento de los varones en los Estados Unidos están circuncidados. Esta cifra representa una disminución en comparación con más del 80 por ciento de niños circuncidados a finales de la década de los años setenta.

Hay beneficios y riesgos asociados con la circuncisión. Como beneficios, la circuncisión reduce el riesgo de cáncer del pene, el cual afecta aproximadamente a 1 en 600 hombres que no están circuncidados en los Estados Unidos. El cáncer del pene es raro en los niños y en los hombres circuncidados. Para los hombres que no están circuncidados, el riesgo de contraer cáncer del pene puede reducirse de una manera significativa lavándose regularmente el pene. El hombre que no está circuncidado debe lavarse halándose

---

Sillas de automóviles para niños

Las sillas de automóviles para los bebés y los niños salvan vidas. Muchos estados en el país las exigen para todos los niños menores de cuatro años y para áquellos que pesan menos de 40 libras (aproximadamente de 18-20 kilos). Los niños que no están en sus sillas de automóviles pueden resultar gravemente heridos o hasta morir en accidentes de tránsito, o inclusive en paradas bruscas a poca velocidad.

Para bebés bajo 20 libras de peso (aproximadamente 8-10 kilos): use una silla de auto para bebés que se recline y mire hacia atrás.

Para bebés y niños por encima de 20 libras de peso (aproximadamente más de 10 kilos): use una silla de niño que mire hacia adelante y tenga una protección o arnés. Algunas sillas de automóviles de bebés se pueden convertir en sillas para niños.

Para niños mayores de cuatro años y por encima de 40 libras (aproximadamente más de 20 kilos): use una silla elevadora que le permite al niño ver fuera de la ventana. Use los cinturones de seguridad normales alrededor de las caderas y los hombros.

Sea siempre un buen ejemplo para sus niños con el uso de su cinturón de seguridad y en todo momento insista en que ellos se abrochen los suyos.

para atrás el pliegue de piel que cubre el glande. La circuncisión también puede reducir el riesgo de infecciones en el tracto urinario en los varones jóvenes.

Los riesgos de la circuncisión son moderados. Las complicaciones de una infección local o que la herida sangre después de la operación son aproximadamente 1 en 250 casos. Morir por complicaciones de este procedimiento es *extremadamente* raro. El procedimiento causa dolor e inquietud (o intranquilidad) en el bebé por varias horas. A pesar de que la anestesia local puede reducir la molestia del bebé, así mismo puede añadir riesgos adicionales y normalmente no se recomienda. Por lo general, la circuncisión no se aconseja cuando un bebé está enfermo. Hable sobre los riesgos y los beneficios de la circunsición con su doctor. La decisión es enteramente suya.

A los padres que eligen no circuncidar a su hijo se les aconseja que le enseñen al niño a lavarse bien el pene cada vez que se bañe, halándose hacia atrás el pliegue de piel que cubre el glande. Este pliegue de piel puede que no se retracte completamente hasta los tres o más años de edad.

Examen físico casero

Los padres podrán querer hacerle periódicamente exámenes físicos caseros a sus niños. Los exámenes físicos caseros le ayudan a aprender cómo es su niño o niña cuándo está saludable y a reconocer mejor los síntomas que cambian cuando se presenta una enfermedad. Este también es un buen momento para enseñarle a los niños sobre sus cuerpos y su salud. Además de medir o examinar los signos vitales (lea la página 24), observe cada parte del cuerpo del niño.

Itinerario (o programa) de los exámenes físicos caseros

- Recién nacido a 6 meses: mensualmente

- 6 a 12 meses: un mes sí y uno no

- 1 a 5 años: dos veces al año

- 6 años o más: una vez al año

Organize los instrumentos:

- Libreta o cuaderno de anotaciones y lapicero (bolígrafo)

- Linterna de bolsillo

- Termómetro

- Depresor de lengua (el mango de una cucharilla o una paleta de madera también sirve)

- Reloj con segundero

- Balanza de peso y cinta de medir

- Estetoscopio (opcional)

Prueba de constricción de las pupilas

- Oscurezca la habitación.

- Dirija el rayo de una luz de linterna de bolsillo del lado derecho a la pupila derecha.

- Dirija la luz del lado izquierdo a la pupila izquierda.

- Repita observando el tamaño de ambas pupilas. Ambas pupilas deben encogerse al mismo tamaño.

Nota: algunas personas normalmente tienen pupilas de tamaño diferente. Aprenda lo que es normal para cada persona.

Continuación

• Otoscopio (opcional; lea la página 297)

1. Mida la estatura del niño y péselo.

2. Tómele la temperatura, el pulso y la respiración. Usted aprenderá a conocer los signos vitales del niño y sabrá cuándo algo no está bien. Lea la página 24.

3. Cabeza, vello, cuero cabelludo: la parte suave de la cabeza de un recién nacido (la fontanela o la mollera) normalmente es plana o un poco hundida. La cabeza puede estar deformada, pero se pondrá redonda en pocas semanas. Llame a su doctor si la fontanela o mollera se abulta cuando su bebé no está llorando, o se hunde cuando su bebé está enfermo. El vello en la cara o el cuerpo de un recién nacido desaparecerá en pocos meses. Llame a su doctor si nota un matiz amarillento en la piel o en los ojos del bebé (condición llamada ictericia).

En bebés más grandes y niños, examine la cabeza para ver si hay manchas peladas, piojos (lea la página 132), exfoliación o salpullidos. Lea la página 150.

4. Ojos: los ojos de un recién nacido pueden torcerse o estar bizcos, pero se volverán más coordinados a medida que se fortalezcan los músculos de los ojos. Si después de dos o tres meses todavía están torcidos, háblelo con su doctor. Algunos bebés tienen los conductos lagrimales bloqueados o muy estrechos y los bebés pueden llorar sin lágrimas o expulsar lágrimas sin llorar.

Examine a los bebés y a los niños mayores por si tienen excesiva secreción amarilla oscura o costrosa, u ojos muy rojos. Lea

Conjuntivitis en la página 99. Haga la prueba de la constricción de la pupila. (Ver recuadro en la página anterior).

5. Nariz: es normal para un bebé resollar y estornudar durante las primeras semanas de vida. Raramente esto indica una gripe o un resfrío. También es común para los bebés tener hipo y salivar.

Para bebés más grandes y niños, observe la respiración por la nariz o las fosas nasales, el color del moco y el color del tejido nasal (normalmente rosado).

6. Oídos: las orejas en los recién nacidos pueden ser suaves y colgantes o flojas. A medida que el niño crece, el cartílago se vuelve firme.

Para bebés y niños, examine si hay costras en la parte de afuera de las orejas. Sacuda la oreja y fíjese si reacciona con sensibilidad (lea la página 108). Examine dentro del oído por si hay cerumen, mal olor o secreciones. Lea la página 104.

Si tiene un otoscopio (lea la página 297) y puede hacerlo sin dificultad (esto es, sin aguantar al niño), examínele el tímpano y el conducto auditivo externo. El tímpano normalmente es rosado grisáceo y brillante. Si su niño está llorando o tiene una infección de oídos, el tímpano puede estar rojo. Lea la página 104.

7. Audición: usted puede examinar la audición sujetando a un lado de la cabeza del niño--fuera de la vista de él--un reloj que haga tictac. Lentamente mueva el reloj cerca del niño hasta que él lo oiga. Repita el mismo procedimiento en el otro oído. Anote (o escriba) para cada oído la distancia en la cual el niño oye el tictac por primera vez.

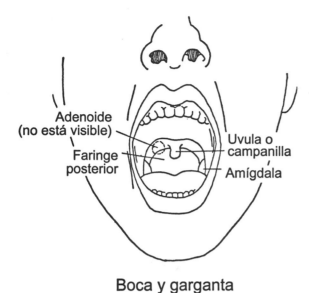

Boca y garganta

8. Boca, dientes: use una linterna pequeña o de bolsillo para examinar si hay ampollas o manchas blancas en la lengua, dentro de la boca o los labios. Las encías sanas son rosadas, algunas veces grisáceas, firmes y fuertes. Estas crecen pegadas alrededor de cada diente. Fíjese si las encías sangran, si presentan manchas marrones, o si hay placa. Use tabletas que señalan residuos de placa después de haberse cepillado los dientes. Lea la página 241.

9. Garganta: use una linterna pequeña o de bolsillo y un depresor de lengua para examinar la garganta. La garganta y las amígdalas normalmente son de color rosado oscuro y tienen un aspecto saludable. Fíjese si la garganta está de color rojo brillante o si las amígdalas (o anginas) están hinchadas o cubiertas con manchas blancas o amarillentas (lea la página 95). Observe si hay mucosidad que se escurre por detrás de la garganta (goteo nasal posterior).

10. Cuello, ganglios linfáticos: compruebe la flexibilidad del cuello. Pídale al niño que se toque el pecho con la barbilla. Si no puede hacer esto o le causa dolor agudo,

lea "Encefalitis y meningitis" en la página 90 y considere llamar a su profesional de la salud. Examine el cuello por si los ganglios linfáticos están hinchados y si el cuello tiene flexibilidad.

• Coloque suavemente su mano bajo la mandíbula izquierda del niño.

• Pídale al niño que se relaje e incline un poco la cabeza hacia la derecha.

• Examine si hay pequeños bultos (nódulos linfáticos) desde la barbilla hasta la oreja y desde la mandíbula hasta el brazo en cada lado. Vea la ilustración.

• Lea en la página 97 más información sobre ganglios hinchados.

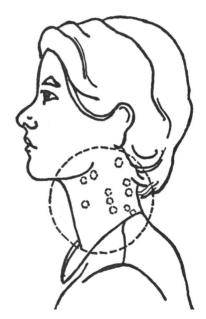

Ganglios linfáticos en el cuello

11. Columna vertebral: escoliosis es cualquier curvatura de la columna hacia el lado derecho o izquierdo del cuerpo. La causa de la mayoría de los casos de escoliosis no se conoce. La postura descuidada no es una causa. Observe si se presenta escoliosis en los niños entre las eda-

Continuación

des de los 6 y 16 años. Pídale al niño que se pare, sin su camisa, de espalda a usted. Fíjese:

- ¿Hay alguna curvatura obvia de lado a lado de la columna?

Escoliosis

La escoliosis es más corriente en las niñas después de los 9 a 10 años de edad. Aunque una escoliosis leve no necesita de tratamiento médico, ésta debe ser evaluada muchas veces al año. La escoliosis severa puede causar más tarde problemas de corazón, respiratorios y de espalda. Si la curvatura es pronunciada o se está empeorando, unas abrazaderas temporales para la espalda y otros tratamientos durante los años de crecimiento pueden evitar problemas de salud, o la necesidad de una cirugía en el futuro.

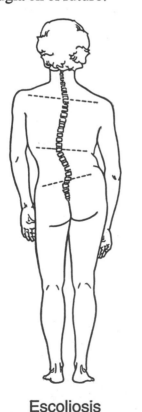

Escoliosis

- ¿Hay más espacio de un lado que de otro lado entre el brazo y el cuerpo?

- ¿Está notablemente una escápula más alta que la otra?

- ¿Está notablemente una cadera más alta que la otra?

Pídale al niño que estire sus brazos hacia adelante, las palmas de las manos juntas, que se agache despacio y se toque los dedos de los pies.

- ¿Hay alguna joroba (jiba) en la espalda?

- ¿Pareciera que está una escápula más alta que la otra?

Notifique cualquier anormalidad evidente a su profesional de la salud.

12. Torso, pechos (senos): con frecuencia, los bebés de ambos sexos tienen alguna hinchazón en uno o ambos pechos y algunas veces puede haber una secreción de los pezones. Esto es normal y debe desaparecer en pocas semanas. Si no, visite a un profesional de la salud. Fíjese que ambos lados del torso se vean iguales. Escuche si hay sonidos anormales en la respiración (irregulares, roncos, como silbidos, crujido seco, o como gorgoteos).

13. Abdomen y cordón umbilical: las fajas estomacales no van a prevenir una hernia umbilical (o un ombligo salido). Las hernias umbilicales usualmente desaparecen en un año; sin embargo, algunas veces pueden tardarse muchos años en desaparecer.

Con el niño acostado boca arriba, presione y palpe suavemente los cuatro cuadrantes del abdomen (a la izquierda y a la derecha, encima y debajo del ombligo). Palpe buscando durezas y áreas dolorosas o muy sensibles al tacto. Una masa dura suave en el centro inferior del abdomen es probablemente sólo una vejiga llena que debe desaparecer después que el niño orine.

14. Genitales: varones y niñas: examine el área genital por si hay presencia de llagas, áreas enrojecidas e hinchadas, o secreciones. No se debe tener dolor cuando se orina. La orina debe salir regularmente en un chorro consistente, sin esfuerzo. La orina debe ser amarilla pálida y no debe tener un olor fuerte a amoníaco.

Hable con un profesional de la salud sobre cualquier esfuerzo, goteo o dolor al orinar. Lea también Infecciones del tracto urinario en la página 177.

Varones: el tamaño del pene y el escroto varía en los bebés. Los testículos están normalmente en el escroto al momento del nacimiento o descenderán poco después. Presione muy suavemente. Usted debe palpar dos testículos, uno a cada lado del escroto, como del tamaño de un frijol. Fíjese si los testículos han descendido. Los testículos y el escroto se agrandan cuando un varón tiene entre 10 a 13 años de edad. Hinchazón, decoloración azulada, dolor, o sensibilidad del escroto requiere atención médica *inmediata*.

Examine la cabeza del pene (el glande) cubierta con el pliegue de piel y que la abertura urinaria esté en la punta del glande. El pliegue de piel se retracta naturalmente a la edad de los tres o cuatro años de edad; no la fuerce hacia atrás. Un endurecimiento ocasional del pene (o una erección) es normal en los bebés y los niños pequeños. Una substancia cerosa en el pene del niño es un lubricante natural.

Niñas: muchas bebés recién nacidas tienen los órganos genitales hinchados y presentan un flujo vaginal las primeras dos semanas de vida. Los genitales de una niña incluyen dos pares de labios denominados labios menores (los internos) y labios mayores (los externos). Estos se encuentran alrededor de las aberturas urinaria y vaginal. En las bebés, los labios internos y el clítoris (la parte delantera donde se juntan los dos labios) son más prominentes que en las niñas más grandes. Los labios algunas veces están pegados, pero generalmente se separan a medida que la bebé crece.

15. Defecación (movimientos de los intestinos) y el ano: la primera defecación de un bebé será negra, sedimentosa (como borra de café) y pegajosa. Esto es del meconio que estaba en los intestinos del bebé antes de nacer. Durante la primera semana, las heces cambiarán de color y consistencia. Si su bebé se alimenta con leche materna, la excreción eventualmente se volverá amarilla, pastosa, granulada o líquida. Si su bebé se alimenta con biberón, la excreción será marrón y de más consistencia.

La frecuencia de la defecación varía con cada bebé; lo normal abarca desde muchas veces al día hasta una vez a la semana. Su bebé tiene diarrea si las heces son líquidas (como mucosidades), verdes y tienen mal olor. Las excreciones sueltas en los bebés que amamantan no es una señal de diarrea a menos que otras señales estén presentes. Para más información, lea la página 155.

Su bebé tiene estreñimiento si los excrementos son duros, secos y difíciles de pasar. El estreñimiento no está relacionado con la frecuencia de la defecación. Para más información, lea la página 35. Asegúrese

Continuación

que la fórmula de leche de su bebé se combine con la cantidad correcta de agua.

En bebés más grandes y niños, examine el ano para ver si hay cortadas, ampollas, o hinchazón. Pregúntele sobre cualquier dolor o picazón. Inspeccione las heces de una defecación reciente. Los excrementos negros o sedimentosos pueden ser una señal de hemorragia interna y debe consultarse con un doctor si esto continúa por varias semanas. Los suplementos de hierro o Pepto-Bismol también pueden poner el excremento negro (pero no sedimentoso).

16. Piernas, brazos: examine por si las articulaciones están hinchadas y si tienen flexibilidad limitada. Observe cualquier rigidez o dolor. Observe que el niño no cojee, arrastre los pies, "meta los pies", o vacile al caminar.

17. Piel: los recién nacidos frecuentemente tienen salpullidos o granitos blancos diseminados en todo el cuerpo que, a menudo, desaparecen sin tratamiento. La piel se puede caer o descamar durante las primeras dos o tres semanas después de nacer. Esto es normal y no requiere tratamiento. De hecho, las lociones pueden empeorar la condición.

En niños más grandes, verifique la piel por tonicidad, color, lunares, verrugas, moretones, cortadas, furúnculos, salpullidos o erupciones y mordidas de insectos.

Las marcas de nacimiento son comunes en los bebés y en los niños pequeños y la mayoría desaparecerán a medida que el niño crezca. Avísele a su profesional de la salud sobre cualquier cambio en las marcas de nacimiento.

Las manchas de color salmón ("mordidas de la cigüeña") son marcas de nacimiento rosadas pálidas que pueden aparecer en el labio superior, los párpados, la frente y la parte de atrás del cuello. Estas desaparecerán a los pocos meses.

Las marcas de nacimiento como fresas o frutillas son granitos suaves y rojos formados por una agrupación de vasos sanguíneos. Pueden estar presentes al momento del nacimiento o aparecer durante los primeros meses. Estas marcas pueden crecer hasta por seis meses, estabilizarse por un tiempo corto y luego comienzan usualmente a disminuir y a desaparecer. El sesenta por ciento de estas marcas o granitos desaparecen para los cinco años de edad; casi todas han desaparecido ya para los nueve años de edad. No se necesita tratamiento a menos que continúen creciendo.

Las manchas vino tinto son marcas de nacimiento rosadas pálidas o de color vino. Aparecen por lo general en la cabeza y la cara. Estas manchas son permanentes y se vuelven más oscuras a medida que el niño crece.

Las marcas de nacimiento tienen que quitarse únicamente si éstas interfieren con la respiración o la visión, o desfiguran la cara. Si se desea una cirugía u operación por razones de estética, es mejor esperar que el niño sea un poco mayor.

18. Manos, pies, uñas: fíjese si las manos tienen verrugas, callos y ampollas. Sienta la firmeza del puño. Examine si los pies y los dedos de los pies presentan infecciones causadas por hongos, exfoliación, callos o durezas. Las uñas se examinan por si se desprenden o si se pelan (consistencia).

19. Salud mental: este es un buen momento para preguntar, observar y escribir sobre el comportamiento y las actitudes de su niño. Note si el niño se chupa el dedo, se hala el cabello, se da golpes en la cabeza, o si tiene comportamientos anormales. También lea el capítulo sobre el Autocuidado de la salud mental en la página 277.

Orinarse en la cama

El orinarse en la cama (enuresis) es común en los niños pequeños. La mayoría de ellos superarán este problema con el aumento de tamaño de la vejiga y más control sobre ésta, para la edad de los seis u ocho años. Una infección del tracto urinario o problemas emocionales raramente causa mojar u orinar la cama.

Prevención

• Estimule a su niño a tomar más líquidos durante el día. La producción extra de orina agrandará la vejiga.

• Limite lo que el niño toma dos horas antes de irse a la cama (pero no discuta sobre unos pocos sorbos de agua).

• Pídale al niño que practique empezar y detener el chorro de orina para mejorar el control de la vejiga.

• Recuérdele al niño que se levante durante la noche para orinar. También puede ser de ayuda si le coloca una lucecita de noche y una sillita con una bacinica para orinar al lado de su cama.

Tratamiento casero

• No castigue o se burle del niño por orinarse en la cama. Alabe al niño por las noches en que no se orina y no reaccione excesivamente en las noches en que sí se orina.

• Permita que los niños de más de cuatro años de edad ayuden a solucionar el problema. Prémielos por las noches en que no se orinan y póngalos a ayudar a limpiar a la mañana siguiente de orinarse.

Cuándo llamar a un profesional de la salud

• Si el orinarse en la cama ocurre con dolor o ardor.

• Si la prevención y el tratamiento casero no son efectivos después de cuatro a seis semanas, o si el orinarse en la cama se vuelve más frecuente o agudo. Su doctor puede descartar o tratar cualquier causa física del niño que le causa orinarse en la cama.

• Si el orinarse en la cama continúa después de los cinco años de edad.

Varicela

La varicela es una enfermedad leve, en comparación con otras enfermedades. Casi todos los niños la contraen. Durante los primeros dos días, por lo general, su niño se sentirá enfermo; quizás tendrá un resfrío, tos, fiebre y dolor abdominal. Luego le aparecerá una erupción de pequeños puntos rojos, como unos granitos. Un niño puede tener sólo una o dos manchas o la erupción puede cubrirle todo el cuerpo, incluyendo la garganta, la boca, las orejas, la ingle y el cuero cabelludo.

Las manchas se vuelven ampollas traslúcidas que se ponen opacas, se rompen y se encostran. Esta erup-

Continuación

ción pica mucho. Las manchas continúan apareciendo de uno a cinco días y cesan después de una o dos semanas.

La varicela es muy contagiosa. Los síntomas aparecen en una a tres semanas después de estar expuesto a la enfermedad. El período de contagio comprende desde uno o dos días antes de que las manchas salen, hasta cinco a seis días después que las manchas se producen. Los niños pueden regresar a la escuela o al cuidado maternal o pre-kinder al sexto día después que aparece la erupción, o antes para los casos leves cuando se han caído todas las costras. La encefalitis (lea la página 90) es una complicación rara de la varicela.

Salpullidos de la niñez

Los salpullidos o las erupciones que se presentan con enfermedades de la niñez son difíciles de diferenciar (o identificar). Repase todos los síntomas antes de decidir qué hacer.

Descripción	Enfermedad posible
Manchas rojas, como granitos que se vuelven ampollas; fiebre	Varicela, pág. 149
Salpullido sólo en el área del pañal	Salpullido de pañal, pág. 154
Salpullido en la cara que parece como si las mejillas fueron abofeteadas; salpullido rosado en el pecho que va y viene; quizás fiebre	Quinta enfermedad, pág. 161
Puntitos rojos o rosados en la cabeza, el cuello, los hombros; más corriente en los bebés	Erupción o salpullido por calor, pág. 160
Fiebre alta repentina por 2-3 días seguida de salpullido rosado en el pecho, los brazos, el cuello después que baja la fiebre	Roséola, pág. 161
Salpullido muy menudo; comienza en la cara y cubre todo el cuerpo; ganglios hinchados detrás de las orejas	Rubéola (sarampión alemán), pág. 159
Fiebre, nariz mocosa, tos áspera; ojos rojos 2-3 días antes de que la erupción cubra todo el cuerpo	Sarampión (rara), pág. 159
Fiebre alta, dolor de garganta, salpullido como papel de lija y la lengua con la textura como de una frambuesa	Fiebre escarlatina, pág. 96

Prevención

No hay una prevención efectiva contra la varicela. De hecho, esta es una enfermedad menos molestosa para un niño que para un adulto, por lo que a menudo los padres exponen voluntariamente a sus niños para que la contraigan.

Los adultos que no han tenido varicela deben evitar el contacto con niños que la tengan y también evitar contacto con personas que tengan culebrilla o en inglés, shingles (lea la página 128). Las mujeres embarazadas que nunca han tenido varicela deben ser especialmente cuidadosas, ya que la enfermedad puede dañar al bebé que está formándose en su vientre.

Tratamiento casero

- ¡Cero aspirinas! *No* le dé aspirinas a los niños que puedan tener la varicela porque el uso de aspirina está relacionado con el síndrome de Reye. El síndrome de Reye es una enfermedad fatal que afecta principalmente el cerebro y el hígado de los niños. Su ocurrencia se ha asociado con el consumo de aspirina en niños con varicela o gripe (influenza). Use acetaminófeno para aliviar la fiebre.

- Controle la picazón (lea la página 124). Los baños tibios o calientes con bicarbonato de soda y avena añadidos al agua pueden ayudar. Déle jarabe Benadryl.

- Córtele al niño las uñas bien cortas para evitar que se rasque y se arranque las costras. Estas pueden infectarse si se caen demasiado pronto.

Cuándo llamar a un profesional de la salud

- Si un niño pequeño, de tres meses a tres años de edad, tiene fiebre de 103° ó más, por 24 horas. Lea Fiebre en la página 156.

- Si no se puede controlar la comezón con el jarabe Benadryl y los baños tibios o calientes.

- Si aparecen moretones sin haberse golpeado.

- Si salen llagas en los ojos.

- Si observa señales de encefalitis (lea la página 90). Estas señales son:

  o Dolor de cabeza agudo

  o Somnolencia, modorra o letargo inusual

  o Vómitos continuos

Cólicos

Con frecuencia, los padres de bebés pequeños lamentablemente están conscientes de los cólicos. El cólico en realidad no es una enfermedad; es el nombre con que se designa a un conjunto de problemas que causa que los bebés encojan sus piernitas, se les ponga la barriguita dura y lloren. Los doctores no están seguros qué causa el cólico. Con algunos bebés, parece inevitable el que sufran de cólicos.

Afortunadamente, el cólico desaparece a medida que el bebé crece, casi siempre al final del tercer mes. En algunos bebés, los cólicos desaparecen aún más pronto y otros bebés puede ser que nunca sufran de cólicos. A pesar de que no hay un sólo

Continuación

método que sea siempre efectivo para aliviar a los bebés que sufren de cólicos, hay un número de posibles métodos que puede intentar.

Tratamiento casero

• Lo más importante es que usted tenga calma y se relaje.

• Asegúrese que el bebé se esté alimentando lo suficiente y no demasiado. El problema puede ser de hambre y no de cólico.

• Asegúrese que el bebé no trague mucho aire mientras coma. Alimente lentamente al niño, sosteniéndolo en posición bastante erguida y derecha. Sáquele los gases después de cada onza. También puede ayudar el mecer y mover ligeramente al bebé para sacarle el aire del estómago. Manténgalo en posición vertical hasta 15 minutos después de alimentarlo.

• Use tetillas (chupones) para biberones con agujeros bien grandes, como para gotear leche de fórmula fría al menos una gota por segundo. Si el agujero es muy pequeño, los bebés tragarán más aire de alrededor de la tetilla.

• Entibie la leche de fórmula a la temperatura del cuerpo. No la caliente demasiado.

• Mantenga una rutina regular para las comidas, las siestas y el tiempo para jugar. La hora de la comida debe ser un momento tranquilo y sin interrupciones de luces brillantes y ruidos fuertes.

• Déle un chupón (chupete) y trate de mecer o pasear al bebé. También puede ayudar si coloca al bebé en posición boca abajo sobre el regazo (las piernas), o en el antebrazo suyo.

• Calme al bebé con un paseo en carro o caminando afuera, al aire libre. Colocar al bebé cerca de una secadora de ropas, un lavaplatos o una pecera con una bombita de agua, también puede ayudar a calmarlo.

• ¡Pídale a una amistad o a una vecina que le cuide al bebé una noche mientras que usted va a cenar y al cine!

• No sienta remordimientos de cerrar la puerta de la habitación y aumentar el volumen del equipo de sonido una que otra vez; si esto le ayuda a relajarse, también ayudará al bebé. Sin embargo, no deje llorar a su bebé sólo durante los tres primeros meses de vida por más de 15 minutos.

Cuándo llamar a un profesional de la salud

Los cólicos no requieren tratamiento profesional a menos que estén acompañados de vómitos, o diarrea, o ambos, u otras señales de alguna enfermedad más seria. Si el bebé se ve saludable y se comporta normalmente entre los episodios de cólicos y si usted desde el punto de vista emocional puede soportar el ruido del llanto por los tres primeros meses, tiene poca razón de qué preocuparse.

Costra láctea

La costra láctea es una descamación amarillenta aceitosa o costrosa en el cuero cabelludo de los bebés. La causa una acumulación de aceites normales en la piel. La costra láctea es corriente en los bebés y se trata o cura con facilidad.

Tratamiento casero

- Lávele la cabeza una vez al día, con champú de bebé. Para eliminar las escamillas, frote delicadamente el cuero cabelludo con un cepillo de cerdas suaves (un cepillo de diente suave también sirve) por unos pocos minutos. No se preocupe de hacerle daño al cuero cabelludo del bebé; es más fuerte de lo que usted piensa. Enjuáguele bien la cabeza.

- También puede, una hora antes de lavarle la cabeza, frotarle aceite mineral en el cuero cabelludo para aflojar las escamillas.

- Si frotarle la cabeza con un champú regular no es efectivo, trate de usar un champú anticaspa como Ionil-T, Sebulex o Selsun Blue. La aplicación de cualquiera de estos champús debe hacerse con mucho cuidado porque puede irritar los ojos de su bebé.

- Si le sale salpullido en el cuero cabelludo y el salpullido está irritado y enrojecido, puede ayudar una crema suave con cortisona (Cortaid).

Crup

La tos de crup es un problema respiratorio muy corriente en los niños entre las edades de dos a cuatro años. Puede estar acompañada de una infección viral como un resfrío. El síntoma principal es una tos áspera o metálica, que suena como el ladrido de una foca. Es común una fiebre de 100° a 101°. El niño se puede asustar. La tos de crup empeora usualmente en la noche y puede durar de uno a siete días.

Tratamiento casero

- No pierda la calma. El niño ya está asustado y necesita que usted tenga calma.

- Envuelva a su niño en una cobija o frazada y sáquelo afuera, a pasear en el aire fresco. El aire fresco húmedo es lo mejor.

- Humidifique el aire del ambiente para que el niño pueda respirar más fácilmente. Lleve al niño a la sala de baño, abra las llaves de agua caliente y siéntense en el piso de la sala de baño--llena de vapor--a leer una historia o un cuento juntos.

- Ponga un vaporizador o una carpa en el cuarto del niño. Coloque un humidificador bajo la cuna y estire una cobija o frazada desde la cabecera de la cuna para atrapar o encerrar la humedad cerca de la cabeza del niño. Si el niño es mayorcito y no duerme en cuna, estire la cobija sobre un paraguas o mesa de cartas. Quédese con el niño para asegurarse que la cobija no se vaya a caer. Con un humidificador de aire fresco, el aire va a ser bastante frío, pero no se preocupe que a su niño le dé frío. La parte importante del tratamiento es la humedad en el ambiente.

- Si el niño empieza a llorar, lo peor ya pasó. Un niño que puede llorar puede respirar.

Cuándo llamar a un profesional de la salud

- Si el niño deja de respirar o comienza a ponerse azul, llame por teléfono al 911 o a los servicios de emergencia. Si el niño deja de respirar, adminístrele respiración para resucitarlo (lea la página 202) hasta que llegue la ayuda.

Continuación

- Se necesita atención médica inmediata si aparecen y persisten, aún con tratamiento casero, estas señales peligrosas de respiración:

  o Sonido rechinante o estridente cuando el niño respira

  o Hay succión o retracción entre las costillas cuando el niño respira

  o Se ensanchan o sobresalen las fosas nasales

- Si el niño babea o está respirando con la barbilla salida hacia afuera y la boca abierta.

- Si 20 minutos de vapor inhalado o aire fresco no relaja al niño lo suficiente como para permitirle dormir.

- Si el niño tiene fiebre de 102° ó más.

- Si usted o el niño pierde la paciencia y no puede calmarse.

- Si es el primer caso de tos de crup en su familia y necesita tranquilidad o confianza.

- Si la tos de crup dura más de tres noches.

Salpullido de pañal

El salpullido de pañal es una reacción a la humedad y a la bacteria en la orina y el excremento del bebé, o al detergente que se usa para lavar los pañales. Mientras que es una incomodidad para el bebé, el salpullido de pañal usualmente no es peligroso.

Los síntomas del salpullido son las asentaderas (nalgas) y los muslos de color rojo. Será más fácil para usted reconocer el salpullido de pañal luego que lo haya visto por primera vez.

Prevención

- Cambie lo más pronto posible los pañales después que el bebé haya defecado u orinado.

- Deje la piel al aire libre lo más que pueda.

- Lave los pañales con un detergente suave y enjuáguelos dos veces. No use ni cloro ni blanqueadores de ropa.

- Evite por un tiempo usar pañales desechables o pantaletas plásticas si el bebé tiene problemas frecuentes de salpullido de pañal. Estos artículos de ropa atrapan humedad contra la piel del bebé.

Tratamiento casero

- Cambie los pañales con frecuencia. Cada vez que cambie al bebé, lave y seque la piel en el área del pañal. Use una toallita de baño con agua y un jabón suave.

- Trate de proteger la piel con cremas como Desitin, Diaparene, A&D Ointment, u óxido de zinc. Aplique la crema sólo en la piel seca. No continúe usando las cremas si el bebé desarrolla un salpullido, porque éstas hacen más lento el proceso de cicatrización.

- El uso de talco de bebé en el área del pañal puede aumentar el bienestar del bebé. Rocíelo en sus manos primero, luego aplíqueselo al bebé con palmaditas (usted y su bebé inhalarán menos talco de esta manera).

- Pruebe otra marca o tipo de pañal diferente. Algunos bebés toleran mejor una clase que otra.

- Evite pañales demasiado abultados o muy gruesos.

- Deje de ponerle pantaletas plásticas cuando aparezca el salpullido.

- Pruebe otros detergentes si no desaparece el salpullido.

- Añada una onza de vinagre a un galón de agua para enjuagarlos cuando lave los pañales.

Cuándo llamar a un profesional de la salud

- Si el salpullido de pañal se vuelve muy rojo y la piel parece pelada, o adolorida.

- Si el salpullido tiene ampollas, pus, o manchas costrosas.

- Si el problema lo causa diarreas frecuentes, lea a continuación Diarrea y sobre Deshidratación en la página 35.

Diarrea y vómitos

La diarrea y los vómitos los puede causar una gripe estomacal viral, o el comer alimentos poco comunes o consumir cantidades inusuales de comida. El sistema digestivo que se está desarrollando en un bebé algunas veces no tolera grandes cantidades de jugo, de fruta o incluso de leche.

Los bebés y los niños menores de cuatro años de edad, sobre todo los menores de seis meses de edad, necesitan atención especial cuando tienen diarrea o vomitan. Ellos pueden deshidratarse rápidamente. Es posible ayudar a prevenir problemas mediante una observación cuidadosa de la apariencia del niño y su ingestión de líquidos. Para los niños de cuatro años de edad o mayores, lea Diarrea en la página 37 y Vómito en la página 40.

Tratamiento casero

- Para el bebé con diarrea, continúe alimentándolo con leche materna o leche de fórmula. Por las primeras 24 a 48 horas, diluya la fórmula con agua a la mitad de su concentración. Vuelva a usar la leche de fórmula con la concentración completa o normal después de 48 horas.

- Si la diarrea no mejora con leche o fórmula a base de leche, pruebe una fórmula a base de soya, pero vuelva a usar leche después de que desaparezca la diarrea.

- Déle al bebé, cada pocos minutos, algunos sorbos o cucharadas de bebidas de rehidratación como Pedialyte o Lytren. Un bebé con diarrea necesita el doble de líquidos que lo normal. Lea en la página 36 una receta de bebida de rehidratación que puede hacer en casa. No le dé bebidas azucaradas como refrescos o sodas, jugos de frutas concentrados o bebidas para deportistas (como Gatorade).

- Continúe la dieta habitual de un bebé más grande, a menos que sufra de vómitos. Añada a la dieta alimentos que hacen los excrementos más duros, como los plátanos, el cereal de arroz, el pan tostado y otras comidas con almidón o harinas. Evite el jugo de manzana, el cual puede empeorar la diarrea. No es necesario descansar los intestinos; de hecho, los bebés se recuperan más rápido con su dieta habitual.

- No dé medicina contra la diarrea a bebés o niños pequeños.

Continuación

- Si el bebé está vomitando, evite darle alimentos sólidos. Déle sorbos frecuentes de una bebida de rehidratación. Vuelva a alimentarlo cuando el vómito haya cesado al menos por cuatro horas, pero comience lentamente con alimentos simples, como cereal o pan tostado.

- Si los vómitos duran más de cuatro horas, continúe dándole sorbos pequeños y frecuentes de una bebida de rehidratación.

- Observe si hay señales de deshidratación. Lea la página 35.

Cuándo llamar a un profesional de la salud

- Si la diarrea tiene sangre o es como negra.

- Si hay sangre en el vómito.

- Si los vómitos ocurren con dolor agudo de cabeza, somnolencia (modorra), letargo o rigidez en el cuello (el niño puede llorar o gritar cuando se mueve el cuello). Lea la página 90.

- Si aparecen señales de deshidratación. Lea la página 35.

- Si una diarrea severa (muchos excrementos aguados en un niño que parece muy enfermo) dura más de 12 a 24 horas en un bebé menor de seis meses de edad, o uno o dos días en un niño menor de tres años de edad. Si la diarrea es leve a moderada (unos pocos excrementos que son más suaves que lo normal, sin otras señales de enfermedad), llame a un profesional de la salud después de cuatro a siete días.

- Si los vómitos persisten por más de dos a cuatro horas en un niño menor de seis meses de edad, o un día en un niño menor de tres años de edad.

Fiebre

La temperatura alta del cuerpo que ocurre con la fiebre ayuda al cuerpo a combatir más efectivamente las infecciones de virus y bacterias. Por lo general, la fiebre contribuye a la pronta recuperación de una enfermedad.

En los niños, las infecciones virales como los catarros, las gripes o la varicela pueden causar fiebres altas. También causan fiebres las infecciones bacterianas, como la infección estreptocócica de la garganta. La dentición no produce fiebre.

Los niños tienden a sufrir de fiebres más altas que los adultos. Aún cuando las fiebres altas son molestas, éstas raramente causan problemas médicos. Las convulsiones causadas por fiebre (convulsiones febriles) ocurren sólo ocasionalmente. Lea la página 157.

El grado de la fiebre no siempre está relacionado con la severidad de la infección. Cómo su niño se ve y se comporta son mejores guías que el termómetro. Para información sobre cómo tomar correctamente la temperatura en los bebés y los niños, lea la página 27. Todas las temperaturas en esta sección son del tipo rectal.

No hay evidencia médica que las fiebres altas prolongadas pueden causar daño cerebral. El cuerpo limita subir la temperatura por encima de 106°. No obstante, sí puede ocurrir daño al cerebro cuando calor de procedencia externa (como en un vehículo estacionado bajo el sol) aumenta la temperatura del cuerpo sobre 107°.

Tratamiento casero

- Generalmente, si un niño de más de tres años de edad está cómodo o confortable, no se preocupe por la fiebre (o deje que la fiebre siga su curso). La fiebre será más beneficiosa que dañina. Si el niño está comiendo bien y jugando como siempre, por lo general no hay de qué preocuparse.

- Vista al niño con poca ropa y no lo envuelva en cobijas (frazadas).

- Estimule al niño a tomar más líquidos o a chupar pedacitos de hielo o paletas heladas.

- Si el niño está incómodo y tiene fiebre de más de 102°:

  ○ Déle acetaminófeno o ibuprofén. Lea sobre información de dosis en la página 304. *No* le dé aspirina a niños.

  ○ Déle un baño de esponja con agua tibia al niño, por 20 minutos. No use agua fría, hielo ni alcohol de fricción.

Cuándo llamar a un profesional de la salud

- Llame a un profesional de la salud AHORA MISMO si la fiebre se produce con estos síntomas:

  ○ Cuello rígido y dolor de cabeza o confusión

  ○ Dolor de cabeza, náusea, vómito y somnolencia (modorra) excesiva o letargo

  ○ Respiración muy rápida, dificultosa

  ○ Babeo o incapacidad para tragar

- Si un bebé menor de tres meses de edad tiene una fiebre de 101° ó más.

- Si un niño de tres meses a tres años de edad tiene por 24 horas una fiebre de 103° ó más.

- Si un niño, después de cuatro a seis horas de tratamiento casero, tiene una fiebre de 104° ó más y no le baja.

- Si la fiebre ocurre con dolor que no se alivia con tratamiento casero.

- Si la fiebre dura más de tres días.

- Llame a un profesional de la salud si la fiebre dura más de 24 horas y se produce con estos síntomas:

  ○ Vómito, diarrea y dolor estomacal

  ○ Señales de deshidratación (lea la página 35)

  ○ Salpullido en la piel sin ninguna explicación (lea en la página 150 sobre enfermedades comunes de la niñez que causan salpullidos o erupciones)

  ○ Dolor de oído (los bebés por lo general se halan las orejitas cuando tienen dolor)

  ○ Dolor al orinar

  ○ Dolor en las articulaciones

  ○ Cualquier dolor inusual o significativo

Convulsiones febriles

Las convulsiones por fiebre (febriles) o "ataques" son espasmos musculares involuntarios que algunas veces le ocurren a los niños que han tenido un aumento rápido de temperatura (fiebre).

Continuación

Las convulsiones usualmente se producen cuando la temperatura aumenta de forma rápida, con frecuencia antes que usted haya notado que el niño tiene fiebre. Una vez que hay fiebre alta, casi desaparece el riesgo de una convulsión.

El niño que tiene una convulsión se pone rígido y aprieta los brazos, las piernas y los dientes. Los ojos también se pueden ir para atrás y el niño también puede dejar de respirar por unos pocos segundos, puede vomitar, orinarse o defecar. Las convulsiones duran, por lo general, de uno a cinco minutos.

Aunque provocan temor, las convulsiones febriles en los niños de seis meses a cuatro años de edad raramente son graves y no causan daño permanente. Sólo el cuatro por ciento de los niños en esta edad tiene tendencia a sufrir de convulsiones febriles. Más o menos el 30 por ciento de los niños que tiene una convulsión febril tendrá otra, usualmente dentro de los dos años siguientes de la primera convulsión.

Tratamiento casero

Durante una convulsión:

- Proteja al niño de hacerse daño. Acomode o coloque gradualmente al niño en el piso o sostenga a los niños muy pequeños boca abajo en su regazo o piernas. No contenga al niño.

- Voltéele la cabeza a un lado y límpiele la boca de cualquier vómito o saliva para que el niño pueda respirar.

- No ponga nada en la boca del niño para prevenir que se muerda la lengua. Esto puede hacerle daño al niño o lesionarlo.

- Trate de mantener la calma, lo que ayudará a calmar al niño.

- Tómele el tiempo a la convulsión, si es posible.

- Llame por teléfono al 911 o a los servicios de emergencia si el niño deja de respirar por más de 30 a 60 segundos. Comience a darle respiración para resucitarlo. Lea la página 202.

Después de una convulsión:

- Verifique por lesiones.

- Baje la fiebre con acetaminófeno o ibuprofén y baños de esponja con agua tibia. Lea la página 304.

- Ponga al niño a dormir en una habitación fresca. La somnolencia o el letargo es común luego de una convulsión.

Cuándo llamar a un profesional de la salud

- Si una convulsión dura más de cinco minutos, o si ocurre una segunda convulsión.

- Si una convulsión ocurre sin fiebre.

- Si es la primera convulsión del niño, o si usted no ha hablado con su doctor sobre qué hacer si ocurre otra.

- Si el niño es menor de seis meses de edad, tiene cinco años o más, o si un adulto tiene una convulsión.

- Si, después de una convulsión, es incapaz de bajarle la fiebre a 102°.

- Si la fiebre alta se produce con dolor agudo de cabeza, vómito y rigidez del cuello. Lea "Encefalitis y meningitis" en la página 90.

Oxiuros (lombrices) intestinales

Los oxiuros (pinworms o threadworms en inglés) son lombrices o gusanos intestinales minúsculos, como hilos, que infectan el tracto digestivo de los niños pequeños. Los oxiuros intestinales son más corrientes en los niños de cuatro a seis años de edad, aunque cualquier persona puede ser infectada. Los oxiuros viven en la parte superior del intestino grueso, cerca del apéndice y se trasladan afuera del ano a poner sus huevos.

Cuando las lombrices salen a poner sus huevos es casi siempre de noche y por lo general esto hace que el niño se rasque el área del ano. Luego, cuando el niño se chupa el dedo pulgar o se lame un dedo, los huevos se ingieren nuevamente y el ciclo comienza otra vez. Los huevos son muy pegajosos y pueden sobrevivir en la ropa y la ropa de cama por días, donde los pueden recoger otros miembros de la familia.

Una picazón en el área rectal, especialmente durante la noche, es el síntoma más corriente de una infección por oxiuros. Si la infección es muy severa también puede haber dolor abdominal y pérdida del apetito.

Los oxiuros o las lombrices intestinales son comunes y afectan a muchas familias. Si usted sospecha que su niño pueda tener oxiuros, es muy fácil confirmarlo en su propia casa y sin costo alguno. Vaya a la habitación oscura de su niño varias horas después que esté dormido y enfoque una linterna hacia el ano del niño. La luz hará que los oxiuros vuelvan a entrar al ano. Si no observa lombrices después de verificar por dos o tres noches, es poco probable que el niño esté infectado.

Sarampión, paperas y rubéola

El sarampión, las paperas y la rubéola (sarampión alemán) fueron una vez enfermedades corrientes de la niñez. Actualmente, estas enfermedades son bien raras gracias a la vacuna contra el sarampión, las paperas y la rubéola (MMR). Dos inyecciones, una administrada a los 15 meses de edad y la segunda a la edad de los cuatro a seis años, brindan protección de por vida. Los adultos que no han sido inmunizados también pueden necesitar ambas inyecciones.

Brotes locales de sarampión, paperas o rubéola pueden ocurrir dónde las tasas de inmunización no sean lo suficientemente altas.

Síntomas del sarampión:

- Fiebre, nariz mocosa, tos áspera

- Ojos enrojecidos

- Salpullido de puntos rojos en todo el cuerpo

Síntomas de las paperas:

- Hinchazón alrededor de la línea de la mandíbula

- Fiebre y vómito

Síntomas de la rubéola:

- Salpullido menudo rosado que comienza en la cara y cubre todo el cuerpo, acompañado de ganglios linfáticos hinchados detrás de las orejas

Llame a su doctor o departamento de salud para información sobre la vacuna MMR o si sospecha que usted o su niño tiene sarampión, paperas o rubéola.

Continuación
Prevención

Enseñe al niño a lavarse las manos después de usar el inodoro (excusado) y antes de las comidas.

Tratamiento casero

• Pregúntele a su farmacéutico acerca de una medicina que se compre sin receta médica, que sea efectiva contra los oxiuros intestinales (como Reese's Pinworm Medicine).

• Trate a todos los niños en la casa, entre las edades de 2 a 10 años. Si la infección se repite, considere tratar a todas las personas en la familia mayores de dos años de edad.

• Durante el primer día del tratamiento, lave en agua caliente toda la ropa interior, la ropa de noche, las sábanas y las toallas para eliminar todos los huevos y prevenir otra infección. Limpie el inodoro (excusado) y las áreas de dormir con un limpiador desinfectante fuerte.

• Corte y mantenga cortas todas las uñas de las manos.

• Exija que todas las personas se laven las manos con frecuencia, tengan duchas matutinas y se cambien a diario de pijamas y ropa interior.

Cuándo llamar a un profesional de la salud

• Si cualquier medicina produce reacciones como vómito o dolor.

• Si sospecha que sean oxiuros o lombrices intestinales, pero las revisiones durante las noches no revelan nada.

• Si continúa observando lombrices durante la noche, después de tres días de tratamiento casero. Hay medicinas disponibles con recetas médicas mucho más fuertes.

Erupción o salpullido por calor

La erupción por calor, también llamado salpullido por sudor o miliaria, es un salpullido de puntos rojos o rosados que aparecen sobre la cabeza del bebé, el cuello y los hombros. Los puntos parecen granitos minúsculos.

El salpullido por calor lo causa, a menudo, la buena intención de los padres que le ponen demasiada ropa al bebé. También le puede suceder a cualquier bebé en un clima muy caluroso. Se debe vestir ligeramente a un bebé (como un adulto) y estará confortable como los demás a la misma temperatura. Las manos y los pies de los bebés se sienten fríos al tacto porque la mayor parte de su sangre está cerca del estómago ayudando a hacer la digestión.

Prevención

No vista o le ponga demasiada ropa a su bebé. Coloque la mano suya entre las escápulas de los hombros del bebé. Si la piel está caliente o húmeda, el bebé está muy acalorado.

Tratamiento casero

• Vista al bebé en tan pocas ropas como sea posible cuando haga mucho calor.

• Mantenga la piel del bebé fresca y seca.

- Mantenga fresca el área de dormir del bebé.

Cuándo llamar a un profesional de la salud

- Si el salpullido se ve infectado.

- Si el bebé parece enfermo.

- Si el salpullido persiste por más de tres a cuatro días.

- Si la erupción por el calor se produce con una fiebre de 101° que no baja, después que quita algunas prendas adicionales de vestir.

Roséola

La roséola (roséola infantil) es una enfermedad viral leve que con frecuencia empieza con una fiebre alta súbita o repentina (103° a 105°) e irritabilidad. La fiebre dura de dos a tres días. En cuanto la fiebre baja, aparece una erupción de color rosado en el pecho, el cuello y los brazos. Puede durar de uno a dos días. Ya que la fiebre es bien alta y aparece de forma súbita o repentina, pueden ocurrir convulsiones febriles (lea la página 157). La roséola es más corriente en los niños de seis meses a dos años de edad. Es rara después de la edad de los cuatro años.

Tratamiento casero

- Si el niño está incómodo, bájele la fiebre. Lea la página 156.

- Déle de beber muchos líquidos.

- Si sufre una convulsión, lea la página 157.

Cuándo llamar a un profesional de la salud

- Lea Cuándo llamar a un profesional de la salud bajo Fiebre en la página 157.

Quinta enfermedad

Otra enfermedad corriente de la niñez que causa salpullido se llama eritema infeccioso o "la quinta enfermedad". El síntoma principal es un salpullido rojo en la cara que parece como si las mejillas fueron abofeteadas y un salpullido rosado como encaje en la parte de atrás de los brazos y las piernas, el pecho (torso) y las nalgas (asentaderas). Puede haber una fiebre moderada. El salpullido o erupción puede aparecer y desaparecer por muchas semanas como una reacción a cambios en la temperatura y a la luz del sol.

Esta enfermedad es contagiosa, pero es benigna en los niños. Si es posible, las mujeres embarazadas deben evitar estar expuestas a esta enfermedad porque representa un pequeño riesgo para el bebé que se está formando en el vientre materno.

Tratamiento casero para la quinta enfermedad es sólo mantener al niño confortable y observar si hay señales de presencia de una enfermedad más grave (fiebre sobre 102°; el niño parece muy enfermo).

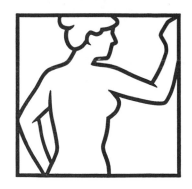

Capítulo 11

La salud de la mujer

Las mujeres siempre han sido expertas en cuanto a salud se refiere. A través de la historia, las mujeres han sido las principales proveedoras de salud y recuperación (asistencia, cuidado social). Inclusive en la actualidad, cuando los hospitales, las clínicas y una gama amplia de profesionales de la salud están disponibles para tratar enfermedades y lesiones, un 80 por ciento de todos los problemas de la salud todavía se tratan en casa, generalmente por las mamás y las abuelitas.

Las mujeres también necesitan ser expertas de la salud para sí mismas. Desde la pubertad hasta la menopausia, las mujeres tienen que enfrentarse con problemas únicos de salud. Este capítulo cubre temas de salud de consideración especial para las mujeres. Con la información necesaria sobre el cuerpo femenino y cómo cuidarlo, las mujeres pueden ejercer un mayor control sobre su salud y con ello, sobre sus vidas.

Para más información sobre temas o asuntos de salud femenina, lea los Recursos 63 y 64 en la página 316.

Salud de los senos

El cáncer de los senos es la primera causa de muerte por cáncer en las mujeres, entre los 40 y 55 años de edad. No obstante, si se detecta temprano, el cáncer de los senos se puede tratar con éxito en un alto porcentaje. Hay tres métodos de detección temprana: el autoexamen de los senos, el examen clínico de los senos y la mamografía.

Si es mujer, mayor de 18 años de edad y está interesada en mantenerse saludable, una de las cosas más importantes que puede hacer para sí misma es un autoexamen de los senos cada mes. La mayoría de las durezas son descubiertas por las mismas mujeres, generalmente casi por accidente. El autoexamen de los senos es una técnica sencilla para ayudarle a aprender qué es normal para usted y para que esté al tanto de cualquier cambio que se presente.

El autoexamen de los senos

Establezca un día fijo cada mes para examinarse los senos. Un buen

Continuación

momento es unos pocos días después de su período mensual, cuando los senos no están hinchados o sensibles. Las mujeres que no tienen la menstruación (después de la menopausia y las mujeres que han tenido una histerectomía o que se les ha extirpado la matriz por cirugía) pueden examinarse los senos el primer día de cada mes.

El tejido de los senos de la mayoría de las mujeres tiene algunos nódulos o algún endurecimiento. Cuando tenga duda acerca de algún nódulo en particular, examínese el otro seno. Si encuentra un nódulo similar en la misma área del otro seno, probablemente ambos senos son normales. Esté alerta si hay una masa que se sienta al tacto mucho más firme o dura que el resto del seno.

Alguna área del seno que sea motivo de preocupación se la puede examinar su profesional de la salud, o también usted puede consultarle cualquier duda que tenga. Lo importante es aprender qué es lo normal *para usted* e informarle de cualquier cambio a su doctor.

El autoexamen de los senos se realiza en tres etapas:

Etapa #1: en el baño o la ducha

Comience el autoexamen de los senos en la ducha o el baño cuando tiene las manos mojadas y enjabonadas y puede moverlas fácilmente sobre la piel. Use la superficie plana de sus dedos (no la punta de los dedos) para sentir cada parte de cada seno y de cada axila. Examine por cualquier nódulo o endurecimiento que no sea normal.

Etapa #2: frente del espejo

Examínese visualmente los senos frente al espejo. Pocas mujeres tie-

nen senos exactamente iguales. Es normal para un seno ser un poquito más grande que el otro. Aprenda lo que es normal para usted. Examínese si tiene cualquier hoyuelo, pliegue o arruga, retracción de la piel, o algún otro cambio en el contorno (perfil) o forma del seno.

Colóquese las manos en las caderas y presione firmemente para flexionar los músculos del pecho. Nuevamente, verifique si hay algún hoyo o cambio en la piel.

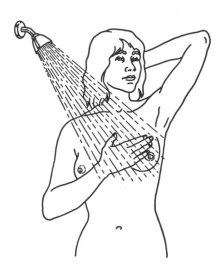

Primer paso

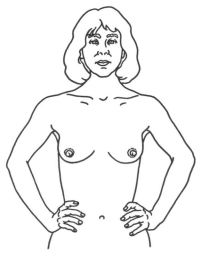

Segundo paso

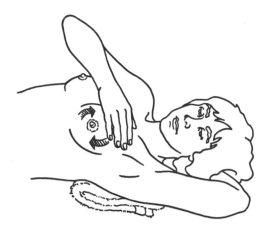

Tercer paso

Luego, apriétese suavemente el pezón de cada seno entre el dedo pulgar y el índice. Fíjese por si sale una secreción.

Etapa #3: acuéstese

Coloque una almohada o toalla doblada bajo su hombro izquierdo y ponga la mano izquierda bajo la cabeza. Use la mano derecha para examinarse el seno izquierdo. Con los dedos relajados, mueva la superficie plana de los dedos en un movimiento suave y circular para examinar el seno. Usted está palpando por nódulos, endurecimientos o cambios de cualquier tipo.

Para asegurarse que examinó todo el seno, imagínese que el seno es un reloj. Comience por la parte más externa (el contorno) a las 12:00, palpése lentamente hacia la 1:00 y luego en el sentido de las agujas del reloj hasta llegar a las 12:00 otra vez. Cuando termine, mueva los dedos una pulgada hacia el pezón y pálpese otra vez en el sentido de las agujas del reloj. Asegúrese de incluir en el examen el pezón, el esternón y la axila.

Mueva la almohada o la toalla al otro hombro y repita este procedimiento en el otro seno.

Si descubre cualquier nódulo inusual, endurecimiento, secreción del pezón o cambios de cualquier tipo, dígaselo inmediatamente a su doctor. Recuerde, la mayoría de los nódulos no son malignos, pero necesitará que su doctor sea el que haga el diagnóstico.

Si examina mensualmente sus senos aprenderá lo que es normal para usted y reconocerá rápidamente si algo cambia. El autoexamen de los senos toma algún tiempo para saberlo hacer. Para aprender esta técnica, pídale ayuda a su doctor.

Examen clínico de los senos

El segundo componente para una detección temprana de problemas de los senos es el examen físico de su profesional de la salud. Este examen es muy similar al autoexamen. Se recomienda un examen clínico de los senos en cada examen pélvico de rutina (lea la página 167), por lo general, de cada uno a tres años hasta los 40 años de edad y después anualmente.

Mamografía

Una mamografía es una radiografía del seno. Ayuda a descubrir tumores

165

Continuación

de los senos que son muy pequeños para ser detectados por un autoexamen de los senos.

Las mamografías son un método efectivo para la detección del cáncer en las mujeres mayores de 50 años. Para las mujeres de 40 a 49 años de edad, todavía no son muy claros los beneficios de la mamografía por los altos costos y las tasas bajas de detección a edades más jóvenes. Los beneficios son más claros cuando hay una historia familiar de cáncer de los senos a temprana edad entre las parientes cercanas.

Al hacer una cita:

- Escoja un establecimiento acreditado por el Colegio Norteamericano de Radiología (American College of Radiology en inglés).

- Haga la cita entre 7 y 14 días después de su período menstrual.

- No use desodorante, perfume, talco o loción, que pueda afectar la calidad de la radiografía.

- Vístase con una ropa que le permita quitarse nada más la camisa o la parte de arriba.

Consejos de salud para los senos

- Hágase el autoexamen de los senos cada mes. La mayoría de las durezas las descubren las mismas mujeres. Si se detecta temprano, el cáncer de los senos puede tratarse con éxito o de manera efectiva en un 90 por ciento de los casos.

- Solicite un examen clínico de los senos cada vez que se haga un examen pélvico.

- Hágase una mamografía de vez en cuando. Lea "Frecuencia" en Pruebas para detección temprana en la página 23.

- Limite las bebidas alcohólicas a una bebida al día. El tomar demasiado aumenta el riesgo de cáncer de los senos.

Salud ginecológica

Los exámenes pélvicos y las pruebas de Papanicolau son componentes vitales de la salud de una mujer. Estos exámenes le pueden dar indicaciones tempranas de cualquier anormalidad en sus órganos reproductivos. Es mejor descubrir cualquier enfermedad en su etapa inicial, cuando es más fácil tratarla.

Autoexamen

Los órganos genitales de una mujer incluyen dos pares de labios: los interiores (labios menores) y los exteriores (labios mayores). Estos labios se forman alrededor de la abertura urinaria y la vaginal y el clítoris.

Examine periódicamente toda el área genital para ver si hay cualquier llaga, verruga, área hinchada enrojecida, o una secreción inusual. Una secreción normal puede ser blanca a blancuzca amarillenta y oler un poco a vinagre. Puede ser gruesa (espesa) o líquida y estar presente en grandes o pocas cantidades; cada mujer es diferente. Durante la ovulación (el punto medio entre los ciclos menstruales) por lo general hay una gran cantidad de mucosidad transparente y babosa. Si su fluido o secreción parece poco usual en cantidad, olor o textura, lea Vaginitis en la página 179.

No debería existir dolor o esfuerzo al orinar y la orina debe salir en un chorro más o menos constante. La orina debe ser amarilla pálida y no debe tener un olor fuerte a amoníaco. Si siente dolor o ardor al orinar, lea Infecciones del tracto urinario en la página 177.

Los autoexámenes le ayudarán a entender mejor su cuerpo y lo que es normal para usted. Para más información, lea los Recursos 63 y 64 en la página 316.

Examen pélvico

Un examen pélvico hecho por un profesional del cuidado de la salud consistirá de un examen externo de los órganos genitales, una prueba de Papanicolau y un examen manual (casi siempre en este orden establecido).

La prueba de Papanicolau es un examen para detectar el cáncer de la cérvix (o el cuello de la matriz). Las pruebas de Papanicolau detectan del 90 al 95 por ciento de los cánceres cervicales, por lo que representan una prueba confiable e importante. El profesional clínico insertará un espéculo en la vagina y reunirá un grupo de células de su cérvix y su vagina. Puede haber alguna molestia. Dígale al profesional clínico si siente algún dolor. El espéculo puede ajustarse para disminuir la incomodidad.

Las células se colocan en un pequeño cristal y se envían a un laboratorio para su clasificación. Si se encuentran células anormales, su doctor le pedirá que regrese al consultorio para hacerle más pruebas. En cualquier caso, su doctor debe dejarle saber sobre los resultados de su prueba de Papanicolau. Pídale una explicación de sus resultados.

Para el examen manual, el profesional clínico con las manos enguantadas inserta en su vagina dos dedos lubricados y presiona la parte inferior de su abdomen con la otra mano para palpar sus ovarios y útero.

Para hacer una cita

Hay opiniones divergentes o diferentes acerca de con cuánta frecuencia una mujer debe hacerse una prueba de Papanicolau. El primer examen se recomienda cuando una niña o mujer comienza a tener relaciones sexuales. Es por ello que una joven de 16 años de edad, que ya tiene relaciones sexuales, debe hacerse un examen.

Las pruebas de Papanicolau se recomiendan de cada uno a tres años, después de tres pruebas consecutivas normales de detección, hasta los 65 años de edad. Su doctor le podrá recomendar una prueba más frecuente dependiendo de sus resultados, o historia familiar, o ambos.

La decisión de cuán seguido debe de hacer una cita para un examen pélvico debe ser suya y de su profesional de la salud. Esto depende de factores personales como la edad, estilo de vida y su historia médica.

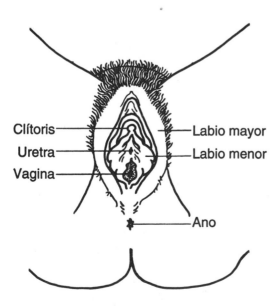

Clítoris
Uretra
Vagina
Labio mayor
Labio menor
Ano

Aparato genital femenino

Continuación

- Haga la cita para una o dos semanas después de su período.

- No se dé una ducha vaginal, tenga relaciones sexuales (coito) ni use productos higiénicos vaginales por 24 horas antes de que le hagan el examen porque ello puede alterar los resultados.

Embarazo: cómo engendrar un bebé saludable

Usted puede aumentar las posibilidades de que su bebé sea saludable. Las siguientes guías le ayudarán.

Antes de la concepción

La salud de la madre, antes y durante las primeras semanas después de la concepción, es especialmente importante para la salud del bebé. Comience a ayudar a su bebé aún antes de concebirlo.

- Si tiene diabetes, alta presión de sangre, ataques epilépticos, o cualquier enfermedad hereditaria, hable con su doctor antes de quedar embarazada.

- Antes de comenzar a tratar de quedar encinta, hágase un examen de sangre para verificar su inmunidad al sarampión. Si su prueba es negativa, usted querrá recibir la inmunización, esperar y usar alguna forma de anticoncepción durante al menos tres meses después de la vacuna.

- Si tiene cualquier síntoma de enfermedades transmitidas sexualmente o si está insegura de la historia sexual de su pareja, lea las páginas 195 a 199 y coordine una consulta con su doctor para exámenes y pruebas.

- Coma una dieta balanceada. Asegúrese que su dieta incluya suficientes vegetales verdes y legumbres. Estos contienen ácido fólico que ayuda a prevenir ciertos defectos de nacimiento, como es la médula espinal bífida (o partida en dos). Otras fuentes buenas de ácido fólico incluyen cereal enriquecido y pan de trigo entero o integral.

- Deje de fumar. Lea la página 100.

- Deje de tomar bebidas alcohólicas.

- Deje de usar cualquier droga ilegal y elimine cualquier medicina que no sea absolutamente esencial.

- Si está ansiosa o deprimida, busque ayuda. Lea las páginas 283 a 284.

Pruebas de embarazo para hacer en casa

Si queda embarazada es importante que lo sepa inmediatamente. La forma más rápida es con una prueba de embarazo para hacer en casa (como First Response, Clearblue Easy y Advance Pregnancy Test). Cuando se realizan correctamente, estas pruebas son económicas y muy confiables en sus resultados. Algunas pruebas pueden mostrar resultados positivos a los pocos días de la falta de un ciclo menstrual. Seleccione una prueba que tenga instrucciones sencillas y sígalas exactamente cómo se le indica. Los errores pueden producir resultados falsos.

Si la prueba es positiva, haga una cita con su doctor para confirmar el resultado de la prueba y para comenzar consultas, o cuidado prenatal, o ambos.

Malestares de embarazo

Para muchas mujeres, los primeros meses del embarazo traen consigo una condición que incluye síntomas de mareo, náusea, vómito, e inapetencia. Estos malestares pueden ocurrir a cualquier hora del día. Este es un resultado normal del ajuste hormonal del cuerpo al embarazo. El siguiente tratamiento casero puede ayudarle:

- Coma de cinco a seis comidas pequeñas al día para evitar tener el estómago vacío. Incluya alguna proteína en cada una de estas comidas.

- Coma galletas saltinas bajas en sal, o pan tostado antes de levantarse de la cama en las mañanas.

- Aumente el consumo de vitamina B6 comiendo más granos y cereales, germen de trigo, nueces, semillas de ajonjolí y legumbres. Hable con su doctor antes de tomar suplementos de vitaminas durante el embarazo.

- Mantenga una actitud positiva. Estos malestares usualmente sólo duran los tres o cuatro primeros meses del embarazo.

- Cómprese un buen libro sobre el embarazo (la maternidad) y comience a leerlo. Lea los Recursos 53 a 55 en la página 316.

Primer trimestre del embarazo

- Continúe sin fumar, sin tomar bebidas alcohólicas y sin usar drogas.

- Obtenga cuidado prenatal de su doctor de familia o cuidado primario, obstetra o del departamento local de salud.

- Continúe mejorando su nutrición. Llame a su departamento de salud para saber si es elegible para alimentos suplementarios a través del programa WIC (Women, Infants, and Children en inglés. Este programa es para mujeres, bebés y niños). El programa WIC proporciona cupones para alimentos nutritivos a las mujeres que están en alto riesgo de tener problemas durante su embarazo.

- Comience a tomar las vitaminas prenatales que le recomiende su doctor.

- Evite tocar heces de gatos y cajas fecales. También, cocine bien todas las carnes antes de comerlas. Las heces de gatos como también las carnes casi crudas o sin cocinar bien pueden transmitir toxoplasmosis. La toxoplasmosis es una infección que puede producir daño en el cerebro del bebé que se está formando, o puede causar una pérdida o aborto.

- Evite todos los vapores o productos químicos, emanaciones de pinturas, rociadores de pelo y substancias venenosas.

- Si toma café o refrescos con cafeína, reduzca la cantidad a dos tazas o no más de medio litro de refrescos al día.

Segundo trimestre del embarazo

- Continúe la práctica de los consejos descritos anteriormente.

- Disminuya los riesgos de caídas o golpes traumáticos:

  ○ Siempre utilice su cinturón de seguridad.

Continuación

o Use zapatos cómodos, sin tacón.

o Continúe en su práctica habitual de ejercicios con niveles moderados para que así no esté exhausta o tenga respiración entrecortada.

o Evite deportes con alto riesgo de caídas o impacto.

o Beba más leche (como un litro ó 4 vasos al día de leche descremada o baja en grasas).

o Controle su peso según se lo recomiende su doctor.

Tercer Trimestre del embarazo

• Practique todos los consejos descritos anteriormente.

• Obtenga suficiente descanso (reposo).

• Tome clases de parto con su pareja o entrenador(a) asignado(a).

• Si es apropiado, haga que sus otros niños tomen una clase para ayudarles a adaptarse al nuevo bebé.

• Practique los ejercicios de relajación en la página 254. Estos le serán de utilidad durante el parto.

• Desarrolle con su doctor y su pareja un plan escrito de nacimiento que especifique sus deseos y expectativas durante la labor de parto y el alumbramiento (dar a luz o aliviarse).

• Mantenga un buen sentido del humor.

Parto por cesárea

La mayoría de los bebés nacen de forma natural o vaginalmente, tal cual la naturaleza lo indica. Sin embargo, cuando la salud del bebé o la mujer está en peligro, los doctores también pueden traer al bebé al mundo por medio de una incisión (corte) en el abdomen. Este procedimiento se llama parto por cesárea.

Hay tres aspectos fundamentales de interés con respecto a los partos por cesáreas:

• Más riesgo. Muchas madres que tienen una cesárea desarrollan infecciones o sufren de hemorragias que requieren medicinas o tratamientos adicionales. La tasa de mortalidad materna por cesáreas es cuatro veces mayor que la tasa de mortalidad por partos vaginales.

• Recuperación más larga. Generalmente, usted puede irse a casa en uno o dos días después de un parto vaginal (o natural). Las estadías en un hospital después de partos por cesáreas pueden ser de tres a cinco días. Después de una cesárea, debe limitar su actividad durante las cuatro a seis semanas siguientes para ayudar a cicatrizar la herida.

• Menos participación. La madre y los otros miembros de la familia pueden participar más en un parto natural o vaginal. El parto por cesárea es una cirugía, lo que limita la participación.

El parto por cesárea es un procedimiento apropiado cuando el bebé o la madre está en peligro. Una cesárea no se debe hacer simplemente porque es más fácil de planificar o porque usted ya ha tenido un parto por cesárea. Pregúntele a su doctor lo que puede hacer para ayudar a evitar la necesidad de un parto por cesárea.

Pérdida de sangre entre períodos menstruales

Muchas mujeres sufren de pérdidas de sangre o manchas entre los períodos mensuales. Esto no significa necesariamente que existe una condición seria. El uso de un aparato o dispositivo intrauterino (IUD en inglés) puede aumentar sus probabilidades de manchar entre menstruaciones. Una pérdida leve de sangre es normal durante la ovulación y durante los tres primeros meses de tomar las píldoras anticonceptivas. También es corriente manchar o sangrar regularmente mientras que se amamanta o se le dá pecho al bebé.

Si la pérdida de sangre no es mucha y ocurre sólo de vez en cuando, probablemente no hay razón para preocuparse. Use tampones o toallas sanitarias y evite la aspirina, la cual puede prolongar el flujo de sangre.

Cuándo llamar a un profesional de la salud

- Si la pérdida o el flujo de sangre está acompañada de dolores o calambres poco usuales, o fiebre.

- Si la pérdida de sangre es mucha (cambiarse una toalla sanitaria de tamaño maxi o un tampón de tamaño super cada hora, por más de cuatro horas).

- Si la pérdida de sangre dura más de tres días consecutivos u ocurre durante tres meses seguidos.

- Si la pérdida de sangre ocurre después de tener relaciones sexuales (coito).

Menopausia

La menopausia se le presenta a la mayoría de las mujeres entre los 45 y los 55 años de edad, cuando comienza a declinar la producción de hormonas femeninas (estrógeno y progesterona). Estos cambios hormonales causarán períodos menstruales irregulares antes de suspenderse del todo. La mujer también puede experimentar episodios u oleadas de sofocante y súbito calor, sequedad vaginal y cambios emocionales. La osteoporosis también está directamente relacionada con la disminución del estrógeno que ocurre con la menopausia. Lea la página 69.

Los períodos irregulares pueden significar flujos menstruales más fuertes o más ligeros, intervalos entre las menstruaciones más largos o más cortos, o manchas frecuentes de sangre. Algunas mujeres tienen períodos irregulares por años durante la menopausia. Otras tienen períodos regulares hasta que se suspenden del todo. Cada mujer es única y experimentará la menopausia de una forma diferente.

Los fogajes o sofocos son períodos repentinos de intenso calor, sudoración y rubor. Un fogaje a menudo comienza en el pecho y se extiende al cuello, la cara y los brazos. De un 75 a 80 por ciento de las mujeres que atraviesan por la menopausia sufren de sofocos. Pueden ocurrir tan frecuentemente como una vez por hora y durar tanto como de tres a cuatro minutos. Si ocurren durante la noche, pueden interrumpirle el sueño. La mayoría de los sofocos desaparecen en un año o dos.

La sequedad vaginal, o la pérdida de lubricación y humedad en la vagina, pueden causar dolor durante y después de tener relaciones sexuales.

Continuación

Estos cambios vaginales también pueden aumentar los riesgos de infecciones. Lea Vaginitis en la página 179.

Los cambios emocionales o de estado de ánimo los causan las alteraciones hormonales y físicas de la menopausia. Son síntomas comunes el nerviosismo, el letargo, el insomnio, los cambios emocionales bruscos y la depresión.

Con la menopausia, muchas mujeres temen un trastorno emocional y una pérdida de la sexualidad. Por otro lado, muchas mujeres esperan la libertad que les proporciona la menopausia, particularmente la libertad de la molestia del ciclo menstrual y tener que usar contraceptivos.

Comprender lo que le pasa y usar las técnicas de tratamiento casero para aliviar cualquier molestia, le ayudará a superar la menopausia.

Métodos anticonceptivos durante la menopausia

Algunas mujeres pueden continuar ovulando durante la menopausia. Esto significa que hay una pequeña probabilidad de salir embarazada, aún cuando ellas no tengan la menstruación.

Las mujeres que han tenido su último período antes de los 50 años de edad y que no quieren salir embarazadas, deben continuar usando métodos anticonceptivos (diferentes a la píldora) por dos años.

Las mujeres que han tenido su último período después de los 50 años de edad, por lo general, necesitan usar métodos anticonceptivos sólo por un año.

Tratamiento casero

Períodos irregulares:

- Mantenga un diario con las fechas de sus períodos en caso de que necesite hablar sobre ello con un profesional de la salud.

Fogajes o sofocos:

- Mantenga su casa y lugar de trabajo a una temperatura fresca.

- Use capas de ropa suelta o ancha que se pueda quitar fácilmente.

- Beba grandes cantidades de agua y jugos. Evite la cafeína y las bebidas alcohólicas si éstas le producen sofocos.

- Haga ejercicio regularmente. Esto le ayudará a estabilizar las hormonas y a prevenir el insomnio.

Sequedad vaginal:

- Use un lubricante vaginal soluble en agua como K-Y Jelly, Surgilube o Today Personal Lubricant. No use productos basados en petrolatum como Vaseline, o aceite mineral.

Cambios emocionales o de estado de ánimo:

- La mejor cosa que puede hacer para sí misma es entender que usted no está sola o es la única que está atravesando por esta condición. Hable sobre sus síntomas con otras mujeres. Dése a sí misma y pida de otras personas cantidades abundantes de amor, cuidado y comprensión.

Cuándo llamar a un profesional de la salud

- Si tiene pérdida prolongada e irregular de sangre, sobre todo si tiene sobrepeso.

• Si considera la posibilidad de una terapia de reemplazo hormonal.

Terapia hormonal

La terapia hormonal ayuda a aliviar los síntomas a corto plazo de la menopausia. Hay dos tipos de terapia hormonal. La terapia de reemplazo de estrógeno (ERT en inglés) es sólo estrógeno. La terapia de reemplazo hormonal (HRT en inglés) combina el estrógeno y la progestina (progesterona) que es otra hormona.

La terapia de reemplazo de estrógeno usualmente se le receta a las mujeres que han tenido una histerectomía (cirugía para extraer el útero o matriz). Esto es porque la histerectomía aumenta el riesgo de cáncer del endometrio. La terapia de reemplazo hormonal por lo general se le receta a las mujeres que tienen el útero o la matriz. Las mujeres con útero que reciben un reemplazo de estrógeno necesitan exámenes o evaluaciones regulares para ver si hay cambios en las membranas que recubren el útero.

La terapia de reemplazo hormonal disminuye algunos riesgos de salud y aumenta otros. En su decisión al respecto, considere los siguientes factores.

Osteoporosis

Ambos tipos de terapia reducen el riesgo de la osteoporosis y hacen más lento el proceso de pérdida o porosidad del hueso, que ocurre después de la menopausia. Este efecto ayuda a reducir el riesgo de fracturas. Lea información sobre cómo prevenir la osteoporosis en la página 69.

Enfermedad del corazón o condición cardíaca

La terapia de reemplazo de estrógeno reduce el riesgo de una mujer de sufrir una condición cardíaca, al aumentar el colesterol con lipoproteínas de alta densidad (el colesterol "bueno"). Investigaciones de la terapia de reemplazo hormonal también sugieren que hay un efecto "protector del corazón" con el uso de esta terapia.

El efecto "protector del corazón" con el uso de la terapia de reemplazo hormonal puede hacer de ésta una buena selección para muchas mujeres. Esto es porque el riesgo de una enfermedad del corazón es mucho mayor que otros riesgos de salud para las mujeres que ya han pasado la menopausia.

Cáncer de los senos

No está claro si la terapia hormonal aumenta o no el riesgo de cáncer de los senos. Algunos estudios han encontrado que sí lo aumenta; otros han encontrado que no aumenta el riesgo. Sin embargo, las mujeres que han tenido o tienen cáncer de los senos no deben recibir ninguno de los dos tipos de terapia.

Cáncer del endometrio

Obtener estrógeno sólo aumenta el riesgo de cáncer del endometrio o uterino. El estrógeno combinado con la progesterona protege contra la posibilidad aumentada de este riesgo.

Enfermedad de la vesícula biliar

Ambos tipos de terapia aumentan el riesgo de enfermedad de la vesícula biliar.

Continuación
Consideraciones

La terapia hormonal reduce las molestias que causan los síntomas de la menopausia. Sin embargo, la terapia hormonal también tiene efectos secundarios que pueden ser intolerables para algunas mujeres. Estos efectos incluyen pérdidas periódicas de sangre por la vagina, sensación de tener gases o estar inflada, calambres, náusea y sensibilidad en los senos. Su doctor podrá disminuir estos efectos secundarios por medio de un ajuste en la dosis hormonal.

Para obtener los beneficios a largo plazo de la terapia hormonal, las medicinas deben tomarse por muchos años. Las mujeres que están recibiendo la terapia hormonal a largo plazo necesitan visitas regulares a un profesional de la salud.

¿Debería usted tomar hormonas?

La terapia hormonal usualmente no se recomienda a las mujeres que han tenido cáncer de los senos, problemas con cóagulos de sangre, enfermedades del hígado, o pérdida de sangre por la vagina (esto último sin diagnósticar por un médico).

Hable sobre los riesgos y los beneficios de la terapia hormonal con su doctor. Parecería que hay pocos riesgos asociados con una terapia hormonal a corto plazo (hasta de un año). Si está considerando terapia a largo plazo, tenga en cuenta lo siguiente:

- Si su riesgo de osteoporosis y enfermedad del corazón ya es bajo, la terapia hormonal a largo plazo probablemente no le brinde beneficios adicionales.

- Si su riesgo de osteoporosis y enfermedad del corazón es alto, los beneficios de la terapia a largo plazo pueden ser mayores que la molestia y los riesgos adicionales.

Calambres (espamos, cólicos) menstruales

Muchas mujeres sufren de dolorosos calambres menstruales (dismenorrea). Los síntomas incluyen calambres o espasmos de intensidad leve a aguda en la parte inferior del abdomen, en la espalda, o los muslos, dolores de cabeza, diarrea, estreñimiento, náusea, mareos y desmayos.

Durante el ciclo menstrual, la recubierta del útero produce una hormona llamada prostaglandina. Esta hormona causa a menudo que la matriz se contraiga dolorosamente. Las mujeres con calambres muy fuertes pueden producir una cantidad mayor que la normal de prostaglandina, o pueden ser más sensibles a sus efectos.

Tratamiento casero

- Ejercicio. Hacer ejercicio habitual disminuye la intensidad de los calambres.

- El ibuprofén inhibe la producción de prostaglandina y puede ayudar a aliviar los calambres. Tómelo el día antes que le empiece la menstruación, o a la primera señal de dolor. Tome ibuprofén con leche o con alimentos porque puede caerle mal en el estómago.

- Use calor para relajar los músculos contraídos y aliviar los calambres (botellas de agua caliente, almohadilla eléctrica, o baños o duchas calientes).

- Los tés de hierbas como la camomila o manzanilla, la menta, la mejorana, la frambuesa y la mora son buenos para calmar los músculos tensos o contraídos y los estados emocionales ansiosos o la tensión nerviosa.

- Pruebe usar toallas sanitarias en vez de tampones.

- Si tiene otros síntomas además de los calambres, como aumento de peso, dolor de cabeza y tensión, lea Síndrome premenstrual en la página 176.

Cuándo llamar a un profesional de la salud

- Si la hemorragia o pérdida de sangre menstrual es mucha (se cambia más de una toalla sanitaria maxi o un tampón super por hora, por más de cuatro horas), o dura más de 10 días.

- Si los ciclos o períodos se suceden con menos de 21 días aparte.

- Si sospecha que el aparato o dispositivo intrauterino (IUD en inglés) le causa los calambres.

- Si los calambres son muy fuertes y el tratamiento casero no es efectivo en aliviarlos.

- Si el período viene acompañado de una fiebre repentina, diarrea, o un salpullido.

- Si sufre repentinamente de calambres fuertes, después de años de períodos menstruales con muy poco dolor.

- Si los calambres le empiezan de cinco a siete días antes de la

menstruación, o si los calambres no terminan cuando el flujo menstrual se detiene.

- Si un dolor pélvico parece que no está relacionado con su ciclo menstrual.

Faltas o períodos irregulares

Las faltas o períodos (reglas) irregulares tienen una variedad de razones. El embarazo es, por lo general, la primera causa a considerar, pero otras razones incluyen:

- Estrés o tensión, aumento o disminución de peso, viajes y aumento en la cantidad de ejercicio físico (las faltas son corrientes en las atletas de resistencia).

- El uso de píldoras anticonceptivas puede producir reglas más ligeras, menos frecuentes, o faltas.

- La menopausia o la menarquía (esta última el comienzo de los períodos menstruales). Los períodos pueden ser irregulares durante los primeros años de la regla.

- El desequilibrio hormonal o problemas en el sistema reproductor femenino.

Prevención

- Evite dietas de moda que restringen considerablemente las calorías y la variedad de alimentos (o comidas). Evite perder peso de una forma rápida o acelerada.

- Aprenda y practique los ejercicios de relajación para controlar el estrés. Lea la página 254.

Continuación

- Aumente gradualmente la cantidad de ejercicio.

Tratamiento casero

- Si ha tenido relaciones sexuales durante el mes anterior, hágase una prueba de embarazo en casa. Lea la página 168.

- Siga los consejos de prevención descritos arriba.

- Practique formas o maneras de reducir y controlar el estrés. Lea el Capítulo 16.

- Si es una atleta de resistencia, reduzca la duración del entrenamiento o hable con un doctor sobre suplementos de estrógeno, progesterona y calcio para protegerla contra la descalcificación o porosidad de los huesos.

- Si está haciendo dieta, incluya más variedad y calorías en su régimen alimenticio.

- Si tiene 45 años de edad o más, puede estar comenzándole la menopausia. Lea la página 171.

- Pruebe o intente relajarse. Restablecer un equilibrio emocional y físico en su vida le ayudará. A muchas mujeres les falta de vez en cuando alguna regla. Las probabilidades son que, a menos que esté embarazada, su ciclo volverá a la normalidad el próximo mes.

Cuándo llamar a un profesional de la salud

- Si hay posibilidad de embarazo, para confirmar su prueba de embarazo hecha en casa, recibir consejo profesional o comenzar cuidado prenatal, o ambos.

- Si ha salteado dos períodos regulares, no está embarazada, no le está comenzando la menopausia y no está haciendo dieta, o mucho ejercicio, o no está bajo estrés psicológico.

- Si es una atleta de resistencia a quien no le es posible reducir su tiempo de entrenamiento. Puede necesitar hormonas o suplementos de calcio.

- Si le faltan dos o tres períodos menstruales mientras que toma píldoras anticonceptivas y no ha olvidado nunca de tomarlas.

Síndrome premenstrual

El síndrome premenstrual (PMS en inglés) sucede de 7 a 10 días antes del comienzo del período menstrual. Se estima que un 90 por ciento de las mujeres ha tenido alguno de los síntomas asociados con este síndrome. Nada más como un 10 por ciento de las mujeres tiene problemas severos con el síndrome premenstrual.

Se asocian más de 150 síntomas físicos y psicológicos con el síndrome premenstrual. Los síntomas físicos incluyen: dolores de cabeza, dolores de espalda, aumento de peso, sensibilidad en los senos, retención de agua y una sensación de estar inflada, antojo o capricho por alimentos y aumento del apetito, diarrea o estreñimiento, mareo o desmayos y cierta torpeza o falta de agilidad.

Los síntomas emocionales incluyen: irritabilidad y enojo, cambios emocionales bruscos, ansiedad, ganas repentinas de llorar, tristeza, fatiga, pobre o poca concentración, disminución de la líbido o atracción sexual y agresividad. Los síntomas normalmente mejoran con el comienzo de la regla o período.

Una autoprueba para determinar si sufre del síndrome premenstrual:

- ¿Me ocurren los mismos síntomas cada mes?

- ¿Se mejoran o desaparecen los síntomas cuando me comienza la regla?

- ¿Tengo al menos una semana al mes sin ningún tipo de síntoma?

Lleve un diario donde pueda anotar sus síntomas menstruales, cuándo le ocurren y la severidad (intensidad) de los mismos. Las posibilidades son que usted sufre del síndrome premenstrual si los síntomas se producen, de una manera más o menos regular, durante varios meses.

Tratamiento casero

- Coma porciones más pequeñas, cada tres a cuatro horas, con suficientes granos, frutas y vegetales. Limite las grasas y los dulces y reduzca la sal para ayudar a mitigar la sensación de estar inflada.

- Elimine el cigarrillo, las bebidas alcohólicas y la cafeína. Esto puede ayudarle a aliviar algunos síntomas.

- Haga algo de ejercicio. El ejercicio regular ayudará a minimizar los síntomas premenstruales. Lea el Capítulo 16.

- Pruebe una medicina sin receta médica como Midol o Pamprin. Muchas de éstas contienen una combinación de elementos químicos o medicamentos que ayudan a aliviar los síntomas de calambres,

la sensación de estar inflada y el dolor de cabeza.

- Considérese a sí misma. Reduzca lo más que pueda el nivel de estrés. Intente técnicas de relajación como el yoga y la respiración profunda. Lea el Capítulo 16.

- Hable con otras personas. Su síndrome premenstrual también afecta a aquellos que viven y trabajan con usted. Unase a un grupo de autoayuda para combatir el síndrome premenstrual. Puede pedir información y referencia a su hospital local.

Cuándo llamar a un profesional de la salud

- Si los síntomas físicos y emocionales son agudos y siente que no los puede controlar.

- Si los síntomas no se detienen cuando le comienza la regla o el período menstrual.

Infecciones del tracto urinario

Una infección del tracto urinario (UTI en inglés), también llamada infección de la vejiga o cistitis, es un problema de salud corriente para las mujeres, las niñas jóvenes y algunos bebés o niños varones. También puede ocurrirle a los hombres.

Los síntomas iniciales pueden incluir ardor o dolor al orinar y comezón o dolor en la uretra (el tubo o conducto que lleva la orina de la vejiga). También puede haber molestia en la parte inferior del abdomen y ganas frecuentes de orinar sin poder pasar mucha orina. Los hombres con estos síntomas

Continuación

pueden tener una infección en la glándula próstata. Lea la página 188.

Las infecciones urinarias son en general causadas por la bacteria *E.coli* que normalmente se encuentra en el sistema digestivo. Las mujeres son mucho más propensas a la infección que los hombres porque el ano y la uretra femeninos están localizados muy juntos, uno cerca del otro.

Cualquier irritación leve en el área genital puede aumentar la probabilidad de una infección de la vejiga. Puede contribuir a este problema tener relaciones sexuales (coito), los diafragmas, usar pantalones o vaqueros muy apretados, montar bicicleta, jabones y talcos perfumados, inclusive comida condimentada o picante.

Aplique el tratamiento casero a la primera señal o al primer indicio de una irritación o dolor al orinar. La infección puede extenderse fácilmente de un órgano a otro, porque los órganos del tracto urinario están conectados. Las infecciones urinarias que no se cuidan pueden extenderse a los riñones y causar problemas mucho más serios.

Prevención

- Beba más líquidos; agua es lo mejor.

- Orine con frecuencia.

- Las mujeres deben limpiarse de adelante hacia atrás, después de ir al excusado (inodoro), para reducir la diseminación de bacteria del ano a la uretra. Enséñele este hábito a las niñas durante el entrenamiento para orinar en el baño.

- Evite ducharse vaginalmente con frecuencia y no use desodorantes vaginales o productos de higiene femenina perfumados.

- Lávese el área genital una vez al día, sólo con agua o un jabón suave. Enjuáguese bien y séquese cuidadosamente.

- Las mujeres susceptibles a infecciones urinarias deben orinar antes y después de tener relaciones sexuales. Beber agua adicional después también puede ayudar a prevenir infecciones.

- Use ropa interior de algodón, medias-pantys con entrepierna de algodón y ropa ancha y cómoda.

- Beber jugo de arándano (cranberry en inglés) puede proteger contra infecciones.

Tratamiento casero

- Beba tanta agua como pueda en las primeras 24 horas, después que los síntomas aparecen (piense en términos de galones de agua). Esto ayudará a eliminar o limpiar la vejiga de la bacteria.

Sangre en la orina

La orina puede verse rosada o roja bien sea por la presencia de sangre o por colorantes artificiales de alimentos. Comer alimentos como remolachas, moras negras y aquellos que contengan colorantes rojos pueden temporalmente causar que el color de la orina sea rojo. Un golpe en los riñones, correr mucho o excesivamente, o una infección del tracto urinario también puede producir sangre en la orina. Sangre persistente en la orina puede ser una señal de una enfermedad grave y debe consultarse con un profesional de la salud.

- Evite las bebidas alcohólicas, el café y las comidas condimentadas o picantes.

- Puede ayudar a aliviarle el dolor y la picazón un baño o ducha caliente.

- Examínese el área genital y tómese la temperatura dos veces al día. Una fiebre puede indicar la presencia de una infección.

- Evite tener relaciones sexuales hasta que los síntomas mejoren.

- Puede detectar una infección bacteriana una prueba casera de orina. Se venden en las farmacias tiritas de nitrato de orina. Si existe una infección se necesitarán antibióticos.

- Considere, si a una niña joven le da dolor abdominal o ardor en la vagina y enrojecimiento, la posibilidad de una alergia al jabón de burbujas o al jabón.

Cuándo llamar a un profesional de la salud

- Si siente dolor al orinar con cualquiera de los siguientes síntomas:

  ○ Escalofríos, o fiebre de 101° ó mas, o ambos

  ○ Incapacidad para orinar cuando siente la necesidad

  ○ Dolor de espalda a la altura de la cintura, justo abajo de las costillas

  ○ Sangre o pus en la orina

  ○ Secreción vaginal inusual

  ○ Náusea o vómito

- Si los síntomas no mejoran después de 24 horas de tratamiento casero.

- Si está embarazada o tiene diabetes y tiene síntomas de una infección en el tracto urinario.

- Si una prueba casera de orina indica la presencia de bacteria.

Vaginitis

La vaginitis es cualquier infección, inflamación, o irritación que causa un cambio en la secreción o flujo normal de la vagina. Los síntomas generales incluyen un cambio en la cantidad, color, olor, o consistencia del flujo; picazón, dolor al orinar y dolor durante el coito. Los tipos corrientes de vaginitis incluyen infecciones de levadura (hongos) e infecciones no específicas o generales (vaginosis bacteriana). Algunos tipos de enfermedades transmitidas sexualmente también pueden causar una secreción vaginal inusual. Lea la página 195.

La vaginitis la causa usualmente un desequilibrio del balance normal de la vagina. Las razones pueden incluir:

- Irritación causada por ducharse vaginalmente en exceso, o el uso de jabones fuertes o productos de higiene femeninos perfumados, usar pantalones o vaqueros muy apretados, tener relaciones sexuales, o montar bicicleta.

- Antibióticos que matan bacterias protectoras.

- Estrés, embarazo, diabetes y píldoras anticonceptivas. Los cambios hormonales de la menopausia también pueden causar un tipo de vaginitis. Lea la página 171.

Continuación

La vaginitis es común y no es necesariamente un síntoma de una enfermedad transmitida sexualmente. Algunas mujeres parecen más susceptibles que otras a sufrir de esta condición. Un factor negativo de la vaginitis es la tendencia a repetirse.

Prevención

• Use ropa interior de algodón. Los organismos que producen vaginitis crecen mejor en áreas cálidas y húmedas. La ropa interior de nylon y las medias panty tienden a atrapar el calor y el sudor. Evite los pantalones que son apretados en la entrepierna y los muslos.

• Límpiese de adelante hacia atrás después de usar el excusado (inodoro) para evitar la diseminación de bacteria del ano a la vagina.

• Lávese el área genital una vez al día sólo con agua o un jabón suave. Enjuáguese bien y séquese cuidadosamente.

• Evite las duchas vaginales. La vagina se limpia sola.

• Evite usar desodorantes vaginales en rociador u otros productos perfumados. Estos irritan la piel delicada.

• Cámbiese los tampones al menos tres veces al día, o alterne tampones con toallas sanitarias. Asegúrese de quitarse el último tampón que usa durante el período menstrual.

• Coma una taza de yogurt con cultivos activos al día. Algunas mujeres encuentran que esto les ayuda a prevenir infecciones de hongos (levadura). También puede ser especialmente práctico o bueno si está tomando antibióticos.

Tratamiento casero

• La vaginosis bacteriana o una vaginitis no específica (general) puede desaparecer por sí sola en tres a cuatro días.

• Evite tener relaciones sexuales por dos semanas, para darle tiempo de sanar o curarse a los tejidos irritados de la vagina.

• Evite rascarse. Alivie la comezón con compresas de agua fría.

• Asegúrese que la causa de la vaginitis no sea un tampón olvidado u otro objeto extraño.

• Se pueden comprar cremas micóticas o contra hongos sin receta médica para tratar las infecciones de levadura (por ejemplo Gyne-Lotrimin, Monistat). Hable sobre el uso de estas cremas con su profesional de la salud.

• Si tiene ardor y dolor al orinar y siente la necesidad de orinar con frecuencia, lea Infecciones en el tracto urinario en la página 177.

Cuándo llamar a un profesional de la salud

• Si el flujo o la secreción está acompañada de molestia o dolor pélvico y fiebre.

• Si el flujo o la secreción y otros síntomas son muy incómodos.

• Si piensa que se expuso a una enfermedad transmitida sexualmente (lea la página 195). Su pareja debe tratarse médicamente también.

• Si el tratamiento casero, con un producto comprado sin receta médica, no le elimina la infección de hongos (levadura) en tres a cuatro días. Puede estarle causando la infección un organismo diferente.

- Si tiene dolor durante las relaciones sexuales, que no se alivia con el uso de un lubricante vaginal como K-Y Jelly.

- Si tiene un flujo inusual que le dura más de dos semanas.

- Si piensa ir a ver a un profesional de la salud, no use duchas o cremas vaginales ni tenga relaciones sexuales (coito) 48 horas antes de su consulta o cita. Estas condiciones pueden hacer difícil un diagnóstico.

Se puede recetar medicina para eliminar la infección. Lea la página 307, la cual describe el uso apropiado de antibióticos. Si la vaginitis se repite después del tratamiento, su pareja también puede necesitar tratamiento médico. (La infección usualmente no causa síntomas en los hombres).

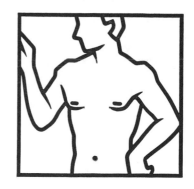

Capítulo 12

La salud del hombre

El hombre promedio vive siete años menos que la mujer. Una buena parte de estos siete años de diferencia se debe a que las mujeres han desarrollado hábitos saludables. Para poder comenzar a vivir más, los hombres necesitan comenzar a vivir más sanamente.

Estilos de vida con riesgos

Hábitos pobres de salud contribuyen a esta diferencia entre los hombres y las mujeres en cada una de las siete causas más corrientes de muerte para los hombres, entre los 25 y 44 años de edad.

1. Accidentes (21 por ciento de las muertes)

• Los hombres tienden dos veces más que las mujeres a manejar después de haber tomado.

• Los hombres tienden nueve por ciento menos que las mujeres a usar su cinturón de seguridad.

2. Infección HIV (16.5 por ciento de las muertes)

• Esta causa de muerte está muy relacionada con prácticas sexuales sin protección ninguna (hombre-mujer y hombre-hombre), como también al uso de drogas intravenosas.

3. Enfermedades del corazón (11 por ciento de las muertes)

• Los hombres consumen 45 por ciento más de colesterol en su dieta que las mujeres.

• Los hombres tienden seis por ciento más que las mujeres a fumar.

• Los hombres tienden cuatro por ciento más que las mujeres a tener sobrepeso.

4. Cáncer (10 por ciento de las muertes)

• Los hombres tienden cuatro por ciento más que las mujeres a ser unos fumadores empedernidos.

5. Suicidio (10 por ciento de las muertes)

Continuación

- Los hombres tienden menos de la mitad de las veces que las mujeres a buscar ayuda profesional para problemas emocionales.

6. Homicidio (10 por ciento de las muertes)

- Un 70 por ciento más de hombres que de mujeres tiende a poseer un arma de fuego.

7. Enfermedades del hígado (tres por ciento de las muertes)

- Los hombres tienden cinco veces más que las mujeres a tomar diariamente bebidas alcohólicas.

Si quiere vivir más y sentirse mejor, comience a vivir paso a paso más sanamente.

Mientras que este capítulo se titula La salud del hombre, su objetivo no es el de discutir las áreas primarias de nutrición, control del estrés y seguridad que los hombres necesitan saber y tratar si quieren disminuir la diferencia de años de vida. Este capítulo se concentra en temas específicos de la salud que son de interés particular al hombre. Para más información, lea los Capítulos 16 y 17 y el Recurso 47 en la página 315.

Salud de los órganos genitales

Una limpieza diaria del pene, sobre todo bajo el pliegue de piel de un pene que no está circuncidado, puede prevenir una infección bacteriana. Un lavado diario también reduce el riesgo ya bajo de cáncer del pene. A los niños se les debe enseñar ya para la edad de los tres o cuatro años cómo retractarse el pliegue de piel y lavarse el pene. Es probable que este pliegue de piel no se pueda retractar por completo hasta los tres o más años de edad.

Los adolescentes y los hombres jóvenes deben de examinarse sus testículos una vez al mes. Aunque el cáncer de los testículos es muy raro, es la forma de cáncer más corriente en los hombres entre los 15 y 35

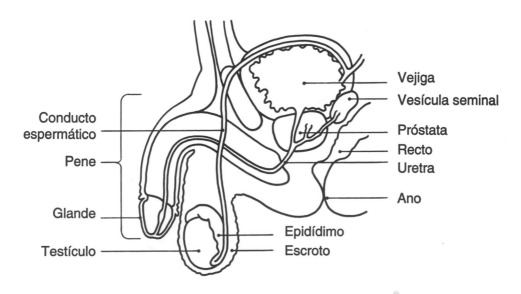

Aparato genital masculino

años de edad. Cuando se detecta temprano, este cáncer es curable en un alto porcentaje.

Autoexamen testicular y del pene

Un examen del pene y de los testículos, de tres minutos una vez al mes, puede permitir un tratamiento temprano y la cura de infecciones y de cánceres. El mejor momento de hacer el examen es después de un baño o ducha caliente, cuando la piel del escroto está relajada.

- Examínese el pliegue de piel del pene y el glande (la cabeza del pene) para ver si hay llagas, verrugas, enrojecimiento, o secreción. Lea la página 195.

- Párese y coloque su pierna derecha en una superficie elevada. Un lado de la tina del baño o del asiento del inodoro (excusado) funciona.

- Explórese la superficie del testículo derecho rodándolo suavemente entre el dedo pulgar y los otros dedos de las dos manos. Palpe si hay alguna protuberancia o nódulo. El testículo debe sentirse redondo y suave al tacto.

- Palpe el conducto esponjoso (epidídimo) en la parte superior y en la parte inferior y detrás del testículo. Dolor en el conducto puede indicar una infección.

- Note cualquier engrandecimiento o cambio en la consistencia del testículo. Es normal para un testículo ser un poco mayor que el otro. Cualquier diferencia significativa de tamaño debe ser comunicada a un profesional de la salud.

- Levante la pierna izquierda y examínese el testículo izquierdo. Repita el procedimiento.

- Llame a su profesional de la salud para pedir inmediatamente una cita si nota alguna de las siguientes condiciones:

  ○ Protuberancias o nódulos inusuales en los testículos

  ○ Engrandecimiento de los testículos, sin explicación alguna

  ○ Dolor o hinchazón en los testículos o el escroto, sin explicación

  ○ Dolor o sensibilidad en la ingle o en la parte inferior del abdomen

  ○ Sensación de pesadez en el escroto

- Si nota cualquier secreción por el pene, háblelo con su doctor y lea la página 195.

Problemas de erección

Los problemas de erección (impotencia) son corrientes y generalmente pueden ser curados con remedios que usted mismo puede administrarse o aplicarse. Por definición, un problema de erección es dificultad en levantar o mantener una erección que sea capaz de coito. Los problemas de erección o impotencia se deben con frecuencia a estrés en el trabajo, tensión en las relaciones interpersonales, depresión, fatiga, falta de privacidad, lesión física, o efectos secundarios de alguna medicina. (Las vasectomías no causan problemas de erección). Estas causas por lo general son temporales y usualmente se solucionan con tratamiento casero.

Continuación
Prevención

La mayoría de los problemas de erección se pueden prevenir con una actitud más relajada ante las relaciones sexuales y con la observación de posibles efectos secundarios de medicinas o enfermedades. Con el ambiente apropiado y con el estímulo erótico que precede al acto sexual, no hay un límite de edad para los hombres saludables en su capacidad de tener erecciones. No obstante, la facilidad con que se logra y se mantiene una erección sí disminuye con la edad.

Tratamiento casero

• Descarte las medicinas antes que nada. Una gran cantidad de medicamentos puede causar como efectos secundarios, problemas de erección. Muchas medicinas para la presión sanguínea, diuréticos y medicinas que alteran el estado emocional son especialmente problemáticas. Pídale a su doctor o farmacéutico que verifique los posibles efectos secundarios de sus medicinas en la función sexual, o investíguelo usted mismo. Lea el Recurso 2 en la página 312.

• Evite fumar y las bebidas alcohólicas que empeoran los problemas de erección.

• Controle el estrés (lea el Capítulo 16). Las tensiones en su vida pueden distraerle y hacer difícil lograr una erección. Hacer regularmente ejercicio y otras actividades que reducen el estrés pueden ayudar a aliviar las tensiones.

• Dedique más tiempo al estímulo erótico, al juego sexual previo al acto en sí. Déjele saber a su pareja que a usted le gustaría que lo acaricie. Vaya poco a poco, despacio.

• Dése un poco de tiempo. Si ha sufrido de la pérdida de algún ser querido o de algún cambio en su relación personal, puede ser que no esté emocionalmente listo todavía para tener erecciones. Generalmente, después de algunas semanas, el estrés desaparece y con esto, el problema de impotencia. Haga lo que pueda para relajarse.

Averigüe si puede tener erecciones en otros momentos. Si puede tener una erección mientras que se masturba o cuando se despierta, probablemente el problema esté relacionado con el estrés o pueda deberse a algún problema emocional.

Cuándo llamar a un profesional de la salud

• Si piensa que una medicina pueda causarle el problema. Casi siempre existen otras medicinas que cumplen la misma función y la puede substituir.

• Considere hablar con un psicólogo o terapeuta si, después de varios meses de autocuidado, todavía tiene problemas. La terapia puede tener éxito en aproximadamente un 80 por ciento de los casos.

• Puede desear hablar con su doctor sobre medicinas o dispositivos que ayuden a producir o tener erecciones, o un implante de pene después de haber intentado todas las otras opciones durante muchos meses sin éxito.

Hernia

Una hernia aparece cuando una parte del intestino se sale a través de un área débil de las paredes abdominales. Las hernias son más comunes en los hombres que en las mujeres. Generalmente, las hernias ocurren en la ingle y pueden salirse al escroto. Una hernia inguinal es la que sale en el conducto o canal inguinal, que va desde el abdomen hasta el escroto.

Las hernias las causa con frecuencia un aumento de presión abdominal que resulta de levantar mucho peso, toser, o hacer esfuerzo durante la defecación. Algunas veces, la presencia de un área débil en las paredes abdominales es una condición de nacimiento.

Los síntomas de una hernia pueden aparecer gradualmente o de forma repentina. Puede sentir una sensación de que algo ha cedido y tener dolores que varían en intensidad.

Los síntomas pueden incluir:

- Sensación de debilidad, presión, ardor, o dolor en la ingle o el escroto.

- Una protuberancia o una bolita en la ingle o en el escroto. Esta protuberancia puede ser más fácil de ver cuando la persona tose y puede desaparecer cuando la persona se acuesta.

- Dolor en la ingle cuando se hace esfuerzo, se levanta objetos pesados, o se tose.

Una hernia recibe el nombre de hernia reducible cuando se puede empujar hacia dentro del abdomen otra vez. Una hernia irreducible es la que no puede volver al abdomen.

Una hernia se vuelve constricta o aprisionada cuando el intestino queda atrapado fuera de la pared intestinal. Se dice que la hernia se estrangula cuando se corta el abastecimiento o suministro de sangre. Cuando esto sucede, el tejido se hincha y la hernia muere. El tejido muerto se infecta rápidamente lo que requiere atención médica inmediata. Una señal que la hernia se estranguló es un dolor que aumenta rápidamente.

Prevención

- Evite actividades que le obligan a hacer esfuerzo en el área abdominal.

- Utilice las técnicas apropiadas para levantar objetos (lea la página 50) y evite levantar pesos que sean excesivos para usted.

- Fortalezca sus músculos abdominales. Lea sobre ejercicios de contracciones abdominales en la página 54.

- Evite hacer esfuerzo mientras que defeca.

Cuándo llamar a un profesional de la salud

- Si sospecha que sea una hernia, visite a su doctor para un diagnóstico completo y una evaluación de los riesgos.

- Si tiene un dolor que va en aumento en el abdomen, el escroto, o la ingle.

- Si tiene un dolor leve o una protuberancia en la ingle sin explicación, o una hinchazón continua por más de una semana.

Problemas de la próstata

La próstata es una agrupación de glándulas, en forma de rosquilla, que está localizada en la parte inferior de la vejiga (más o menos entre la mitad del recto y la base del pene). La próstata rodea la uretra, el conducto que transporta o lleva la orina de la vejiga a través del pene. Esta glándula del tamaño de una nuez produce la mayor parte del fluido en el semen.

Los tres problemas más corrientes de la próstata son: infección (prostatitis), engrandecimiento de la próstata (hipertrofia benigna prostática) y el cáncer de la próstata.

Infección de la próstata (prostatitis)

Hay dos tipos de infección de la próstata, la aguda y la crónica. Las infecciones agudas aparecen repentinamente y presentan los síntomas siguientes:

• Fiebre y escalofríos

• Dolor y ardor al orinar y al eyacular

• Necesidad fuerte y frecuente de orinar mientras pasa sólo pequeñas cantidades de orina

• Dolor en la parte inferior de la espalda o abdominal

• Sangre en la orina (ocasionalmente)

Los síntomas de una prostatitis crónica a menudo son más leves que los de una infección aguda. Por lo general, no se presentan fiebre y escalofríos. Cualquiera de las infecciones puede ocurrir con una infección del tracto urinario. Lea la página 177.

Algunas veces, los hombres tienen síntomas urinarios dolorosos sin tener infección. Esta condición puede llamarse prostatodinia y a menudo se relaciona con estrés o ansiedad.

Las infecciones de la próstata generalmente responden bien a tratamiento casero y a un tratamiento de antibiótico. Si la infección se repite, se puede necesitar un tratamiento de antibiótico a largo plazo.

Prevención

• Beba más líquidos, agua y jugos de frutas. Los líquidos adicionales ayudan a mantener limpio el tracto urinario. Trate de beber tres litros al día.

• Evite las bebidas alcohólicas, el café, el té y las comidas picantes.

• Mantenga el estrés bajo control. Un nivel alto de estrés está estrechamente asociado con la prostatodinia.

Tratamiento casero

• Beba la mayor cantidad de agua que pueda tolerar o que sea posible.

• Elimine todas las bebidas alcohólicas, la cafeína y las comidas picantes de su dieta.

• Baños o duchas calientes ayudan a aliviar el dolor y a reducir el estrés.

• Aspirina o ibuprofén puede ayudarle a disminuir los dolorosos síntomas urinarios.

Cuándo llamar a un profesional de la salud

• Si los síntomas de infección urinaria se producen con fiebre, escalofríos, vómito, o dolor en la espalda o el abdomen.

• Si la orina es roja o rosada, sin ninguna razón específica. Lea la página 178.

• Si los síntomas continúan por siete días, a pesar del tratamiento casero.

• Si hay un cambio repentino o se empeoran los síntomas.

• Si tiene dolor al orinar o al eyacular y una secreción del pene. Lea la página 195.

Engrandecimiento de la próstata (hipertrofia benigna prostática)

A medida que los hombres envejecen, la próstata puede agrandarse. Esto parece ser un proceso natural y no es una enfermedad en sí. Sin embargo, a medida que la glándula se hace más grande tiende a apretar la uretra y a causar problemas urinarios. Algunos de estos problemas son:

• Dificultad para empezar a orinar y para detener por completo (queda un goteo)

• Necesidad frecuente de orinar, o despertarse por la necesidad de orinar

• Disminución en la fuerza del chorro de la orina

• No se vacía la vejiga por completo

Una glándula próstatica agrandada no es un problema serio, a menos que el orinar se vuelva extremadamente difícil, o que la acumulación de orina produzca infección en la vejiga o lesión en los riñones.

La cirugía generalmente no es necesaria para una próstata agrandada. A pesar de que la cirugía era un tratamiento corriente, investigaciones recientes demuestran que en la mayoría de los casos de próstata agrandada ésta condición no empeora con el tiempo como antes se pensaba. Muchos hombres encuentran que sus síntomas son estables e inclusive desaparecen por sí solos. En estos casos, el mejor tratamiento puede que sea ningún tratamiento. Existen medicinas para ayudar a mejorar los síntomas en algunos hombres. Su doctor puede aconsejarle sobre distintas opciones de tratamiento.

Prevención

Ya que la próstata produce el líquido o fluido seminal, desde hace mucho tiempo existe la creencia de que las eyaculaciones regulares (dos o tres veces por semana) ayudarán a prevenir una próstata agrandada. No hay una prueba científica de esto, pero a la vez no presenta ningún riesgo.

Tratamiento casero

• Evite antihistamínicos y descongestionantes, los cuales pueden empeorar los problemas urinarios.

• Si está incómodo por la necesidad frecuente de orinar por la noche, reduzca la cantidad de líquidos que toma antes de irse a dormir, sobre todo las bebidas alcohólicas y la cafeína.

• No posponga orinar y tómese el tiempo necesario. Pruebe sentarse en el inodoro o excusado en vez de orinar parado.

Continuación
- Si la existencia de un goteo después de orinar es un problema, lávese el pene una vez al día para prevenir una infección.

Cuándo llamar a un profesional de la salud
- Si desarrolla fiebre, escalofríos, o dolor en la espalda o en el abdomen.

- Pueden empeorar los problemas urinarios los diuréticos, los tranquilizantes, los antihistamínicos, los descongestionantes y los antidepresivos. Si usted toma algunas de estas medicinas, pregúntele a su profesional de la salud si hay otras medicinas que no tienen estos efectos secundarios.

- Si los síntomas de una próstata agrandada duran más de dos semanas. Un examen temprano le permite confirmar el diagnóstico y considerar opciones de tratamientos.

Cáncer de la próstata
La mayoría de los hombres que tienen cáncer de la próstata nunca lo sabrán. El cáncer crece lentamente y los hombres morirán de otras enfermedades antes que éste produzca ningún síntoma. Aún así, el cáncer de la próstata es la segunda causa de muerte por cáncer en los hombres en los Estados Unidos. Cuando se detecta temprano, antes de que se haya extendido a los huesos y a otros tejidos del cuerpo, el cáncer de la próstata es a menudo curable y son buenas las tasas de sobrevivencia.

Los síntomas de cáncer de la próstata incluyen:

- Disminución en la fuerza del chorro de la orina

- Dificultad en comenzar a orinar o detener por completo (hay goteo)

- Ganas de orinar frecuentes y dolorosas

- Dolor en la cadera o en la parte inferior de la espalda

- Sangre o pus en la orina

El factor de riesgo más importante para el cáncer de la próstata es la historia familiar. Otros factores de riesgo incluyen fumar, una dieta alta en grasas y ser de raza afro-americana. Algunos estudios recientes han mostrado un aumento muy pequeño en el riesgo de contraer cáncer en la próstata en los hombres quienes han tenido una vasectomía. Sin embargo, esta asociación todavía no está definida y se necesita más investigación en el área.

Los profesionales de la salud no están de acuerdo con cuál es el mejor programa o la frecuencia adecuada para los exámenes digitales regulares del recto y de las pruebas antígenas específicas de la próstata (PSA en inglés). Utilizados en conjunto, este examen y esta prueba pueden ayudar a detectar temprano el cáncer de la próstata, pero aún no está claro si la detección temprana aumenta la sobrevivencia. Muchos doctores piensan que las pruebas y los exámenes regulares deben empezarse a los 50 años de edad. Los hombres que están en un grupo de alto riesgo de contraer este cáncer pueden necesitar exámenes más frecuentes.

Tratamiento casero
Aprenda todo lo que pueda sobre las alternativas para tratar el cáncer de la próstata. Algunas veces, una observación cuidadosa es el mejor método, especialmente si el cáncer está en una etapa inicial o temprana

y no causa síntomas. Porque el cáncer es lento en su crecimiento o desarrollo, un seguimiento regular le permitirá a usted y a su doctor decidir si y cuándo se necesita un tratamiento más agresivo o fuerte.

Cuándo llamar a un profesional de la salud

• Si alguno de los síntomas descritos anteriormente duran más de dos semanas.

• Para hablar con su doctor sobre la frecuencia de los exámenes digitales del recto, o las pruebas antígenas específicas de la próstata, o sobre ambos chequeos.

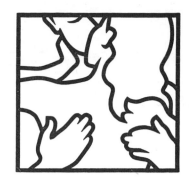

Capítulo 13

La salud sexual

La sexualidad es un aspecto importante de la salud. Cómo amamos, cómo demostramos afecto, cómo nos valoramos a nosotros mismos y cómo formamos los estrechos lazos y la amistad que nos une a otros seres, todo esto influye en nuestra sexualidad. La sexualidad también se basa en los profundos valores personales que aprendimos de nuestros padres, de nuestra cultura, de nuestra religión y de quiénes somos.

La sexualidad puede ser confusa; abundan los mitos o fábulas y los conceptos falsos o equivocaciones. Los padres tienen una obligación especial de ayudar a guiar a sus hijos a medida que se desarrollan los valores sexuales de éstos. Háblele a sus hijos sobre la sexualidad y bríndeles buena información. Ayúdeles a aprender a tomar decisiones responsables y seguras sobre el sexo y la sexualidad.

Este capítulo abarca temas de salud específicos de interés para aquellas personas que están sexualmente activas. El capítulo también ofrece información sobre métodos anticonceptivos y enfermedades transmitidas sexualmente, incluyendo el SIDA (síndrome de inmunodeficiencia adquirida).

Control de la natalidad o métodos anticonceptivos

Los métodos anticonceptivos pueden ayudarle a prevenir embarazos no deseados. No obstante, no hay un método de control de la natalidad que sea 100 por ciento efectivo y sin riesgos (a excepción de la abstinencia, es decir, no tener relaciones sexuales). El cuadro en la página 194 describe brevemente los métodos anticonceptivos más corrientes. Repase cada uno de ellos con su pareja antes de decidir cuál satisface las necesidades de ustedes. Su profesional de la salud le puede ayudar a entender mejor los riesgos y la efectividad de cada método.

Los métodos anticonceptivos de "barrera" u obstáculo (el condón o forro, el diafragma, la capucha o el gorro o protección cervical y la esponja) ofrecen cierta protección

Control de la natalidad

Método	Embarazos*	Comentarios
Esterilización	Menos de 1	Considérelo permanente.
Ligación de las trompas (mujeres)		
Vasectomía (hombres)		
Métodos hormonales		
Anticonceptivos orales (la píldora)	3 (menos de 1 con el uso apropiado)	Aumenta el riesgo de problemas circulatorios y de alta presión sanguínea en las fumadoras.
Norplant (implante)	Menos de 1	Puede causar pérdida irregular de sangre menstrual.
Depo-Provera (inyección)	Menos de 1	
Dispositivo intrauterino (IUD en inglés)	3	Puede causar pérdida de sangre y calambres. Puede ser expulsado sin notarlo siquiera. Aumenta el riesgo de infección pélvica.
Métodos de barrera		
Condón (o forro) sólo	12	Use apropiadamente para la mejor protección.
Condón (o forro) + espermicida	5	Los condones o forros usados con espermicidas brindan la protección más segura contra las ETS.
Esponja	18-28	
Diafragma	18	
Capucha cervical	18	
Espermicidas		
Jalea, crema, espuma, supositorios	21	Use apropiadamente para la mejor protección.
Utilizados con condón	5	
Abstinencia periódica (planificación familiar natural: temperatura basal del cuerpo, mucosidad, o el método del ritmo o calendario)	20	
Interrupción antes de la eyaculación	18	
Ningún método (chance)	85	

*Números típicos de embarazos accidentales o no deseados por cada 100 mujeres en un año.

Fuente: R.Hatcher, et al., *Contraceptive Technology, 1990-1992.*

Continuación

contra las enfermedades transmitidas sexualmente. Un condón que se use con una crema espermicida que contenga nonoxynol-9 brinda la mayor protección o la protección más segura. Otros métodos proveen nada más protección parcial, no total.

Enfermedades transmitidas sexualmente

Las enfermedades transmitidas sexualmente (ETS o en inglés STDs) o las enfermedades venéreas (en inglés VD) son infecciones que se pasan de una persona a otra, a través del coito o del contacto genital. La clamidia, el herpes genital, las verrugas genitales, la gonorrea, la hepatitis B y la sífilis están entre las ETS más comunes. El SIDA, la más grave y virulenta o maligna de todas las ETS, se discute en la página 197.

La clamidia es una infección bacteriana que afecta a millones de hombres y mujeres. La clamidia puede ser difícil de detectar; aproximadamente 80 por ciento de las mujeres y 10 por ciento de los hombres con la enfermedad no tienen síntomas. Si los síntomas aparecen, se producen después de dos a cuatro semanas de estar expuesto a la enfermedad. En las mujeres, los síntomas pueden incluir secreción vaginal o pérdida de sangre menstrual irregular, dolor al orinar, comezón en el área genital, o dolor en la parte inferior del abdomen. En los hombres, puede haber una secreción del pene o dolor al orinar.

La clamidia se trata fácilmente con antibióticos. Si no se detecta y no se trata, la clamidia puede causar en las mujeres la enfermedad pélvica inflamatoria que a su vez puede causar esterilidad.

El herpes genital lo causa el virus herpes simple. Este virus también produce úlceras de herpes simple y ampollas de fiebre (lea la página 238). El herpes genital se extiende con facilidad por medio del contacto sexual y otros contactos directos con la piel. Los síntomas ocurren de 2 a 30 días después de tener contacto con una persona infectada.

El primer caso de herpes genital puede ser bien agudo o fuerte, con muchas llagas o ampollas. El primer brote también se puede dar con fiebre, ganglios hinchados y dolor de cabeza o dolores musculares. Si las llagas se desarrollan dentro de la uretra o vagina, se puede sufrir de dolor al orinar o de secreción vaginal. Las llagas se encostrarán y desaparecerán en un período de una a tres semanas. Sin embargo, algunas veces el primer episodio es tan leve que la persona no se da cuenta. También es posible estar infectado con herpes y no tener ningún síntoma.

No se conoce una cura para el herpes. Una vez infectado, usted puede tener episodios repetidos. Usualmente, estos episodios son más cortos y menos severos que el primero. Puede producirse picazón, ardor, u hormigueo en el área donde van a aparecer las llagas. Existe medicina que ayuda a reducir la frecuencia y la severidad de los brotes que repiten.

Las verrugas genitales son causadas por el virus humano papiloma (HPV en inglés), el cual se extiende por contacto sexual. Generalmente aparecen como unas pepitas pequeñas carnosas o como manchas lisas (sin abultamiento) y blancuzcas en

Continuación

los labios genitales femeninos (alrededor de la vagina), dentro de la vagina, en el pene o el escroto, o alrededor del ano. De preocupación especial para las mujeres es la relación que existe entre el virus papiloma y el cáncer de la cérvix o el cuello de la matriz. El virus puede detectarse por medio de una prueba de Papanicolau. Si las verrugas molestan o son incómodas o se desarrollan en la cérvix, éstas pueden eliminarse por un profesional de la salud. En algunos casos, las verrugas pueden salir de nuevo.

La gonorrea, que también se conoce como goteo (clap o GC en inglés), es una infección bacteriana que se extiende por medio del contacto sexual. Los síntomas incluyen dolor al orinar, secreción vaginal, pérdida de sangre menstrual irregular, o una secreción gruesa del pene. Muchas personas que tienen la bacteria no tienen síntomas. Si no se trata médicamente, la gonorrea puede producir la enfermedad pélvica inflamatoria y esterilidad en las mujeres.

La hepatitis B es una infección viral que se extiende por medio del contacto sexual o contacto con sangre infectada. Una mujer embarazada que esté infectada también puede transmitir el virus a su bebé. Los síntomas aparecen de dos a cinco meses después de estar expuesto al virus e incluyen vómito, dolor abdominal, pérdida del apetito y un matiz o color amarillento en los ojos y en la piel (ictericia). Aproximadamente un tercio de las personas infectadas no tienen síntomas. Los efectos de la enfermedad a largo plazo pueden ser de vida o muerte, e incluyen daño irreversible al hígado. Se recomienda una vacuna contra la hepatitis B para todos los bebés y las personas que se encuentren en ciertos grupos de alto riesgo. Lea la página 20.

La sífilis es una infección bacteriana que se extiende por medio del contacto sexual o de compartir agujas intravenosas contaminadas. Los síntomas aparecen después de dos semanas a un mes del contacto. El primer síntoma es un chancro o lesión ulcerosa, una pequeña ampolla roja o llaga que aparece en los órganos genitales, el área del recto, o la boca. Esta llaga no es dolorosa, por lo que puede pasar desapercibida o sin notarse. Los ganglios linfáticos en la ingle también pueden hincharse.

Si la sífilis no se trata en la fase inicial, puede proceder a una segunda fase en dos a ochos semanas. Los síntomas de la segunda fase incluyen salpullido o erupción en la piel, pérdida del cabello en algunas partes, fiebre, ganglios linfáticos hinchados y síntomas como de gripe. Muchos de estos síntomas se confunden fácilmente con los de otras enfermedades. La sífilis se puede tratar con antibióticos. Si no se trata, la sífilis puede causar problemas serios o graves y una muerte prematura.

Prevención

Prevenir una enfermedad transmitida sexualmente es más fácil que tratarla médicamente una vez que se contrae la infección.

- La única manera segura de prevenir una ETS es evitar que usted y su pareja tengan relaciones sexuales con otras personas.

- Si está en el inicio de comenzar una relación sexual, tómese un tiempo para hablar sobre las ETS antes de tener relaciones sexuales. Averigüe si su pareja alguna vez ha estado expuesto o ha sido infectado con una enfermedad venérea. Recuerde que es posible estar infectado sin saberlo.

- Use condones (o forros) con cualquier nueva pareja sexual hasta que esté seguro que la persona no tiene ninguna enfermedad transmitida sexualmente. Recuerde que pueden pasar hasta seis meses antes que el virus humano de inmunodeficiencia (HIV en inglés) pueda detectarse en la sangre.

- Evite contacto sexual con cualquier persona que tenga síntomas o que haya estado expuesto a una ETS. Tenga en cuenta que una persona puede no tener los síntomas, pero todavía ser capaz de transmitir las enfermedades.

- Use condones de material látex (caucho) de principio a fin de todo contacto sexual. Use los condones con un espermicida que contenga nonoxynol-9 para una mayor protección.

- No se confíe en los espermicidas, la esponja, o el diafragma para protegerse contra las ETS. Estos métodos brindan alguna protección con los condones, pero no proveen una protección total cuando se usan por sí solos. Estos métodos *no* protegen contra el SIDA.

- Evite contacto sexual mientras usted o su pareja están en tratamiento contra una enfermedad transmitida sexualmente.

- Evite contacto sexual cuando una ampolla está presente y siempre use condones si usted o su pareja tiene herpes.

Cuándo llamar a un profesional de la salud

Si nota alguna secreción inusual, llagas, enrojecimiento, o verrugas en los órganos genitales, o si usted sospecha que ha estado expuesto a una ETS, haga una cita lo más pronto posible.

Las enfermedades transmitidas sexualmente tienen que ser diagnosticadas y tratadas por un profesional de la salud. Su doctor o el departamento de salud pueden proveer el diagnóstico y el tratamiento para una ETS. Su pareja también debe ser tratado, aún si él o ella no tiene síntomas. El o ella puede volverle a infectar a usted o desarrollar complicaciones serias.

SIDA

El SIDA o el síndrome de inmunodeficiencia adquirida (AIDS en inglés) lo causa el virus humano de inmunodeficiencia (HIV). Este virus destruye el sistema inmunológico, lo que hace imposible que el cuerpo combata enfermedades e inclusive, dolencias leves. El SIDA constituye la última fase en la enfermedad, cuando el cuerpo no es capaz de combatir una enfermedad o infección.

Se dice que una persona es HIV-positiva si se le detectan anticuerpos del virus en la sangre. Puede tomarse hasta seis meses para que aparezcan los anticuerpos después de la infección. Una persona que sea HIV-positiva puede permanecer saludable por 10 años o más, antes de que los síntomas del SIDA se desarrollen.

El SIDA se extiende o propaga cuando sangre, semen, o fluidos vaginales de una persona infectada entran en el cuerpo de otra persona. El virus de la inmunodeficiencia (HIV) *no* se propaga por mosquitos, asientos de inodoros o excusados, o cuando una persona infectada le tose a uno, o por contacto casual (por ejemplo, trato social o de amistad, proximidad física o abrazo) con

Continuación

alguien que es HIV-positivo o que tenga el SIDA.

Los comportamientos específicos que extienden o propagan el SIDA incluyen:

1. Compartir agujas intravenosas y jeringas con alguien que sea HIV-positivo.

2. Tener relaciones sexuales o coito por el área del recto (sexo anal) con alguien que sea HIV-positivo. Con frecuencia, el sexo anal desgarra los vasos sanguíneos del recto lo que le permite al virus HIV entrar al cuerpo.

3. Tener relaciones sexuales sin ninguna protección con una persona, mujer u hombre, que sea HIV-positiva.

Los bebés que nacen o que amamantan de madres diagnosticadas HIV-positivas también corren un alto riesgo de contraer el virus.

El riesgo de contraer el virus HIV de productos sanguíneos (como una transfusión de sangre) es muy bajo porque, desde 1985, toda la sangre ha sido analizada por HIV. Usted tampoco puede contraer el HIV donando sangre.

Síntomas del SIDA

Los síntomas de una infección HIV y del SIDA varían dependiendo de cuáles enfermedades atacan el ya debilitado sistema inmunológico. Los síntomas corrientes son:

- Pérdida de peso rápida y sin explicación

- Fiebre persistente sin explicación y sudores por la noche

- Respiración entrecortada sin razón alguna y una tos seca

- Fatiga persistente y severa

- Diarrea persistente

- Hinchazón en los ganglios del cuello, las axilas, o la ingle

- Llagas inusuales en la piel o en la boca

- Entumecimiento severo o dolor en las manos y los pies

- Cambio en la personalidad o deterioro mental

Cada uno de estos síntomas pueden ser causados por muchas otras enfermedades, además de la infección HIV o el SIDA. No obstante, si cualquiera de estos síntomas se desarrolla o persiste sin una buena explicación, llame a su doctor.

Si su comportamiento social o conducta sexual lo coloca a riesgo de contraer una infección HIV, se debe hacer una prueba de sangre seis meses después del comportamiento o conducta peligrosa. Es importante un diagnóstico temprano y un tratamiento para el virus HIV, inclusive antes de que los síntomas se desarrollen.

Una prueba de sangre sencilla y confidencial puede determinar si usted es HIV-positivo. Esta prueba la puede pedir a su doctor o departamento de salud. Recuerde que pueden pasar hasta seis meses después de la infección para que se desarrollen los anticuerpos. El virus se puede transmitir aún antes de que los anticuerpos se hayan desarrollado. Las personas que son HIV-positivas eventualmente desarrollarán SIDA. En el presente, no hay una cura para el SIDA y esta enfermedad siempre es fatal.

Prevención

Sólo la monogamia entre personas que no están infectadas o la abstinencia sexual *elimina* completamente el riesgo de transmisión del virus HIV. Las siguientes acciones o recomendaciones *reducirán* su riesgo de contraer el virus HIV.

• Evite las actividades descritas en la página 198, que propagan el virus HIV. Actividades más seguras incluyen besar con la boca cerrada, abrazar, masajear y otras muestras físicas de afecto como acariciar.

• Evite tener relaciones sexuales sin ninguna protección y sexo oral con cualquier persona cuya historia sexual no esté totalmente libre de riesgo. Use condones de látex desde el principio hasta el final de un contacto sexual. Los condones "naturales" o de piel de oveja no protegen de una infección HIV. Para una protección aún mayor, además de los condones, use un espermicida que contenga nonoxynol-9.

• Nunca comparta agujas intravenosas o jeringas. Inclusive las agujas intravenosas que han sido hervidas pueden permanecer contaminadas.

• No comparta cepillos de diente, afeitadoras, agujas de hacerse tatuajes, u otros artículos personales que hayan podido contaminarse con sangre.

• No contraerá la infección del virus HIV porque alguien que sea HIV-positivo le tosa o le estornude encima, le abrace, o le bese levemente. En la medida que usted practique los comportamientos o conductas de prevención descritas arriba, es casi imposible que esté a riesgo de contraer el virus.

• Para más información, llame sin cargo a la línea Nacional del SIDA (National AIDS Hotline en inglés) al (800) 342-2437. También lea el Recurso 6 en la página 313.

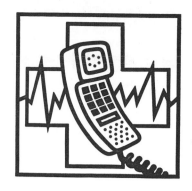

Capítulo 14

Primeros auxilios y emergencias

Este capítulo comprende ambos tipos de situaciones que requieren de primeros auxilios: las emergencias médicas serias y las situaciones leves o menores. Familiarícese con este capítulo antes de que necesite consultarlo realmente. Así, cuando confronte una emergencia o una herida, sabrá dónde buscar información. Su confianza en tratar tanto las emergencias serias como las leves, le brindará tranquilidad a una persona herida o lesionada. Lea también el Recurso 30 en la página 314.

Las emergencias médicas que se explican en este capítulo incluyen:

- Cortadas, página 215.

- Resucitación cardiopulmonar (RCP), página 202.

- Dolor del pecho, página 213.

- Lesiones o traumas de la cabeza, página 221.

- Envenenamiento, página 229.

- Choque o conmoción, página 232.

- Pérdida del conocimiento, página 233.

Cómo enfrentar emergencias

Respire profundamente. Cuente hasta 10. Dígase a sí mismo que puede manejar la situación.

Evalúe el peligro. Protéjase a sí mismo y a la persona herida de incendios o fuegos, explosiones, u otros peligros. Si sospecha que hay una lesión en la médula espinal, no mueva a la persona a menos que el peligro sea muy grande.

Si la persona está inconsciente o no tiene reacciones físicas, verifique lo básico: el aire, la respiración y la circulación. Si la persona no está respirando, lea Respiración de rescate y resucitación cardiopulmonar en la página 202.

Identifique y establezca prioridades con respecto a las heridas. Primero que nada, trate los problemas de vida o muerte (como hemorragia, conmoción). Verifique luego si hay huesos fracturados u otras lesiones.

Continuación
Protección legal

Si lo necesitan a usted en una situación de emergencia, ofrezca la ayuda que pueda. La mayoría de los estados en Norteamérica tienen la ley del Buen Samaritano para proteger a las personas que ayudan en una emergencia. A usted no lo pueden demandar por dar primeros auxilios, a menos que se pruebe que usted haya sido culpable de una gran negligencia o descuido.

Respiración de rescate y resucitación cardio-pulmonar

Advertencia: una resucitación cardiopulmonar (RCP) dada incorrectamente o la administración de una RCP en una persona cuyo corazón todavía late, puede causar una *seria* lesión. *Nunca* administre RCP a menos que:

1. La respiración haya parado.

2. Los latidos del corazón hayan cesado.

3. Nadie más con entrenamiento en RCP esté presente.

Esté preparado: tome un curso de RCP de la Cruz Roja Norteamericana (American Red Cross) o de la Asociación Norteamericana del Corazón (American Heart Association).

Para situaciones donde mantener a la persona con vida es lo más importante, piense en lo básico: el conducto del aire, la respiración y la circulación, en este mismo orden. Usted debe lograr abrir un conducto de aire para comenzar la respiración y debe dar respiración de rescate antes de que pueda comenzar las compresiones de pecho que se necesitan si el corazón de la víctima paró de latir.

Paso 1: Verifique si la persona está consciente.

Agarre a la víctima por los hombros y grítele: "¿Está bien?" Si la persona no responde, déle vuelta sobre su espalda A MENOS que haya una posible lesión en la médula espinal o la columna. Si la persona ha podido sufrir de una lesión espinal, déle suavemente vuelta a la cabeza, el cuello y los hombros al mismo tiempo como una unidad hasta que la persona esté acostada de espalda.

Si la víctima no responde o no reacciona, llame o pida ayuda.

- **Niños menores y hasta de 8 años de edad:** déle un minuto completo de respiración de rescate (y RCP si no hay pulso), luego llame al 911 o a los servicios de emergencia.

- **Adultos y niños de 9 ó más años de edad:** llame al 911 o a los servicios de emergencia inmediatamente. Luego administre respiración de rescate (y RCP si no hay pulso).

Paso 2: Abra el conducto de aire.

Verifique la respiración. Examine si el pecho y el abdomen de la víctima se mueven. Escuche y palpe para ver si hay aire que sale de la boca. Si la víctima no está respirando, abra el conducto de aire:

- Voltéele la cabeza a un lado y quítele con los dedos cualquier objeto extraño de la boca.

- Coloque una mano en la frente de la víctima e inclínele suavemente la cabeza hacia atrás.

- Coloque los dedos de su otra mano bajo la barbilla de la víctima y levántele la barbilla hacia adelante. Vea la ilustración A.

Para un bebé: con mucho cuidado y prudencia, asegúrese que no le inclina demasiado la cabecita hacia atrás.

- Algunas veces, solamente la abertura del conducto de aire le permitirá a la víctima respirar. Mantenga el conducto de aire abierto y observe, escuche y palpe si hay señales de respiración. Si la víctima no comienza a respirar, empiece inmediatamente a darle respiración de rescate.

Paso 3: Comience a dar respiración de rescate.

- Apriete las fosas nasales de la víctima y ciérrelas con sus dedos pulgar e índice. Con su otra mano, continúe inclinando la barbilla hacia adelante para mantener abierto el conducto de aire.

- Respire profundamente y coloque su boca sobre la boca de la víctima, asegurándose que la cubre por completo. Vea la ilustración B.

Para un bebé: Coloque su boca sobre la boquita y la naricita del bebé.

- Sople suavemente aire hasta que el pecho de la víctima se levante o ascienda. Tome de 1½ a 2 segundos para administrar cada respiro. Quite su boca de la boca de la víctima y respire profundamente entre cada intervalo de respiración de rescate. Permita que el pecho de la víctima descienda y escuche o palpe la salida del aire.

- Adminístrele 2 respiraciones completas y observe si hay circulación.

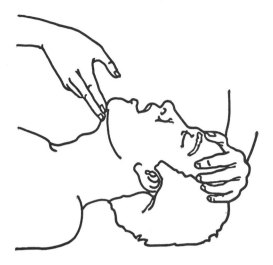

A. Incline la cabeza hacia atrás, levante la barbilla

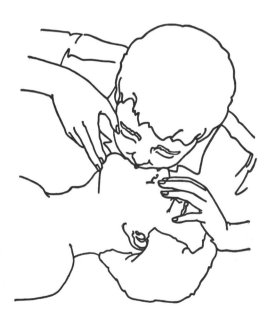

B. Sople aire lentamente

Continuación

Paso 4: Observe si hay circulación.

Localice en el cuello la arteria carótida:

- Búsquele la cavidad vocal o la manzana de Adán. Deslice lentamente las puntas de los dedos índice y medio hasta el surco alrededor de ésta.

- Pálpele el pulso por un período de 5 a 10 segundos.

Si no hay pulso: comience las compresiones del pecho. Lea el paso 5.

Si hay pulso: continúe la respiración de rescate nada más hasta que llegue la ayuda o la víctima comience a respirar por sí misma otra vez. Si la víctima comienza a respirar otra vez, de todas maneras tiene que examinarla un profesional de la salud.

Administre los siguientes números de respiraciones de rescate:

- Adulto: 1 respiración cada 5 segundos

- Niños de 1 a 8 años de edad: 1 respiración cada 4 segundos

- Bebés menores de 1 año: 1 respiración cada 3 segundos.

Paso 5: Comience las compresiones del pecho.

- **Para adultos:** arrodíllese junto a la víctima. Use los dedos suyos para localizar el final del esternón, donde se juntan las costillas. Coloque 2 dedos en el final del esternón. Ponga la parte de la palma de una mano más cercana a la muñeca directamente sobre sus dedos. Vea la ilustración C.

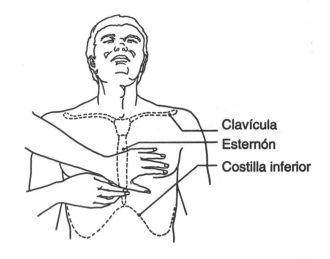

Clavícula
Esternón
Costilla inferior

C. Ubicación del esternón

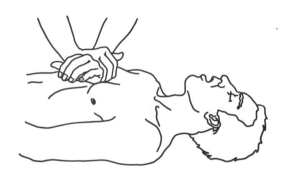

D. Posición de la mano para evitar lesionar la costilla

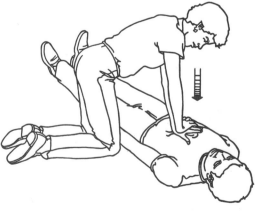

E. Hombros sobre el esternón

Coloque su otra mano arriba de la que está en posición. No permita que sus dedos toquen el pecho ya que éstos pueden dañar las costillas. Vea la ilustración D.

- Enderece sus brazos, "tranque" o cierre sus codos y centre directamente los hombros sobre las manos suyas. Vea la ilustración E.

- Presione a un ritmo regular, usando el peso de su cuerpo y manteniendo los brazos derechos. La fuerza de cada presión debe ir directamente hacia el esternón, ejerciendo una compresión de 1½ a 2 pulgadas. Puede ayudarle el contar "uno y dos y tres y cua-

tro...", hasta 15 compresiones. Administre una compresión cada vez que dice un número. Levante el peso de su cuerpo pero no las manos suyas del pecho de la víctima en el movimiento ascendente (cuando levanta de presionar).

- Después de 15 compresiones, rápidamente incline la cabeza y levante la barbilla hacia arriba y adminístrele lentamente 2 respiraciones completas a la víctima. Entre cada respiración, pare y respire usted profundamente.

- Repita 4 veces el ciclo de las 15 compresiones, 2 respiraciones. Examínele el pulso de nuevo. Si

Referencia inmediata a la RCP

	Adultos	**Niños**	**Bebés**
Si la víctima tiene pulso, déle una respiración de rescate cada:	5 segundos	4 segundos	3 segundos
Si la víctima no tiene pulso, encuentre el lugar donde se hacen las compresiones de pecho:	Coloque dos dedos en el esternón, donde las costillas se juntan	Lo mismo que un adulto	Un dedo de ancho por debajo de la línea del pezón
Haga compresiones de pecho con:	2 manos, una encima de la otra; una mano (la parte de la palma más cercana a la muñeca) en el esternón	Una mano (la parte de la palma más cercana a la muñeca) en el esternón	2 ó 3 dedos en el esternón
Proporción de compresiones por minuto:	80 a 100	80 a 100	Al menos 100
Profundidad de la compresión:	1½ a 2"	1 a 1½"	½ a 1"
Número de compresiones por respiros:			
1 rescatador	15:2	5:1	5:1
2 rescatadores	5:1	5:1	5:1

Recomendaciones de la Asociación Americana del Corazón

Continuación

todavía no hay pulso, continúe la respiración de rescate y las compresiones de pecho hasta que llegue ayuda (asistencia), o la víctima comience a tener pulso y a respirar.

- **Para un niño:** use la parte de la palma de una mano más cercana a la muñeca, presione con menos fuerza, ejerciendo una compresión en el esternón de 1 a 1½ pulgadas.

- **Para un bebé:** coloque 2 dedos en el esternón, aproximadamente un dedo de ancho por debajo de una línea imaginaria que conecta los pezones. Presione con una fuerza leve, ejerciendo una compresión en el esternón de más o menos ½ pulgada.

- **Para los bebés y los niños:** administre 5 compresiones de pecho, luego dé 1 respiración. Repita 4 veces y examínele el pulso de nuevo. Si todavía no hay pulso, continúe la respiración de rescate y las compresiones de pecho hasta que llegue ayuda (asistencia), o la víctima comience a tener pulso y a respirar.

dientes se reimplantan dentro de los 30 minutos siguientes del accidente. Por otro lado, es muy poco probable que el procedimiento tenga éxito después de dos horas de ocurrido el accidente.

- Limpie el diente y encájelo nuevamente en su lugar (en el hueco), entre la encía y la mejilla (con cuidado de no tragárselo), o coloque el diente en un pequeño envase con leche. No transporte o lleve consigo el diente en agua corriente del grifo.

Cuándo llamar a un profesional de la salud

- Si un diente permanente se le cae. La reimplantación del diente se puede lograr usualmente dentro de los 30 minutos siguientes del accidente.

- Si se cae un diente de leche, haga una cita dentro de las próximas dos semanas. Es importante determinar si es necesario colocar un substituto en el espacio vacío, hasta que salga el diente permanente.

Pérdida accidental de un diente

Si se le cae accidentalmente un diente permanente, un dentista puede reimplantárselo. Los dientes de leche (o los de la infancia) se necesitan mudar de todas maneras, por lo que en general no se reimplantan.

Tratamiento casero

- Llame inmediatamente a su dentista para una visita de emergencia. El reimplante tiene mayor posibilidad de éxito cuando los

Mordidas de animales

La mayoría de las personas quiere saber si necesita una vacuna contra la rabia cuando la muerde un animal. Los animales salvajes portadores de rabia más comunes son los mapaches, los zorrillos (zorrinos), los zorros y los murciélagos. Los perros y los gatos mascotas que han sido vacunados raramente tienen rabia. No obstante, los animales callejeros con frecuencia no están vacunados. Es muy rara la existencia del mal de rabia, pero es fatal si no se atiende médicamente. El tratamiento ya no es doloroso. Reporte o informe todas las mordidas de animales salvajes a su doctor o al departamento local de salud.

Las mordidas que rasgan la piel, a menudo, causan infecciones bacterianas. Las mordidas de gatos y las de humanos son particularmente sensibles o tienen gran tendencia a infectarse. Estas infecciones pueden producir tétanos si las inmunizaciones no están al día (vigentes). Lea la página 18.

Prevención

- Vacune a todas las mascotas contra el mal de rabia. No tenga animales salvajes como mascotas.

- No moleste a los animales mientras que éstos comen, inclusive a la mascota de la familia.

- Enséñele a los niños no acercárseles ni jugar con perros o gatos callejeros.

- No toque a los animales salvajes ni los provoque para que ataquen. No entre en contacto con animales enfermos o heridos.

Tratamiento casero

- Frote inmediatamente la mordida con agua y jabón. Cuídela o sánela como si fuera una herida punzante. Lea la página 216.

- Si a usted lo muerde un perro o gato casero (mascota), averigüe si el animal ha sido vacunado contra la rabia.

- Una mascota sana que ha mordido a alguien debe encerrarse o recluírse y se debe observar por 10 días para ver si desarrolla síntomas de mal de rabia. Si el dueño

de la mascota no se puede encontrar o confiar que haga la observación, llame al departamento de salud local.

- Si a usted lo muerde un animal salvaje, llame al departamento de salud. Las personas allí le pueden informar si ese tipo de animal propaga la rabia en su área geográfica y si necesita tratamiento.

Cuándo llamar a un profesional de la salud

Llame al departamento de salud por:

- Cualquier mordida de un animal salvaje.

- Cualquier mordida de un perro o gato que tenga un comportamiento extraño, esté botando espuma por la boca, o si el animal ataca sin una razón aparente.

- Una mordida de una mascota cuyo dueño no puede confirmar si el animal fué vacunado contra la rabia.

Llame a su profesional de la salud:

- Si la mordida es grande o severa y puede necesitar puntos de sutura, o si la mordida fué en la mano o en la cara.

- Si, después de dos a tres días, se desarrollan señales de infección:

  - Dolor, hinchazón, o sensibilidad

  - Sensación de calor y enrojecimiento, o vetas rojas que se extienden del área de la mordida

  - Secreción de pus

  - Fiebre de 100° ó más, sin ninguna otra causa

Sangre bajo una uña

Las uñas de las manos y los pies con frecuencia se atascan, se golpean, o se aplastan. Estas lesiones por lo general no son muy serias, pero si hay sangre bajo la uña, la presión puede ser muy dolorosa.

Las palpitaciones y el dolor se pueden aliviar solamente haciendo un huequito en la uña para drenar o para que salga la sangre. Esto puede hacerse en casa. Usted puede sentirse temeroso o nervioso de tratar de hacer esto en casa, pero es lo mismo que haría un profesional de la salud.

Tratamiento casero

- Aplique hielo después de la lesión tan pronto como sea posible para minimizar la hinchazón.

- Para hacerse un huequito en la uña y aliviar la presión, siga estos pasos:

  o Enderece un sujetador de papel y ponga la punta en fuego hasta que la punta esté bien caliente y roja. Utilice un guante para agarrar el sujetador de papel caliente.

  o Coloque la punta del sujetador de papel sobre la uña y deje que ésta derrita la uña. No necesita empujarla o presionarla. Este procedimiento no será doloroso ya que la uña no tiene nervios. Una uña gruesa puede requerir muchos intentos.

  o La sangre drenará o saldrá y la presión se aliviará tan pronto como el huequito esté abierto.

- Remoje el dedo tres veces al día, en una mezcla mitad agua oxigenada (peróxido de hidrógeno) y mitad agua caliente.

- Si siente presión otra vez a los pocos días, repita el procedimiento de drenar la sangre a través del mismo huequito.

Cuándo llamar a un profesional de la salud

- Si la persona a la que le va a hacer el procedimiento no coopera y no le deja hacerlo.

- Si, después de dos a tres días, aparecen señales de infección:

  o Dolor, hinchazón, o sensibilidad

  o Sensación de calor y enrojecimiento, o vetas rojas que se extienden del área

  o Secreción de pus

  o Fiebre de 100° ó más, sin ninguna otra causa

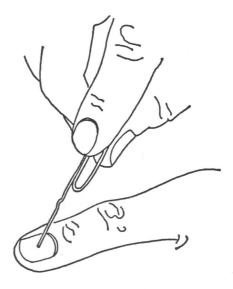

Cómo aliviar la presión

Heridas abdominales contundentes

Las heridas abdominales contundentes, causadas por un golpe al estómago, pueden causar contusión o magullamiento severo a la pared abdominal y hemorragia de órganos internos. Con frecuencia, estas heridas las causan accidentes de automóviles, de bicicletas, de toboganes, o accidentes de esquiar. En este tipo de accidente, la víctima sale despedida hacia algo o hacia el suelo.

Los síntomas de las heridas abdominales son similares a los de una conmoción: pulso rápido, baja presión sanguínea y piel fría y pegajosa. El abdomen puede ponerse rígido o sensible. La persona herida o lesionada puede sufrir de confusión o desorientación y ser incapaz de recordar o describir la situación.

Tratamiento casero

- Observe el pulso, la presión de la sangre y la respiración de la persona herida. Un pulso rápido y débil, una presión sanguínea que disminuye, o una respiración muy rápida o muy lenta puede indicar una hemorragia interna.

- Haga que la persona herida se acueste con los pies elevados, por encima del corazón. Aflójele la ropa y cúbrale con una cobija (frazada) para brindarle calor. No le dé nada de comer o beber a la víctima, aunque es probable que tenga sed.

- Observe si hay señales de conmoción: desmayo, debilidad, somnolencia (modorra), o confusión; sudoración y piel fría y pegajosa.

Cuándo llamar a un profesional de la salud

- Si se desarrollan señales de conmoción, hasta 48 horas después de una herida abdominal (lea la página 232).

- Si después de un golpe en el abdomen hay hemorragia en el área del recto, la uretra, o la vagina.

- Si la herida causa náusea, vómito, acidez, o pérdida del apetito.

- Si el abdomen está hinchado y endurecido, o si al presionar en el abdomen se produce mucho dolor.

- Si tiene alguna preocupación sobre los síntomas que observa.

Moretones (magulladuras o contusiones)

Los moretones (magulladuras o contusiones) a menudo son causados por un golpe o caída, lo que rompe pequeños vasos sanguíneos bajo la piel. La sangre se filtra a los tejidos que rodean el área golpeada y esto causa los colores negro y azul del moretón.

Las personas que toman anticoagulantes (para aligerar la consistencia de la sangre) o muchas aspirinas se hacen moretones con facilidad.

Un ojo negro es un tipo de moretón. Aplique el tratamiento casero para un moretón y examine el ojo.

Tratamiento casero

- Aplique hielo o una bolsa fría, por intervalos o períodos de 15 minutos, para ayudar a los vasos

Continuación

sanguíneos a contraerse y a reducir la hinchazón. Haga esto durante las primeras 48 horas. Mientras más rápido aplique el hielo, habrá menos pérdida de sangre.

- Eleve el área del moretón, si es posible. La sangre fluirá y habrá menos hinchazón.

- Descanse la extremidad para no lesionarla aún más.

- Aplique calor con paños calientes, una botella de agua caliente, o una almohadilla eléctrica si el área todavía le duele después de 48 horas.

Cuándo llamar a un profesional de la salud

- Si, después de dos a tres días, aparecen señales de infección:

  o Dolor, hinchazón, o sensibilidad

  o Sensación de calor y enrojecimiento, o vetas rojas que se extienden del área

  o Secreción de pus

  o Fiebre de 100° ó más, sin ninguna otra causa

- Si un golpe a un ojo causa:

  o Pérdida severa de sangre en la parte blanca del ojo, o hay sangre en la parte de color del ojo (iris).

  o Deterioro de la visión.

  o Incapacidad de mover normalmente el ojo en todas direcciones.

  o Dolor agudo en el globo ocular en vez de en la base del ojo.

- Si comienza a hacerse moretones fácilmente, o si tiene moretones recurrentes o múltiples, sin explicación alguna.

Quemaduras

Las quemaduras se clasifican en primer, segundo y tercer grado dependiendo de su profundidad, no de la cantidad de dolor o la extensión (alcance) de la quemadura. Una quemadura de primer grado comprende solamente la capa exterior o superficial de la piel. La piel está seca, adolorida y sensible al tacto. Un ejemplo es una quemadura moderada por el sol.

Una quemadura de segundo grado comprende muchas capas de la piel. La piel se pone hinchada, levantada, ampollada, o sale plasma por los poros.

Una quemadura de tercer grado comprende todas las capas de la piel y cualquier tejido u órgano que se encuentre bajo estas capas. La piel está seca, blanca pálida o negra carbonosa, hinchada y algunas veces, en carne viva. Los nervios se destruyen o se dañan. Esto hace que pueda tener poco dolor, excepto en los bordes externos donde hay una quemadura de segundo grado.

Prevención

- Instale detectores de incendio en cada piso de su hogar. Verifique y cambie regularmente las pilas (baterías).

- Guarde o mantenga un extinguidor de incendio cerca de la cocina. Hágalo inspeccionar una vez al año.

• Gradúe el calentador de agua a 120° ó menos, para evitar quemaduras.

• No fume en la cama.

Si sus ropas se encienden o agarran fuego:

• No corra porque ello avivará (o empeorará) las llamas. Deténgase, tírese en el suelo y dése vuelta para apagar las llamas.

• Apague las llamas con una cobija (frazada), una alfombra, o un abrigo.

• Use agua para extinguir el fuego o incendio y enfriar la piel.

Para evitar quemaduras en la cocina:

• Tenga precaución cuando manipule comidas calientes.

• Coloque las asas o los mangos de las ollas, sartenes o cacharros hacia la parte de atrás de la cocina (estufa).

• Apague (ahogue) el fuego de comida o grasa ardiente con una tapa u olla. No le eche agua a la grasa ardiente.

• Supervise cuidadosamente a los niños.

Tratamiento casero

• Para tratamiento casero de quemaduras de sol, lea la página 136.

• Deje correr agua fría del grifo sobre la quemadura, de 10 a 15 minutos. El agua fría es el mejor tratamiento inmediato para quemaduras leves o menores. El frío baja la temperatura de la piel y disminuye la severidad de la quemadura. No use hielo porque puede aumentar el daño a la piel lesionada.

• Quítese de la extremidad quemada las sortijas, las pulseras o brazaletes, el reloj, o los zapatos. La hinchazón luego puede hacer la extracción más difícil.

• Deje tranquila o no toque el área quemada por 24 horas. No la cubra a menos que algún artículo de ropa la roce o le cause fricción. Si algo la roza, cubra la quemadura con un pedazo de gasa sujetado con cinta adhesiva bien lejos de donde está la quemadura. No rodee o envuelva una mano, un brazo, o una pierna con cinta adhesiva. Cambie el vendaje después de 24 horas y luego, cada dos días.

• No ponga pomada, mantequilla, grasa, aceite, o ungüento en una quemadura. Estos productos aumentan el riesgo de infección y no ayudan a cicatrizar (o sanar) la quemadura.

• No rompa las ampollas. Si las ampollas se rompen, limpie el área, aplique un ungüento antibiótico y cubra la quemadura.

• Aspirina o ibuprofén puede ayudar a aliviar el dolor de quemaduras leves o menores.

• El jugo de una hoja de áloe (zabila) puede suavizar las quemaduras leves o menores, después de dos a tres días de cicatrización.

• Una quemadura de tercer grado necesita atención médica inmediata.

  ○ Asegúrese que el origen de la quemada fué extinguido.

  ○ Haga que la persona se acueste para evitar una conmoción.

  ○ Cubra el área quemada con una sábana limpia, empapada en agua fresca.

Continuación

○ No ponga ninguna pomada o remedio en la quemadura.

Cuándo llamar a un profesional de la salud

• Para todas las quemaduras de tercer grado.

• Si tiene duda acerca de la extensión de la quemadura, o si tiene duda de si es una quemadura de segundo o tercer grado.

• Si una quemadura de segundo grado comprende la cara, las manos, los pies, los órganos genitales, o una articulación.

• Si una quemadura rodea un brazo o una pierna, o si cubre más de un cuarto de la parte del cuerpo afectada.

• Las quemaduras causadas por artefactos eléctricos con frecuencia son más extensas que lo que parecen y deben examinarse por un doctor.

• Si el dolor dura más de 48 horas.

• Si, después de dos a tres días, aparecen señales de infección:

○ Dolor, hinchazón, o sensibilidad

○ Sensación de calor y enrojecimiento, o vetas rojas que se extienden del área

○ Secreción de pus

○ Fiebre de 100° ó más, sin ninguna otra causa

• Si un bebé, persona mayor, o persona diabética se quema.

Quemaduras en el ojo con productos químicos

Las quemaduras en el ojo con productos químicos ocurren cuando algo caústico (que destruye rápidamente) salpica el ojo, como un producto de limpieza, gasolina, o trementina. Los vapores o gases de fuertes productos químicos también pueden quemar o irritar los ojos. El ojo se pone rojo, lloroso y puede estar sensible a la luz. Si el daño es severo o muy grande, el ojo parece blancuzco.

Tratamiento casero

• Lávese inmediatamente el ojo con agua para eliminar el producto químico. Llene un lavamanos o una olla grande con agua, meta la cara en el agua y abra y cierre los ojos para forzar el agua a todas partes del ojo. Puede que sea necesario mover los párpados con los dedos. Otro método es poner la cara bajo un grifo o llave de agua o una regadera.

• Continúe lavando por 15 a 20 minutos, o hasta que el ojo deje de dolerle.

• Cubra el ojo con un vendaje limpio o una tela, después de limpiarlo con agua.

Cuándo llamar a un profesional de la salud

• Si hay una exposición extensa a un ácido fuerte, como el ácido de batería, o a alguna substancia caústica, como lejía o Drano (para limpiar cañerías). Después de haberse lavado el ojo, vaya inmediatamente a un centro de emergencia.

- Si el ojo todavía le duele después de 20 minutos de tratamiento casero.

- Si el ojo parece estar dañado. Los síntomas incluyen:

  o Enrojecimiento persistente o constante

  o Secreción o líquido acuoso

  o Cualquier deterioro visual, como visión doble o borrosa, o sensibilidad a la luz

  o Si la parte de color del ojo (iris) parece blancuzca

Dolor de pecho

LLAME AL 911 U OTROS SERVICIOS DE EMERGENCIA INMEDIATAMENTE si el dolor en el pecho es aplastante o apretante, aumenta en intensidad, u ocurre con cualquiera de los síntomas de un ataque al corazón:

- Sudoración

- Respiración entrecortada

- Dolor que se extiende al hombro, el cuello, el brazo, o la mandíbula

- Náusea o vómito

- Mareos

- Pulso rápido, o irregular, o ambos

Lea sobre resucitación cardiopulmonar (RCP) en la página 202.

Lea más información sobre dolor de pecho en la página 86.

Atoramiento

El atoramiento u obstrucción usualmente lo causa un pedacito de comida o un objeto atorado (obstruído o atascado) en la tráquea. La maniobra de Heimlich, descrita en Procedimiento para rescate por atoramiento u obstrucción en la página 214, puede ayudarle a desalojar el pedacito de comida o el objeto.

Una persona que está atorada no puede toser, hablar, o respirar y puede ponerse azul u oscura.

Prevención

- No tome muchas bebidas alcohólicas antes de comer. Una persona con los sentidos entorpecidos o embotados no puede masticar bien la comida o puede intentar tragar pedazos muy grandes de alimentos.

- Coma o ingiera pedazos pequeños de comida. Corte la carne en pequeños trozos o pedazos. Mastique bastante los alimentos.

- No le dé a los niños menores de tres años palomitas o rosetas de maíz, maníes o cacahuetes, o caramelos duros. Supervise a los niños mayores cuando coman estos alimentos.

- No permita que los niños menores de tres años jueguen con juguetes que tienen partes muy pequeñas, que puedan tragarse (más pequeñas de una pulgada y media de ancho).

Procedimiento para rescate por atoramiento u obstrucción (maniobra de Heimlich)

PRECAUCION: No comience la administración o ejecución del rescate por atoramiento u obstrucción a menos que la persona *no pueda respirar* o se esté poniendo azulada y usted está *seguro* que la persona está atorada o sufre de obstrucción. Lea también Atoramiento en la página 213.

Adultos y niños de más de un año

Si la víctima está parada o sentada:

- Párese detrás de la víctima y coloque los brazos suyos alrededor de la cintura de la víctima.

- Haga un puño con una mano. Ponga el lado del pulgar de su puño cerrado contra el abdomen de la víctima, justo encima del ombligo, pero bien abajo del esternón. Vea la ilustración A.

- Agárrese el puño con la otra mano. En el abdomen de la víctima, déle un rápido impulso (o presione) hacia arriba. Esto puede causar la salida o el paso del objeto. Utilice menos fuerza en niños pequeños. Vea en el recuadro la ilustración B.

- Repita hasta desalojar el objeto o hasta que la víctima pierda el conocimiento o sentido.

- Si se atora estando sólo, hágase los impulsos o presiones abdominales hacia arriba usted mismo, o

agáchese (dóblese) con fuerza sobre el respaldar de una silla para desalojar la comida.

Si la víctima está en el piso:

- Voltee a la víctima boca arriba.

- Colóquese arrodillado encima de la víctima con una rodilla a cada lado de las caderas de ésta e inclínese hacia adelante para empezar la maniobra. Vea la ilustración C.

- Coloque la parte de la palma más cercana a la muñeca de una de sus manos contra el abdomen de la víctima, justo encima del ombligo, pero bien abajo del esternón. Ponga directamente su otra mano sobre la primera. Vea la ilustración C.

- Déle un rápido impulso (o presione) hacia arriba en el abdomen de la víctima. Esto puede causar la salida o el paso del objeto. Utilice menos fuerza en niños pequeños. Repita hasta desalojar el objeto.

Bebé menor de un año

- Aguante al bebé como se le indica en la ilustración D.

- Utilice la parte de la palma más cercana a la muñeca de una de sus manos para sacudir o golpear la espalda del bebé entre las escápulas de los hombros en un intento de desalojar el objeto. Repita cuatro veces.

- Si los conductos de aire permanecen obstruídos o bloqueados, sostenga la cabecita del bebé y voltéelo sobre su muslo o regazo (piernas) con la cabecita hacia abajo.

- Coloque dos o tres dedos justo bajo una línea imaginaria entre los pezones y déle hasta cuatro golpecitos o impulsos hacia arriba hasta que el objeto salga.

Cuándo llamar a un profesional de la salud

- Si la persona pierde el conocimiento o el sentido. Llame al 911 e intente dar respiración de rescate. Lea la página 202.

- Llame inclusive si se le desalojó la comida a la persona que estaba atorada. La tráquea (garganta) se ha podido dañar con el objeto, o el abdomen puede haber sufrido daño o lesión por la maniobra de Heimlich.

Cortadas

Cuando vemos una cortada (laceración), queremos parar la pérdida de sangre y determinar si se necesitan o no puntos de sutura.

Si la cortada está sangrando mucho o está botando sangre a chorros, lea "Cómo parar una hemorragia" en la página 216.

En cortadas menores o leves, la pérdida de sangre generalmente se detiene por sí misma o con un poco de presión ejercida directamente. Para decidir si se necesitan puntos de sutura, lea "¿Son necesarios los

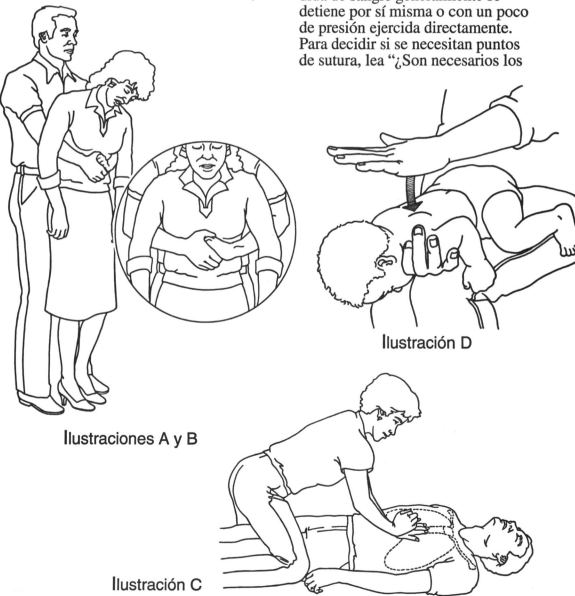

Ilustraciones A y B

Ilustración C

Ilustración D

Continuación

puntos de sutura?" en la página 217.
Si se necesitan puntos de sutura,
aplique tratamiento casero y busque
atención médica dentro de las ochos
horas siguientes de la cortada.

Si no se necesitan puntos de sutura,
usted puede limpiar y vendar la cortada en casa.

Tratamiento casero

- Lave bien la cortada con agua y jabón.

- Pare, a través de la aplicación directa de presión en la herida, cualquier sangramiento. Ejerza presión de 10 a 15 minutos.

- Deje cortadas pequeñas o leves al descubierto o sin vendar, a menos que se irriten. Las cortadas cicatrizan mejor cuando están expuestas al aire.

- Ponga en la herida un ungüento antibiótico triple (lea la página 299) si una cortada necesita vendarse. El ungüento evitará que la cortada se pegue a la venda. No utilice alcohol de fricción, agua oxigenada (peróxido de hidrógeno), yodo, o mercurocromo. Estas

---

Cómo parar una hemorragia

- Haga que la persona se acueste y elévele la parte que sangra. Quite cualquier objeto visible que tenga la herida. No trate de limpiar la herida.

- Presione con firmeza en la herida con un paño (o vendaje) limpio o directamente con la mano suya, si es necesario. Si los bordes de la herida están muy abiertos, aguántelos juntos. Si hay un objeto en la herida, ejerza presión alrededor y no directamente sobre ésta.

- Aplique presión constante por 15 minutos. Si la sangre empapa el paño (o vendaje), coloque otro encima sin levantar el primero. Continúe la presión.

- Si la presión directa no disminuye o para la sangre después de 15 minutos, apriete firmemente en un área de presión entre la herida y el corazón (vea el dibujo abajo). Esto puede parar la hemorragia con menos riesgo que un torniquete. La aplicación de torniquetes debe hacerse solamente como un último recurso.

- Observe por si hay señales de conmoción. Lea la página 232.

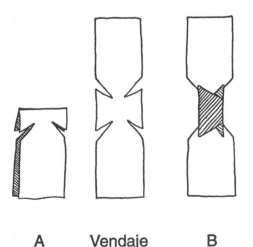

A   Vendaje mariposa   B

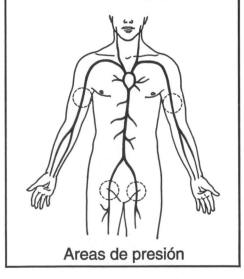

Areas de presión

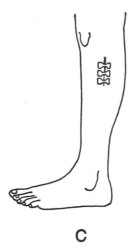

C

substancias pueden dañar el tejido y hacer más lenta la cicatrización.

- Use una cinta adhesiva para continuar ejerciendo presión. Siempre coloque una tira de cinta adhesiva transversal a la cortada, en vez de a lo largo. Un vendaje mariposa (hecho en casa o comprado) puede ayudarle a mantener juntos los bordes de la piel cortada:

  ○ Corte una tira de un rollo de cinta adhesiva de una pulgada de ancho. Dóblela con la parte engomada hacia afuera. Corte unas hendiduras en la cinta como se muestra en el dibujo A, página 216.

  ○ Desdoble la cinta, luego doble juntas las partes cortadas con el engomado hacia adentro como en el dibujo B (página 216). El centro de la cinta adhesiva no estará engomado. Mantenga limpia la parte que estará encima de la cortada.

  ○ Coloque un extremo de la cinta en la piel, luego hale la otra punta para cerrar apretadamente la herida como en el dibujo C.

  ○ Utilice más de un vendaje mariposa si la cortada es larga.

¿Son necesarios los puntos de sutura?

Los puntos de sutura deben tomarse dentro de las ocho horas siguientes de la herida para mejores resultados. Lávela bien, pare la sangre y luego decida si se necesitan puntos. Apriete juntos los lados de la cortada. Si ésta se ve mejor, puede que quiera considerar sutura. Si son necesarios los puntos de sutura, evite usar un ungüento antibiótico hasta que un profesional de la salud le haya examinado la herida.

Los puntos de sutura se pueden necesitar para:

- Cortadas profundas que tienen bordes mellados (dentados) o que tienden a abrirse.
- Cortadas profundas en una articulación: un codo, un nudillo, una rodilla.
- Cortadas profundas en la palma de la mano o los dedos.
- Cortadas en el cuero cabelludo, los párpados, o los labios.
- Cortadas en un área que le preocupe que le queden marcas o cicatrices, especialmente en la cara.
- Cortadas que penetran hasta un músculo o un hueso.
- Cortadas que continúan sangrando después de 20 minutos de ejercer presión directa.

Los puntos de sutura no se necesitan para:

- Cortadas con bordes lisos que tienden a pegarse.
- Cortadas superficiales que son menores de una pulgada de largo.

Por lo general, las cortadas que se suturan cicatrizan con menos marcas que aquellas que no se les toma puntos.

Continuación

- Aplique una venda limpia al menos una vez por día, o cuando ésta se moje. Siempre que sea posible, deje la cortada sin vendaje.

Cuándo llamar a un profesional de la salud

- Si la cortada necesita puntos de sutura. Se necesita tomar los puntos de sutura dentro de las ocho horas siguientes de hacerse una cortada.

- Si, después de 20 minutos de presión ejercida directamente, una cortada continúa sangrando a través del vendaje.

- Si la persona entra en estado de choque o conmoción, aún después que el sangramiento haya parado. Lea Choque o conmoción en la página 232.

- Si ocurre un sangramiento por los oídos o la nariz después de un golpe o trauma a la cabeza (no como resultado de una cortada o golpe directo a la nariz).

- Si no están vigentes (o al día) sus vacunas de tétanos. Lea la página 18.

- Si, después de dos a tres días, aparecen señales de infección:

  o Dolor, hinchazón, o sensibilidad

  o Sensación de calor y enrojecimiento, o vetas rojas que se extienden de la cortada

  o Secreción de pus

  o Fiebre de 100° ó más, sin ninguna otra causa

Extracción de un anzuelo

Algunas veces en la excitación de pescar los dedos--no los peces--se enganchan al anzuelo. Es útil saber cómo extraerse un anzuelo, o extraérselo a un acompañante, especialmente si está lejos de asistencia médica.

Tratamiento casero

Extraiga el anzuelo como sigue:

- Use hielo, agua fría, o ejerza mucha presión para proveer entumecimiento temporal en el área.

- **Paso A:** amarre un pedacito de hilo de pescar al anzuelo, cerca de la superficie de la piel.

- **Paso B:** agarre el ojo del anzuelo con una mano y presione hacia abajo, aproximadamente 1/8 de pulgada para soltar el gancho.

- **Paso C:** mientras que presiona hacia abajo el anzuelo (el gancho suelto) tire del hilo en línea paralela a la superficie de la piel para que así la parte más derecha del anzuelo ayude a la curvatura a salir.

- Si el anzuelo está muy enterrado, otra opción es empujar completamente el anzuelo a través de la piel, cortar o partir el gancho y extraer el resto del anzuelo.

- Lave cuidadosamente la herida. Si hay, utilice jabón. Sane la herida como lo haría con una herida punzante. Lea la página 230.

- No trate de extraer un anzuelo del ojo de una persona.

Cuándo llamar a un profesional de la salud

• Si sus vacunas de tétanos no están vigentes. Lea la página 18.

• Si el anzuelo está en el ojo de una persona.

• Si, después de dos a tres días, aparecen señales de infección:

   o Dolor, hinchazón, o sensibilidad

   o Sensación de calor y enrojecimiento, o vetas rojas que se extienden del área

   o Secreción de pus

   o Fiebre de 100° ó más, sin ninguna otra causa

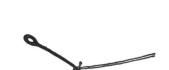

Paso A

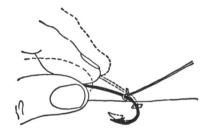

Paso B

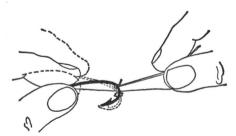

Paso C

Cómo extraer un anzuelo

Cómo liberar o zafar extremidades atoradas

Algunas veces, dedos, brazos, o piernas se pueden atorar en objetos como botellas, frascos, o cañerías. Tenga calma; el pánico sólo empeorará la situación.

Tratamiento casero

• No fuerce la extremidad. Esto únicamente hará que la extremidad se hinche y sea más difícil de liberar o zafar.

• Trate de relajar la extremidad. Algunas veces, nada más con relajación se puede liberar la extremidad.

• Eleve la extremidad, si es posible.

• Aplique hielo alrededor de la extremidad expuesta. Esto puede reducir cualquier hinchazón y permitir zafarla o soltarla.

Continuación

- Gotee agua jabonosa o aceite de cocinar en la extremidad, si el hielo no funciona. Voltee la extremidad o el objeto para que así pueda "desatornillar" uno u otro, en vez de halar directamente.

Congelamiento o quemadura por congelación

El congelamiento es la quemadura de la piel o de los tejidos inferiores a ésta, que ocurre como resultado de una exposición prolongada al frío.

La piel congelada está pálida o azulada, rígida al tacto y se siente fría y entumecida. Puede haber pérdida de función en el área congelada. La severidad de un congelamiento se divide en tres grados:

Primer grado: piel helada o escarchada. Hay entumecimiento y emblanquecimiento de la piel, con pocas probabilidades de ampollarse si se calienta rápidamente de nuevo.

Segundo grado: congelamiento superficial. La piel externa se siente dura y congelada al tacto, pero el tejido inferior tiene una elasticidad normal. Es probable que se ampolle.

Tercer grado: piel helada o quemada profundamente (a través de muchas capas de tejido). La piel está blanca o manchada y azulada. La piel y el tejido inferior están endurecidos y muy fríos.

Prevención

Mántengase seco y fuera del viento en un clima extremadamente frío y cubra o proteja las áreas expuestas de piel. Conserve alta la temperatura básica del cuerpo:

- Vístase con capas de ropa. La lana y el polipropileno son buenos aisladores del frío. Utilice capas de artículos de ropa a prueba de viento e impermeable. También use medias de lana y botas que le calcen bien y sean impermeables.

- Use un sombrero o gorro para prevenir pérdida de calor de la cabeza. Póngase mitones (guantes sin separaciones para los dedos, excepto para el pulgar) en vez de guantes normales.

- Guarde ropa protectora y cobijas (frazadas) en el automóvil, en caso de una avería o accidente en una región aislada.

- No tome bebidas alcohólicas o fume cuando esté afuera, en un clima extremadamente frío.

Tratamiento casero

- Entre o resguárdese del viento.

- Verifique si hay señales de hipotermia (lea la página 225) y trátela antes de cuidar la piel congelada.

- No caliente el área de nuevo si es posible que se congele otra vez. Espere hasta que encuentre un resguardo.

- Caliéntese áreas pequeñas con el aliento (las orejas, la cara, la nariz, los dedos de la mano y de los pies) o arropándose las manos o los pies bajo ropa caliente, directamente junto a la piel. Asegúrese de no exponer más al frío esa parte del cuerpo. Si es posible sumerja, de 15 a 30 minutos, la parte congelada en agua caliente (104° a 108°).

- No frote o masajee el área congelada porque puede dañar aún más los tejidos lesionados. Si es posible, evite caminar con los pies congelados.

- Conserve caliente y en posición elevada la parte congelada. Envuélvala en cobijas (frazadas) o en material suave para prevenir moretones.

- Pueden aparecerle ampollas a medida que la piel se calienta. No las rompa. La piel se puede poner roja, le puede arder, sentir como un hormigueo, o estar muy adolorida. La aspirina o el acetaminófeno puede ayudarle.

Cuándo llamar a un profesional de la salud

- Inmediatamente si la piel está blancuzca o azulada, rígida o endurecida y fría (congelamiento de tercer grado). Se necesita un recalentamiento cuidadoso y tratamiento de antibiótico para prevenir infección y daño permanente a los tejidos.

- Si se desarrollan ampollas durante el recalentamiento (congelamiento de segundo y tercer grado). No rompa o reviente las ampollas. El riesgo de infección en el área ampollada es muy alto.

- Si, después de dos a tres días, aparecen señales de infección:

  ○ Dolor, hinchazón, o sensibilidad

  ○ Sensación de calor y enrojecimiento, o vetas rojas que se extienden del área

  ○ Secreción de pus

  ○ Fiebre de 100° ó más, sin ninguna otra causa

Lesiones o traumas a la cabeza

La mayoría de los golpes (chichones, porrones) en la cabeza son leves y sanan tan fácilmente como los golpes o las durezas en otras partes del cuerpo. A menudo, las lesiones en la cabeza que causan cortadas sangran mucho porque los vasos sanguíneos del cuero cabelludo están cerca de la superficie o de la parte más externa de la cabeza. Esta pérdida de sangre puede alarmar, pero no siempre significa que la herida es seria o severa.

No obstante, las lesiones en la cabeza que no causan pérdida de sangre externa y visible pueden provocar hemorragias e hinchazón dentro del cerebro. Esto puede presentar situaciones de vida o muerte. Cualquier persona que ha sufrido de una lesión o golpe en la cabeza debe observarse cuidadosamente por 24 horas para ver si hay señales severas de lesión o trauma.

Prevención

- Use su cinturón de seguridad cuando esté en un vehículo. Para los niños, use las sillas de automóviles especiales para ellos.

- Use un casco, o protección para la cabeza, cuando monta bicicleta, una motocicleta y cuando patina.

- No se tire de cabeza o no se zambulle en lugares con aguas poco profundas o en aguas que no conoce.

Tratamiento casero

- Si la víctima está inconsciente, asegúrese antes de moverla que no sufrió de una lesión en la columna vertebral (lea la página 233). Fíjese si hay otras lesiones o heridas.

Continuación

- Si hay pérdida de sangre, aplique directamente presión fuerte sobre la herida con un pañito limpio o vendaje, por 15 minutos. Si la sangre empapa el pañito o vendaje, coloque otros sobre el primero. Lea la página 216.

- Aplique hielo o compresas frías para reducir la hinchazón. Lo más probable es que de todas maneras salga un chichón o porrazo, pero el hielo ayudará a disminuir el dolor.

- Observe inmediatamente después de una lesión o herida fuerte en la cabeza y luego cada dos horas, en las próximas 24 horas, si aparecen las siguientes señales:

  o Confusión. Pregúntele a la persona su nombre, dirección, edad, la fecha, etc.

  o Constricción o empequeñecimiento inusual de las pupilas. Una pupila puede ponerse más o menos pequeña que la otra, o no reaccionar a la luz y quedarse del mismo tamaño. Lea la página 143.

  o Incapacidad para mover los brazos y las piernas en un lado del cuerpo, o movimiento más lento en un lado del cuerpo que del otro.

  o Letargo, somnolencia (modorra), sueño anormalmente profundo, o dificultad para despertarse.

  o Vómito severo que continúa después de las primeras dos a tres horas.

- Continúe la observación de la persona, cada dos horas, durante la noche. Despiértela y verifique si hay algún síntoma inusual. Llame inmediatamente a un doctor si no la puede despertar o si la persona tiene alguno de los síntomas descritos arriba.

- Examine si hay heridas o lesiones en otras partes del cuerpo, sobre todo si la persona se ha caído. El sobresalto o susto que usted sufre ante un golpe o lesión de la cabeza puede hacer que no se fije en otras lesiones que también necesitan atención.

Cuándo llamar a un profesional de la salud

- Si la pérdida de sangre o hemorragia no se puede parar, o la herida necesita puntos de sutura. Lea la página 217.

- Si la persona pierde el sentido o el conocimiento en cualquier momento después de la lesión o golpe.

- Si hay sangramiento de los oídos o de la nariz a continuación de un golpe o contusión a la cabeza (no como resultado de una herida o cortada o golpe directo a la nariz).

- Si, después de los primeros minutos, la persona está confusa o desorientada o tiene cualquier pérdida de memoria.

- Si una pupila no se empequeñece o las pupilas no se contraen de una forma igual.

- Si, después del primer minuto, se tiene visión doble o hay dificultad para hablar.

- Si se desarrolla un dolor de cabeza muy fuerte: "el peor dolor de cabeza que he tenido en mi vida".

- Si hay ataques repentinos de temblores o convulsiones.

- Si un lado del cuerpo sufre de debilidad o entumecimiento.

- Si, después de las primeras dos a tres horas, se produce náusea y vómito o si vómito persiste después de los primeros 15 minutos. Usualmente no es serio una primera reacción leve de náusea o vómito.

Seguridad en los asientos de los automóviles

Usar el cinturón de seguridad salva vidas y previene lesiones. Nadie es lo suficientemente fuerte para soportar un impacto repentino, aún a velocidades muy bajas. Los cinturones de seguridad reducen el riesgo de heridas graves y de morir.

- Use su cinturón de seguridad cada vez que esté en un vehículo. Mantenga el cinturón apretado y cerca del cuerpo. Siempre utilice ambos, el cinturón de las caderas y el de los hombros.

- Los cinturones de seguridad son necesarios aún si su carro está equipado con las bolsas de aire (de seguridad también). Estas bolsas se inflan y salen del volante o el tablero del carro en caso de un impacto repentino. Son muy efectivas en proteger a los pasajeros que van adelante, pero las bolsas de aire no reemplazan (o sustituyen) a los cinturones de seguridad. Estos deben usarse todo el tiempo.

- Utilice sillas de automóviles para los bebés, los niños menores de cuatro años y los que pesan menos de 40 libras (aproximadamente 18-20 kilos). Lea la página 142.

Agotamiento y ataque por calor

El agotamiento por calor sucede cuando el cuerpo no puede sudar lo suficiente para refrescarse a sí mismo. Generalmente ocurre cuando se trabaja o se hace ejercicio en clima muy caluroso. Los síntomas incluyen:

- Fatiga, debilidad, mareo, o náusea

- Piel fría, pegajosa, pálida, enrojecida, o sonrojada

El agotamiento por calor puede algunas veces producir un ataque. **Los ataques por calor** requieren de tratamiento de emergencia. Estos ataques ocurren cuando el cuerpo deja de sudar, pero la temperatura corporal continúa en aumento, con frecuencia hasta 105° ó más. Los síntomas incluyen:

- Confusión, delirio, o inconsciencia

- Piel caliente, seca, enrojecida, o sonrojada inclusive en las axilas

Prevención

- Evite actividad física extenuante, al aire libre, durante el período más caluroso del día.

- Use ropa ancha y de colores claros para reflejar el sol.

- Evite cambios repentinos de temperatura. Airee un automóvil muy caliente antes de entrar a éste.

- Si toma diuréticos, pídale a su doctor que le reduzca la dosis cuando hace mucho calor.

- Beba de 8 a 10 vasos de agua por día. Beba aún más cantidad si trabaja o hace ejercicio en clima muy caluroso.

Continuación
Tratamiento casero

- Quítese del sol y váyase bajo un lugar sombreado y tome mucha agua fresca, un poquito a la vez. Si está nauseabundo o mareado, recuéstese.

- Pásese por el cuerpo una esponja húmeda o mojada con agua fresca.

- Es esencial refrescarse inmediatamente si la temperatura corporal llega a 105°. Use paños fríos, mojados en todo el cuerpo. Puede ser necesario un baño con agua templada.

- Si la temperatura disminuye a 102°, cuide de no enfriarse demasiado rápido.

Cuándo llamar a un profesional de la salud

- Si se desarrollan señales de un ataque por calor, de prisa baje la temperatura corporal y busque ayuda inmediata:

  o La piel está seca (nclusive debajo de las axilas) y está roja brillante o sonrojada.

  o La temperatura del cuerpo llega a 104° y continúa en ascenso.

  o La persona está delirante, desorientada, o inconsciente.

Hiperventilación

Cuando usted respira rápida y profundamente (hiperventila), puede bajarle mucho el nivel de dióxido de carbono (CO_2) en la sangre. Los síntomas que pueden ocurrir con una hiperventilación incluyen:

- Entumecimiento u hormigueo en las manos, los pies, o alrededor de la boca

- Ritmo de corazón acelerado o desbocado y ansiedad

- Sensación de no obtener suficiente aire

- Sensación de cabeza liviana

En casos severos, puede haber dolor en el pecho, espasmos de los músculos del corazón, o inclusive pérdida del conocimiento.

Prevención

Si usted ha sufrido de hiperventilación antes:

- Pídale a las personas alrededor de usted que le indiquen cuando comience a respirar muy rápido.

- Tan pronto como note que respira rápidamente u otros síntomas de hiperventilación, disminuya su respiración a un respiro cada cinco segundos, o lo suficiente como para eliminar los síntomas.

Tratamiento casero

- Siéntese y concéntrese en respirar más despacio.

- Practique una técnica de relajación. Lea la página 254.

- Respire dentro y fuera de una bolsa de papel, sosteniéndola sobre la nariz y la boca. Esto le ayudará a alcanzar la cantidad normal de dióxido de carbono en la sangre. Continúe este tratamiento de forma intermitente (o con interrupciones), de 5 a 15 minutos.

Cuándo llamar a un profesional de la salud

- Si la hiperventilación le sucede a una persona que no se ve tensa o ansiosa. Para ayudar a determinar si la persona está tensa, lea la página 283.

- Si la ansiedad e hiperventilación son frecuentes e interfieren con sus actividades diarias.

Hipotermia

La hipotermia sucede cuando la temperatura del cuerpo cae por debajo de lo normal. Esto ocurre cuando el cuerpo pierde calor más rápido que lo que puede producirlo por medio de la contracción muscular y el movimiento continuo como la tembladera.

Los síntomas iniciales incluyen:

- Temblores

- Piel fría y pálida

- Apatía

- Juicio o criterio deteriorado

Los síntomas posteriores incluyen:

- Abdomen frío

- Pulso y respiración lentos

- Debilidad o somnolencia (modorra)

- Confusión

La tembladera puede parar si la temperatura corporal cae por debajo de 96°.

La hipotermia es una emergencia. Rápidamente puede llevar a la pérdida del conocimiento y a la muerte si la baja de calor continúa. La hipotermia puede producirse con temperaturas de 45° e inclusive más altas en climas lluviosos y con viento. Las personas frágiles o delicadas e inactivas pueden desarrollar hipotermia adentro si no están apropiadamente vestidos.

En el tratamiento de la hipotermia, es muy importante el reconocimiento temprano de la condición. A menudo, un excursionista (expedicionario) o un esquiador perderá calor corporal a un grado crítico antes de que otras personas noten que algo malo le ocurre. Si alguien comienza a temblar violentamente, a dar traspiés, o a responder a preguntas de una manera incoherente usted puede pensar que esa persona sufre de hipotermia. Caliéntele en seguida.

Prevención

Siempre que planifique estar afuera por muchas horas durante clima frío, tome las siguientes precauciones:

- Vístase con ropa caliente y use artículos de vestir que sean a prueba de viento y de agua. Use tejidos que permanezcan calientes aún cuando se mojen, como la lana o el polipropileno.

- Use un sombrero o gorro caliente. La cabeza sin protección puede perder hasta la mitad de la producción total de calor del cuerpo a 40° de temperatura.

- Diríjase a un resguardo si está mojado o le da frío.

- Coma bien antes de salir y lleve comida adicional.

- No tome bebidas alcohólicas mientras que esté en el frío. El beber hace que el cuerpo pierda calor más rápidamente.

Continuación

- Las personas mayores o menos activas pueden prevenir la hipotermia adentro con vestimentas cálidas y manteniendo la temperatura sobre 65°.

Tratamiento casero

El objetivo del tratamiento casero o del tratamiento "afuera" es el de parar la pérdida adicional de calor corporal y recalentar lentamente a la persona. Un grado por hora es lo mejor.

- Para los casos leves de hipotermia, resguarde a la persona del frío y del viento, bríndele ropa seca o de lana y líquidos calientes para beber.

- Para los casos moderados de hipotermia, caliente a la persona con el calor del cuerpo suyo envolviéndose juntos en una frazada (cobija) o en un saco de dormir. Quítele primero las ropas frías y mojadas.

- Déle líquidos o bebidas calientes y alimentos de altas calorías como caramelos. No le dé bebidas o alimentos si la persona está desorientada o inconsciente.

- No le dé de tomar bebidas alcohólicas.

- Recalentar a la víctima en agua caliente puede causar conmoción (choque) o un ataque al corazón. No obstante, en una situación de emergencia cuando no hay ayuda y otros tratamientos caseros no son efectivos, puede usar como un último recurso agua caliente (100° a 105°) para remojarla.

Cuándo llamar a un profesional de la salud

- Si la persona pierde el sentido o parece confundida (desorientada).

- Si la víctima es un niño o una persona mayor: es una buena idea llamar independientemente de la severidad de los síntomas.

- Si la temperatura del cuerpo no regresa a lo normal después de cuatro horas de calentamiento.

Pérdida de sangre por la nariz

La pérdida de sangre por la nariz puede ser un inconveniente y ensuciar mucho, pero generalmente puede controlarse con tratamiento casero. Algunas causas comunes que provocan sangrar por la nariz son poca o baja humedad, resfríos y alergias, golpes a la nariz, medicinas (especialmente la aspirina), grandes alturas y soplarse o meterse (introducir) los dedos en la nariz.

Prevención

- Baja humedad es una causa corriente de pérdida de sangre por la nariz. Humidifique su hogar, especialmente las habitaciones y mantenga la calefacción baja en las áreas de dormir (60° a 64°).

- Si su nariz se pone muy seca, colóquese un poquito de ungüento de vaselina dentro de ésta para prevenir que sangre. También puede ayudar un rociador nasal de solución salina.

- Limite su uso de aspirina, ya que esto puede contribuir a que la nariz sangre.

Tratamiento casero

- Siéntese derecho e incline un poco la cabeza hacia adelante. Inclinar la cabeza hacia atrás puede causar que la sangre se vaya a la garganta.

- Suénese (límpiese) todos los coágulos de sangre de la nariz. Apriete las fosas nasales entre el pulgar y el dedo del medio por *10 minutos completos*. Resista la curiosidad de ver después de pocos minutos si la nariz ya paró de sangrar.

- Suelte o afloje la nariz después de 10 minutos. Si todavía está sangrando, apriétela otra vez por otros 10 minutos. La mayoría de los sangramientos por la nariz pararán (o se detendrán) después de 10 a 30 minutos de ejercer presión directa.

- Permanezca tranquilo por varias horas y no se suene (limpie) la nariz por lo menos hasta 12 horas después que ésta paró de sangrar.

Cuándo llamar a un profesional de la salud

- Si la sangre no ha parado después de 30 minutos de presión directa.

- Si la sangre le baja por la garganta, aún con la nariz apretada.

- Si hay una deformidad en la nariz después de una lesión. La nariz puede estar fracturada.

- Si sangra por la nariz con frecuencia.

Objetos en el oído

Los niños algunas veces se ponen objetos pequeños en los oídos, o un insecto puede entrar al oído. Podría ser difícil saber si un insecto está en el oído. Su niño puede decirle: "el oído me está saltando".

Tratamiento casero

Si un insecto está en el oído:

- No trate de matarlo. Hale la oreja y apunte hacia la luz del sol o una luz fuerte. A los insectos les atrae la luz y pueden salir por sí solos.

- Llene con aceite mineral, de oliva, o de bebé el conducto auditivo externo si el insecto no sale por sí solo. El insecto puede salir flotando.

Para otros objetos en el oído:

- Incline la cabeza a un lado y sacúdala. Si hala y empuja suavemente la oreja hacia atrás puede que el conducto auditivo externo se enderece y esto ayude a desalojar el objeto.

- Intente *cuidadosamente* de removerlo con unas pinzas si el objeto es blando y se puede ver con facilidad. No trate de hacer este procedimiento si la persona no se queda tranquila o si el objeto está tan dentro del oído que no puede ver las puntas de la pinza. Ponga cuidado de no empujar aún más adentro el objeto.

- Llame a un profesional de la salud si no puede sacar el insecto o el objeto.

Objetos en el ojo

Una motita o pizca de polvo (tierra) o un objeto pequeño en el ojo frecuentemente se limpiará y saldrá con las lágrimas. Si no se saca o remueve el objeto, éste puede rasguñar o rasgar la cobertura del ojo (córnea).

Tratamiento casero

- No se frote el ojo, esto puede rasguñar y lesionar la córnea. Es probable que tenga que aguantar o parar a los niños de hacerlo.

Continuación

- No intente remover un objeto que esté en la pupila, o que se haya incrustado en lo blanco del ojo. Cúbrase ambos ojos y llame a un profesional de la salud.

- Lávese las manos antes de tocarse el ojo.

- Humedezca un palillo de oído o la punta torcida de un pañuelo de papel y toque la punta con la mota o pizca, si el objeto está a un lado del ojo o en el párpado inferior. El objeto debe de pegarse o adherirse al palillo o al pañuelo.

- Intente este método si no puede ver el objeto: agarre suavemente las pestañas del párpado superior y hálelo hacia abajo sobre las pestañas inferiores. Sostenga por unos pocos segundos y suéltelo. Algunas veces este procedimiento remueve (saca) partículas pequeñas.

- Lávese suavemente el ojo con agua fresca. Ayuda también si lo hace con un gotero.

- Nunca utilice pinzas, palillos de dientes, u otros artículos duros para sacar ningún objeto del ojo. Esto puede resultar en lesión.

Cuándo llamar a un profesional de la salud

- Si el objeto está en la pupila o si está incrustado en el ojo. No hale un objeto que esté adherido al ojo.

- Si no puede sacar el objeto.

- Si persiste el dolor, si se siente como si todavía tiene algo en el ojo, o si la visión está borrosa después de remover el objeto. Se ha podido rasguñar la córnea. Mantenga el ojo cerrado.

Sangre en el ojo

Algunas veces, los vasos sanguíneos en la parte blanca del ojo se rompen y causan una manchita o punto rojo. Esto recibe el nombre de hemorragia subconjuntival. Puede ser alarmante ver la sangre en el ojo, sobre todo si la mancha es grande. Usualmente no hay de que preocuparse y desaparecerá en dos a tres semanas.

Sin embargo, si el ojo está ensangrentado y le duele, si hay sangre en la parte de color del ojo (iris), o si el derrame ocurrió a consecuencia de un golpe en el ojo, llame a un profesional de la salud. También llame si le salen estas manchitas de sangre con frecuencia, o si le comienzan después de empezar a tomar anticoagulantes.

Objetos en la nariz

Los niños algunas veces se ponen objetos pequeños dentro de la nariz, como pepitas, o palomitas (rosetas) de maíz. Su primera indicación puede ser que de una sola fosa nasal salga moco verde o amarillo y con mal olor. La nariz también puede estar sensible e hinchada.

Tratamiento casero

- Rocíe un descongestionante nasal en el lado afectado de la nariz para reducir la hinchazón (lea la página 302).

- Haga que el niño se apriete o se cierre la otra fosa nasal e intente soplar hacia afuera el objeto.

- Intente remover el objeto, si puede verlo, con una pinza de puntas redondeadas, especial para nariz.

Aguante firmemente la cabeza del niño para que no se mueva y cuídese de no empujar aún más adentro el objeto. Si el niño se resiste o está intranquilo, no intente usar la pinza. Un poco de sangre por la nariz no es nada de que preocuparse.

- Llame a un profesional de la salud si es incapaz de sacar el objeto después de muchos intentos.

Envenenamiento

PARA CUALQUIER ENVENE-NAMIENTO: llame inmediatamente al 911 o al centro de control de envenenamiento de su localidad.

Los niños son capaces de tragar casi cualquier cosa, incluyendo venenos. Cuando dude acerca de lo ingerido (qué es o la cantidad), presuma o piense lo peor. Siempre créale a un niño que le dice que ha tragado algo de veneno, no importa cuán poco atractiva la substancia parezca. Usted no le hará daño a nadie que no haya tragado veneno por seguir los pasos descritos a continuación.

Si usted sospecha que es intoxicación (envenenamiento) por comida, lea la página 42.

Prevención

Desarrolle hábitos o prácticas preventivas contra veneno antes de que nazca su niño y ciertamente antes de que comience a gatear. Aproximadamente un 80 por ciento de los envenenamientos ocurren en niños de uno a cuatro años de edad. Los bebés crecen tan rápido, que a veces gatean y caminan antes de que usted tenga tiempo de protegerlos.

- Nunca deje desatendido un producto venenoso, ni aún por un momento.

- Encierre todas las medicinas y póngalas fuera del alcance de los niños. La aspirina es la causa de envenenamiento más corriente en los niños, especialmente la aspirina de bebé con sabores. Entre las horas de administración de dosis, encierre todas las medicinas.

- No guarde bajo el fregadero substancias como destapador de cañería, detergente de lavaplatos, limpiador de horno, o alimento para plantas. Tenga estos productos totalmente fuera del alcance de los niños. El detergente para lavaplatos, en particular, es muy peligroso.

- Mantenga los productos en su empaque original. Nunca guarde productos venenosos en recipientes de comida.

- Use cerraduras, picaportes, o pasadores "a prueba de niños" en las gavetas y puertas de gabinetes.

- Compre jarabe de ipeca (que provoca el vómito en caso de consumo o ingerencia de veneno) y tenga el número de teléfono del centro de control de envenenamiento cerca del teléfono.

Tratamiento casero

- Llame *inmediatamente* al centro de control de envenenamiento, el hospital, o al profesional de la salud. Tenga en la mano el recipiente para que pueda decir qué era. La persona que le asista o le ayude le dirá si no es peligroso hacer que la víctima vomite.

- *No* haga que la víctima vomite si:

  ○ Tiene convulsiones.

Envenenamiento con plomo

Los bebés y los niños expuestos al metal plomo están a riesgo de desarrollar problemas de aprendizaje y de crecimiento.

El plomo está presente en pintura vieja, en cañerías de agua y en otras substancias. La pintura a base de plomo puede ser un peligro en casas viejas, sobre todo si la pintura se está pelando o cayendo.

Para reducir el riesgo de envenenamiento con plomo:

• Mantenga en buen estado todas las superficies pintadas. Limpie cuidadosamente las hojuelas y los pedacitos que se están cayendo de las viejas superficies pintadas como pisos y las partes de abajo del marco de ventanas (alféizar o antepecho). La tierra alrededor de una casa pintada con pintura a base de plomo puede contaminarse.

• Mantenga a los niños alejados de obras de remodelación y acabados de casa.

• Si su hogar tiene cañerías hechas de plomo o soldadas con plomo, deje el grifo abierto para que el agua corra por unos cuantos minutos antes de usarla para cocinar o para la fórmula del bebé.

• Hágale a su niño, aproximadamente a un año de edad, una prueba de sangre para medir el nivel de plomo.

Llame al departamento local de salud para más información sobre cómo prevenir envenenamiento con plomo.

Continuación

o Está inconsciente.

o Tiene una sensación quemante o ardor en la boca o en la garganta.

o Ha tragado un producto corrosivo o un derivado del petróleo (detergente de lavaplatos, lejía, cloro, desinfectante, destapador de cañería, cera para piso, kerosén, quitador de grasa).

• Si el centro de control de envenenamiento lo recomienda, provoque el vómito:

o Adminístrele jarabe de ipeca, si lo tiene. Lea la página 305.

o Póngale una cucharilla o el dedo en la parte de atrás de la garganta.

• Cuando comience el vómito, bájele la cabeza más abajo del pecho para evitar que parte del vómito entre a los pulmones.

Heridas punzantes

Las heridas punzantes son causadas por objetos puntiagudos o afilados que penetran la piel. Pueden producir heridas punzantes clavos, tachuelas, punzones, cuchillos, navajas y agujas. Las heridas punzantes se infectan fácilmente porque son más difíciles de limpiar y proveen un lugar cálido y húmedo para que crezcan las bacterias.

Tratamiento casero

• Asegúrese que nada quede en la herida, como por ejemplo la punta de una aguja. Verifique que el objeto que causó la herida esté intacto.

- Permita que la herida sangre bastante para que se limpie por sí sola, a menos que ya haya habido una gran pérdida de sangre o la sangre salga a borbotones (chorro). Si la pérdida de sangre es mucha, lea la página 216.

- Limpie cuidadosamente la herida con agua y jabón.

- Remoje la herida en agua caliente, muchas veces al día, durante los cuatro o cinco días siguientes. Esto limpiará la herida de adentro hacia afuera. Si la herida está cerrada no se puede detectar una infección bajo la piel por muchos días.

Cuándo llamar a un profesional de la salud

- Si la herida está en la cabeza, el pecho, o el abdomen a menos que sea una herida leve.

- Si hay entumecimiento, hormigueo, pérdida de tacto o sensación, o la persona está incapacitada de mover una extremidad por debajo de la herida.

- Si el objeto que produjo la herida punzante estaba sucio puede necesitar una inyección de tétanos (como un alambre de púa, un clavo oxidado, o una herramienta agrícola). También puede necesitarla si una herida profunda ocurre a través de un zapato de tenis o de goma. Lea la página 18.

- Si, después de dos a tres días, aparecen señales de infección:

  ○ Dolor, hinchazón, o sensibilidad

  ○ Sensación de calor y enrojecimiento, o vetas rojas que se extienden de la herida

  ○ Secreción de pus

Cómo quitar las astillas

Si puede agarrar o asir la punta de una astilla con una pinza, hálela suavemente. Si la astilla está incrustada en la piel, limpie una aguja (o alfiler) con alcohol y haga un pequeño huequito en la piel sobre la punta de la astilla. Levante la astilla con la punta de la aguja hasta que la pueda agarrar con la pinza y halarla.

Después que haya sacado la astilla, lave el área con agua y jabón. Aplique un vendaje si es necesario para mantener la herida limpia; si no, déjela abierta al aire. Observe por si hay señales de infección.

Si la astilla es muy grande o está incrustada profundamente y no se puede sacar con facilidad, o si la astilla está en el ojo, llame a un profesional de la salud.

○ Fiebre de 100° ó más, sin ninguna otra causa

Raspaduras

Las raspaduras o las abrasiones suceden con tanta frecuencia que no parecen importantes. Un buen tratamiento casero reducirá las marcas o cicatrices y va a prevenir las infecciones.

Tratamiento casero

- Las raspaduras son usualmente muy sucias. Quite con unas pinzas los pedazos grandes de residuos o desechos, luego frote vigorosamente con un pañito, agua y jabón. La persona herida de seguro protestará con voz fuerte, pero

---

Continuación

es necesario limpiar bien para prevenir infecciones y marcas. Si tiene un rociador de agua en la cocina, trate de usarlo en la raspadura, con más frotación.

- Aplique presión constante con un vendaje limpio o tela para parar la sangre.

- El hielo puede ayudar a reducir la hinchazón y el moretón.

- Si la raspadura es grande o está en un área expuesta a fricción por la ropa, ponga un ungüento antibiótico y cúbrala con un vendaje que no se pegue (Telfa en inglés). Este tipo de vendaje no se adhiere a la abrasión y se queda en su lugar por el adhesivo que tiene alrededor de los bordes. Coloque el ungüento primero en el vendaje. Esto será menos doloroso.

Cuándo llamar a un profesional de la salud

- Si la raspadura es muy grande y sucia y las vacunas contra el tétanos no están vigentes. Lea la página 18.

- Si no puede eliminar el sucio y los desechos están incrustados bajo la piel. Si no se eliminan, esto puede causar marcas como de tatuaje.

- Si, después de dos a tres días, aparecen señales de infección:

  ○ Dolor, hinchazón, o sensibilidad

  ○ Sensación de calor y enrojecimiento, o vetas rojas que se extienden de la raspadura

  ○ Secreción de pus

  ○ Fiebre de 100° ó más, sin ninguna otra causa

Choque (conmoción)

El choque (conmoción) puede ocurrir como resultado de una enfermedad repentina o una lesión. Cuando el sistema circulatorio no es capaz de llevar suficiente sangre a los órganos vitales, el cuerpo entra en estado de choque. Algunas veces, inclusive una lesión leve o moderada puede causar un choque.

Las señales de un choque o una conmoción incluyen:

- Piel fría, pálida y pegajosa

- Pupilas dilatadas

- Pulso débil y rápido

- Respiración corta y rápida

- Sed, náusea, o vómito

- Confusión o ansiedad

- Desmayo, debilidad, mareos, o pérdida del conocimiento

El estado de choque es una condición de vida o muerte. La práctica de un tratamiento casero a tiempo puede salvar vidas.

Tratamiento casero

- Haga que la persona se acueste y elévele las piernas 12 pulgadas o más. Pero si la lesión está en la cabeza, el cuello, o el pecho mantenga las piernas derechas (horizontales). Si la persona vomita, voltéelo a un lado para dejar que los fluidos salgan de la boca.

- Controle cualquier pérdida de sangre (lea la página 216) y entablille cualquier fractura (lea la página 72).

• Mantenga a la persona con calor, pero no caliente. Coloque una frazada (cobija) bajo la persona y cúbrala con una sábana o frazada según el clima. Si la persona está en un lugar caluroso, trate de mantenerla fresca.

• Tómele el pulso a la persona y anótelo cada cinco minutos.

• Déle ánimo para disminuirle la ansiedad.

Cuándo llamar a un profesional de la salud

• Llame inmediatamente para pedir ayuda si se desarrollan las señales de un estado de choque.

Lesiones en la médula espinal

Cualquier accidente en que el cuello o la espalda se encuentre involucrado, debe considerarse la existencia de una posible lesión en la médula espinal. La parálisis permanente se puede evitar si la persona lesionada se inmoviliza y se transporta correctamente.

Sospeche que existe una lesión en la médula espinal si hay:

• Dolor agudo en el cuello o la espalda

• Moretones en la cabeza, el cuello, los hombros, o la espalda

• Debilidad, hormigueo, o entumecimiento en los brazos o las piernas

• Pérdida de control de la vejiga o la defecación

• Sangramiento o una secreción

como fluido claro de los oídos o la nariz

• Pérdida del conocimiento

Tratamiento casero

• Si sospecha que hay una lesión espinal, no mueva a la persona a menos que haya una amenaza inmediata a la vida de ésta (como un incendio). No arrastre a víctimas de accidentes de automóviles.

• Si la persona está en peligro inmediato, manténgale la cabeza y el cuello apoyados y derechos mientras que mueve a la persona a un lugar seguro.

• Si fue un accidente de zambullirse, no hale a la persona del agua porque puede causarle daño permanente. Flote a la persona boca arriba mientras que llega asistencia (ayuda). El agua servirá como un entablillado y mantendrá inmóvil a la médula espinal.

• Si piensa que es una lesión espinal, llame a un profesional de la salud para transportar a la persona lesionada.

Pérdida del conocimiento

Una persona inconsciente no sabe nada de lo que ocurre y es incapaz de hacer ningún movimiento intencional. Desmayarse es una forma breve de perder el conocimiento (o sentido); un coma es un estado profundo y prolongado de pérdida del conocimiento.

Las causas de pérdida del conocimiento incluyen derrame cerebral, epilepsia, ataque por calor, coma diabético, choque de insulina, lesión

Continuación

(trauma) a la cabeza o a la médula espinal, sofocación, borrachera (embriaguez), choque (conmoción), hemorragia y ataque al corazón.

El desmayo es una pérdida parcial del sentido, a menudo causada por poca corriente sanguínea al cerebro. Cuando usted se cae o se acuesta, la corriente sanguínea mejora y recobra el conocimiento. Esta sensación ligera de cabeza es una forma leve de conmoción o choque y generalmente no es seria. Si el desmayo sucede con frecuencia, puede haber un problema más serio.

El desvanecimiento y el desmayo pueden producirse por un estrés emocional repentino, una lesión o herida, o un aumento en la corriente sanguínea en el cuerpo que reduce la cantidad de sangre que llega al cerebro. El desvanecimiento también lo puede causar una disminución temporal de la presión de sangre cuando usted se para o se sienta repentinamente. Esto es especialmente corriente si tiene un resfrío o la gripe (influenza). Para evitar desmayarse cuando se siente mareado, cambie lentamente de posiciones. Después de estar acostado, siéntese un momento antes de pararse.

Las medicinas también pueden provocar mareos y desmayos.

El vértigo es una condición en la cual la habitación parece que da vueltas alrededor suyo. Esta sensación por lo general la causa una infección u otro problema en el oído interno.

Tratamiento casero

- Asegúrese que la persona inconsciente pueda respirar. Verifique si tiene respiración y si es necesario, ábrale el conducto de aire y comience a darle respiración de rescate. Lea la página 202.

- Mantenga a la persona acostada.

- Verifíquele el pulso. Si no tiene pulso, llame para pedir ayuda y comience resucitación cardiopulmonar (RCP). Lea la página 202.

- Cuide o trate cualquier lesión.

- No le dé nada de comer o beber a la persona.

- Busque alguna identificación médica, como un brazalete o pulsera, collar, o tarjeta que identifique un problema médico como epilepsia, diabetes, o alergia a alguna medicina.

- Si la persona tiene diabetes, ésta puede sufrir de un **choque de insulina** (nivel bajo de azúcar en la sangre) o puede estar en un **coma diabético** (mucha azúcar en la sangre).

Cuándo llamar a un profesional de la salud

- Si ha habido pérdida completa del conocimiento.

- Si la pérdida del sentido sucede después de una lesión o trauma a la cabeza. Una víctima de una lesión en la cabeza necesita observarse cuidadosamente. Lea la página 221.

- Si una persona con diabetes pierde el sentido. Lea la página 275.

- Si un mareo está acompañado de un dolor de cabeza, pérdida de la audición, visión borrosa, debilidad en los brazos o las piernas, o entumecimiento en cualquier parte del cuerpo.

- Si el mareo puede ser causado por algunas medicinas.

- Si el mareo continúa por más de tres semanas, o usted está preocupado que desmayarse pueda causarle una lesión o una herida.

- Si la habitación parece dar vueltas alrededor de usted o piensa que tiene vértigo.

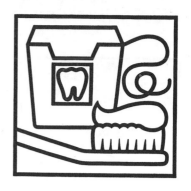

Capítulo 15

Problemas dentales y de la boca

Sus dientes propios le durarán toda la vida si los cuida correctamente. Ayudará a mantener sus dientes sanos cepillárselos, usar hilo dental y visitar regularmente al dentista.

Escoja tan cuidadosamente a un dentista como escogería a cualquier otro doctor. Lea en la página 5 consejos sobre cómo encontrar a un dentista que satisfaga sus necesidades y a la vez que estimule y promueva el cuidado bucal preventivo.

Aftas en la boca

Las aftas en la boca son pequeñas llagas en las membranas internas bucales y de los labios. Las aftas se rompen y dejan llagas abiertas. Las posibles causas de aftas en la boca incluyen lesión en la parte interna de la boca, infecciones, predisposición genética, hormonas femeninas y estrés (o tensión emocional). Por lo general, las aftas cicatrizan en 7 a 10 días.

Prevención

• Evite las lesiones dentro de su boca:

  ○ Mastique la comida despacio y con cuidado.

  ○ Use un cepillo de diente de cerdas suaves y cepíllese cuidadosamente los dientes, con esmero y atención.

• Evite comidas que parecen causarle aftas.

Tratamiento casero

• Evite el café, las comidas saladas y picantes o condimentadas y las frutas cítricas.

• Aplique en la afta una pasta bucal como Orabase. Esta pasta protegerá la afta, aliviará el dolor y acelerará la cicatrización. Otras medicinas para las aftas de la boca que se compran sin receta médica incluyen Gly-oxide, Amosan y Cankaid. Ambesol también puede ayudar a aliviar el dolor.

Problemas dentales y de la boca

Problema	Causas posibles
Manchas blancas, úlceras, o sangramiento en la boca	Lea Aftas en la boca, pág. 237; lea estomatitis por cándida, pág. 127. Si hay úlceras sin explicación y duran más de 14 días, llame a un profesional de la salud.
Encías que sangran	Enfermedad de las encías. Lea Problemas dentales, pág. 240.
Dolor de diente o de muela	Lea la pág. 243.
Llagas de fiebre o labiales	Lea Llagas de fiebre, bajo del recuadro.
Mal aliento	Puede ser una señal de problemas dentales, indigestión, o infección del tracto respiratorio.
Dolor y rigidez en la mandíbula, con dolor de cabeza	Lea Síndrome Temporomandibular, pág. 244; Dolor de cabeza por tensión, pág. 115.

Continuación

- Enjuáguese la boca con una mezcla de una cucharada de agua oxigenada (peróxido de hidrógeno) en ocho onzas de agua.

- Puede producirle alivio en la afta la aplicación de una pasta delgada de bicarbonato de soda con agua.

Cuándo llamar a un profesional de la salud

- Si las aftas de la boca se desarrollan después de empezar a tomar una medicina.

- Si una afta de la boca, o cualquier llaga, no cicatriza en 14 días.

- Si una afta es muy dolorosa o se repite con frecuencia.

- Si aparecen manchas blancas en la boca que no son aftas y no mejoran en una a dos semanas.

Llagas de fiebre (úlceras labiales)

Las llagas de fiebre o úlceras labiales son pequeñas ampollas rojas que aparecen en los labios y la parte externa de la boca. A menudo, después de varios días, estas úlceras botan un fluido claro y forman costra. Algunas veces, las llagas de fiebre se confunden con impétigo, que usualmente se desarrolla entre la nariz y el labio superior (lea la página 129). El fluido que sale de la infección del impétigo es turbio y de color como la miel, no es un líquido claro.

Las llagas labiales las causa un virus herpes. La mayoría de las personas tendrá llagas de fiebre en algún momento de su vida. Los virus del grupo herpes (la varicela es otro ejemplo de un virus herpes) permanecen en el cuerpo después de la primera infección. Más tarde, algo que estimule el virus hace que éste se vuelva activo otra vez. Las llagas de fiebre pueden aparecer después de resfríos, fiebres, exposición al sol y momentos o períodos de estrés. También pueden aparecer durante el período menstrual. Otras veces, las llagas salen sin una razón aparente.

Prevención

• Evite besar a alguien que tenga una llaga labial y evite el contacto directo de la piel con las llagas provocadas por el herpes genital (lea la página 195). Ambos tipos de herpes pueden afectar bien sea la boca o los órganos genitales. El uso de condones ayuda a reducir el riesgo de contraer este herpes.

• Póngase en los labios una crema protectora para el sol, o use un sombrero si la exposición al sol pareciera que estimula la aparición de úlceras labiales.

• Reduzca el estrés en su vida. Practique con frecuencia ejercicios de relajación. Lea la página 254.

Tratamiento casero

• Aplique hielo en el área cuando sienta que le va a salir llaga en el labio (una sensación de hormigueo o picazón en el lugar donde la llaga saldrá). Esto ayudará a reducir la severidad de la llaga o úlcera.

• Aplique ungüento de vaselina en los labios para disminuir las grietas y la resequedad.

• Colóquese una pasta hecha de maicena o almidón de maíz y un poco de agua.

• Puede disminuir el dolor Blistex o Campho-Phenique. No comparta este tipo de medicina con otras personas.

• Tenga paciencia. Las llagas de fiebre por lo general desaparecen en 7 a 10 días.

Cuándo llamar a un profesional de la salud

• Si las llagas duran más de dos semanas, u ocurren con frecuencia.

• Si tiene muchas o frecuentes llagas de fiebre. Una receta médica puede reducir la frecuencia y la severidad de los brotes.

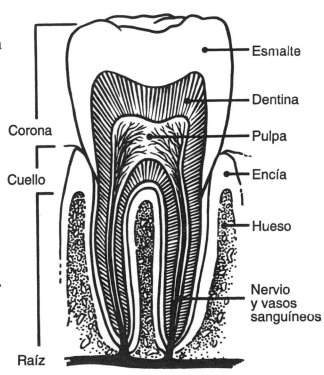

Corona

Cuello

Raíz

Esmalte

Dentina

Pulpa

Encía

Hueso

Nervio y vasos sanguíneos

El diente

Problemas dentales

La enfermedad dental se puede prevenir. Usted puede mantener todos sus dientes por medio de la práctica de un buen cuidado en casa y de visitas regulares para exámenes (o revisiones) profesionales. Cepíllese y use hilo dental con regularidad. Ambas condiciones, las caries y la enfermedad de las encías, son el resultado de placa bacteriana.

Caries y placa

La bacteria siempre está presente en la boca. Cuando la bacteria no se remueve o elimina por medio de cepillarse y usar el hilo dental, ésta se pega de los dientes y las muelas y se multiplica en colonias más y más grandes. Esto se llama placa. La placa se forma como una película o una cubierta incolora y pegajosa en los dientes.

Esta placa pegajosa daña los dientes y las muelas de dos maneras. Primero, las partículas de comida especialmente los azúcares refinados se adhieren o se pegan a los dientes y a las muelas. La placa utiliza la comida para reproducir más bacteria y producir ácido. Segundo, la placa mantiene el ácido contra la superficie dental e impide que la saliva entre en contacto con esta superficie. Si no se limpia, el ácido destruirá eventualmente el esmalte dental. Esto es lo que causa la carie.

Si usted come sólo a las horas de comida, toma aproximadamente 24 horas para que bacteria y ácido dañen su dentadura. Esto le da tiempo suficiente para que usted se cepille y elimine la placa y se lave y expulse el ácido. Si come muchos refrigerios o bocadillos entre comidas, la placa se acumula más rápido y usted necesita cepillarse con más frecuencia.

La placa y la enfermedad de las encías (periodontosis)

La periodontosis, una inflamación de las encías y el hueso en que se apoya las encías, es una de las causas principales de la pérdida de la dentadura. La periodontosis la causa una placa bacteriana que se acumula y se pega a los dientes y a las muelas.

La primera etapa de la enfermedad, llamada gingivitis, se caracteriza por encías hinchadas, que sangran y también mal aliento. Esta etapa no es dolorosa y desafortunadamente, muchas personas no buscan tratamiento. A medida que la enfermedad progresa, ésta afecta los huesos y los ligamentos que sostienen las encías. La encía cede o se retira del diente (o de la muela) lo que crea un espacio entre un diente y otro. Eventualmente, se caen los dientes, o las muelas, o ambos.

Las personas diabéticas y aquellas que fuman o mastican tabaco están más propensas a la enfermedad de las encías. Sin embargo, cualquier persona corre riesgo; aproximadamente de un 75 a un 80 por ciento de norteamericanos presenta alguna forma de periodontosis.

Un sangramiento ocasional cuando se cepilla los dientes o usa hilo dental es una señal temprana de la enfermedad de las encías. No obstante, con un buen cuidado, las encías no tardarán en volver a su estado normal. Cepíllese y use hilo dental todos los días y siga los consejos de prevención.

Prevención

• Hágase revisar (o examinar) y limpiar los dientes al menos dos veces al año, por un dentista o un higienista dental.

- Coma alimentos crujientes que limpian la dentadura de forma natural (manzanas, zanahorias y otros vegetales crudos) y alimentos con mucha vitamina C (frutas cítricas y bróculi).

Cómo cepillarse

Cepíllese y use correctamente el hilo dental para eliminar la placa. Cepíllese al menos dos veces al día, de tres a cinco minutos cada vez. Límpiese la superficie de cada diente y muela.

1. Use un cepillo de diente de cerdas suaves, redondeadas y con la cabeza del cepillo que le permita alcanzar todas las partes de la boca. Sustituya el cepillo de diente cada tres o cuatro meses.

2. Use una pasta dental con fluoruro y ponga sólo una untadura pequeña (como del tamaño de un guisante o menor). El fluoruro es un mineral que fortalece el esmalte y reduce el efecto dañino de la placa. Existen pastas dentales especiales que ayudan a combatir el sarro (tartar-control en inglés); esto también puede ayudar a hacer más lenta la formación de placa dura acumulada (sarro) en la dentadura. Sin embargo, cepillarse con cualquier pasta de diente y usar diariamente hilo dental son los mejores métodos para controlar el sarro.

3. Coloque el cepillo a un ángulo de 45° donde los dientes y las muelas se encuentran o se juntan con la encías. Presione firmemente pero con suavidad y mueva para atrás y para adelante usando pequeños movimientos circulares. No restriegue o frote si tiene un cepillo de diente de cerdas duras. Cepillarse con fuerza puede hacer que las encías se rebajen y que rasguñe o raspe el esmalte.

4. Cepíllese todas las superficies de la dentadura: por el lado de la lengua y por el lado de las mejillas. Ponga especial atención a los dientes de adelante y la parte de atrás de las muelas.

5. Cepíllese vigorosamente las superficies que mastican, con movimientos cortos para adelante y para atrás.

6. Cepíllese la lengua. La placa en la lengua puede causar mal aliento y es un ambiente ideal para que se reproduzcan las bacterias.

7. Utilice periódicamente las tabletas que señalan la presencia de placa en la dentadura. Estas tabletas se mastican y colorean cualquier placa residual en la dentadura después de haberse cepillado. Las tabletas que señalan la presencia de placa se pueden comprar en la mayoría de las farmacias.

Cómo usar el hilo dental

El cepillarse correctamente puede remover la mayor parte de la placa dental. El uso regular del hilo dental es la mejor manera de eliminar la placa que se forma entre el diente o la muela y por debajo de la línea de la encía. Use el hilo dental una vez al día aplicando uno de los siguientes métodos:

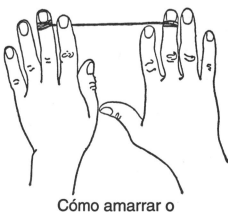

Cómo amarrar o
sujetar el hilo dental

Continuación

1. El método del dedo enrollado: corte un pedazo de hilo dental de 18 a 20 pulgadas de largo. Enrolle una punta alrededor del dedo medio izquierdo y la otra punta alrededor del dedo medio derecho, hasta que sus manos estén separadas aproximadamente de dos a tres pulgadas. (Vea la ilustración en la página 241).

2. El método circular: use un pedazo de hilo dental de aproximadamente 12 pulgadas. Amarre (o anude) las dos puntas y forme un círculo. Si el círculo es muy grande, enrolle el hilo alrededor de los dedos medios para hacerlo más pequeño. (Vea la ilustración abajo).

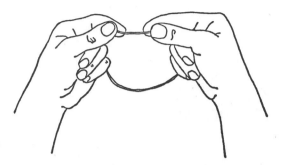

Cómo usar el hilo dental
en los dientes inferiores

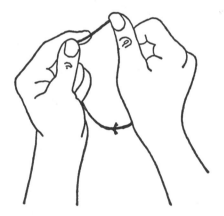

Cómo usar el hilo dental
en los dientes superiores

Para limpiarse la dentadura superior, use el pulgar de una mano y el índice de la otra como se ilustra en el dibujo.

Para limpiarse la dentadura inferior, use ambos índices para guiar el hilo dental como se indica en la ilustración. Los dedos deben de estar separados aproximadamente ½ pulgada.

Curvee el hilo dental alrededor de cada diente y muela y deslícelo con suavidad por debajo de la línea de la encía. Firmemente mueva el hilo para arriba y para abajo, varias veces, para raspar y quitar la placa. El meter y el sacar el hilo sin el movimiento de raspar no eliminará mucha placa.

Los instrumentos para eliminar la placa pueden ser especialmente útiles para los adultos que limpian la dentadura de un niño. Utilice el mismo movimiento de raspar para eliminar la placa.

El usar hilo dental o los instrumentos para eliminar la placa se hará más fácil con la práctica. Cualquier sangramiento de encías parará a medida que éstas sanen.

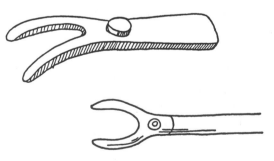

Instrumentos para
limpieza dental

Cuidado dental para los niños

Los niños deben de tener su primera visita al dentista a la edad de los dos o tres años. Por lo general, se le recomienda a los adultos y a los niños visitas cada seis meses para revisión y limpieza.

- Comience a cuidar la dentadura de sus niños temprano, aún antes de que les salgan los dientes y las muelas permanentes. No acueste a dormir a un bebé o a un niño pequeño con un biberón (tetero o botella) de jugo o leche. El contacto prolongado con el azúcar en estos líquidos puede causar caries.

- Comience a cepillarles cuando les salen los primeros dientes. Los padres deben cepillarles los dientes a sus niños por los primeros cuatro o cinco años, hasta que los niños tengan la suficiente destreza para hacerlo por ellos mismos. Un buen método de enseñanza es que el niño se limpie por la mañana y el padre o la madre le cepille por la noche hasta que se aprende la destreza. Use las tabletas que señalan la presencia de placa residual para ver si el niño eliminó toda la placa.

- Comience a usar hilo dental tan pronto como el niño tenga dientes y muelas que se tocan entre sí. Al igual que con cepillarse, un adulto tendrá que ayudar hasta que el niño sea lo suficientemente grande como para usar el hilo dental por sí mismo. Los instrumentos para eliminar la placa pueden ayudarle.

Selladores y fluoruro

Los selladores son una cubierta o protección de plástico que se aplica a las superficies que mastican, para protegerlas de las caries. Los selladores son especialmente buenos para las muelas permanentes, al momento de éstas salir, usualmente entre los 6 y 11 años de edad. Aún con selladores, el cepillarse con regularidad y el usar hilo dental son esenciales.

Los niños y los adultos necesitan fluoruro para formar y mantener la dentadura fuerte. Hable con su dentista sobre la cantidad de fluoruro que hay en el agua de beber del área donde vive. Si es necesario, conversen sobre tratamientos de fluoruro.

Cuándo llamar a un profesional de la salud

- Para exámenes o revisiones y limpieza regulares. Cada seis meses es la frecuencia que se recomienda.

- Si cuando se cepilla los dientes, las encías le sangran cuando las presiona o le sangran a menudo.

- Si los dientes están flojos o se separan o si hay cambios en la forma como muerde y como los dientes y las muelas calzan juntos.

- Si las encías están muy rojas, hinchadas, o sensibles, o si hay pus.

- Si tiene dolor de diente o de muela. Estos dolores los causa la exposición de la parte interna del diente (o muela) que se llama dentina. El dolor puede desaparecer temporalmente, pero no así el problema. Tome aspirina o acetaminófeno para aliviar el dolor hasta que pueda tener una consulta. También puede ayudarle una bolsa fría en la mejilla.

Síndrome temporo-mandibular

La articulación del tamaño de una aceituna que conecta el hueso de la mandíbula con el cráneo es la articulación temporomandibular (TMJ en inglés). El síndrome temporomandibular es un conjunto de síntomas que se relacionan con daño, "uso y abuso", o estrés inusual de la articulación. Los síntomas pueden incluir:

- Dolor en y alrededor de la articulación

- Sonidos en la articulación como un golpe seco, chasquido, o estallido

- Incapacidad de "abrir la boca bastante o a lo ancho"

- Dolor muscular y espasmos donde los músculos de la mandíbula se conectan con el hueso

- Dolor de cabeza, dolor en el cuello y el hombro, dolor de oído o de ojo y dificultad para tragar.

La causa del síndrome temporomandibular es difícil de determinar. Las causas más probables incluyen:

- Lesión, como un golpe directo a la mandíbula, "latigazo", o un estiramiento forzado de la mandíbula durante un trabajo dental

- Movimiento crónico de rechinar o hacer crujir los dientes, de apretar o cerrar los dientes, o de masticar goma de mascar

- Artritis en la articulación

- Tensión muscular crónica como resultado de estrés, ansiedad, depresión, o una postura descuidada (usualmente afecta más a los músculos de la mandíbula que a la articulación)

- Dientes y muelas que no calzan bien cuando muerde (maloclusión)

El tratamiento casero y los tratamientos sin cirugía aliviarán con éxito la mayoría de los síntomas del síndrome temporomandibular. Su doctor puede recomendarle el uso de una lámina o plancha plástica para la boca (tablilla), terapia física, o recetarle analgésicos. Se necesita cirugía u operación para un porcentaje muy pequeño de problemas de síndrome temporomandibular.

Prevención

- Practique regularmente relajación muscular progresiva, sobre todo antes de irse a dormir. Lea la página 254.

- Deje de masticar goma de mascar o alimentos duros a la primera señal de dolor o incomodidad en los músculos de la mandíbula.

- Evite comerse las uñas y morder lápices u otros objetos, lo que obliga a la mandíbula a estar en una posición que no es natural o es incómoda y puede causarle dolor.

- Mantenga una buena postura en línea recta con el oído, el hombro y la cadera. Lea la página 49.

Tratamiento casero

- Continúe siguiendo los consejos preventivos.

- Evite masticar goma de mascar y alimentos duros y pegajosos.

- Evite abrir exageradamente la boca.

- Evite aguantar un auricular o receptor de teléfono entre el hombro y la mandíbula.

- Descanse la mandíbula mantieniendo la dentadura separada y los labios cerrados. (Mantenga la lengua en el paladar de la boca, no entre los dientes).

- Coloque una bolsa de hielo en la articulación por ocho minutos, tres veces al día. Abra y cierre suavemente la boca mientras aplica la bolsa de hielo. Si el músculo está hinchado, aplique hielo seis veces al día.

- Tome aspirina o ibuprofén para reducir la hinchazón y el dolor.

- Si no hay hinchazón, use tres veces al día calor húmedo en el músculo de la mandíbula. Abra y cierre suavemente la boca mientras aplica el calor. Alterne este tratamiento con el tratamiento de la bolsa de hielo.

- Si está bajo un estrés muy fuerte o sufre de ansiedad o depresión, lea el Capítulo 18.

Cuándo llamar a un profesional de la salud

- Si el dolor es severo.

- Si los síntomas del síndrome temporomandibular suceden después de una lesión a la mandíbula.

- Si su mandíbula se "tranca" en ciertas posiciones.

- Si continúan sin mejorarse, por más de dos semanas, sonidos de golpes secos o chasquidos en la mandíbula.

- Si continúa sin mejorarse, por más de dos semanas, cualquier problema o dolor de mandíbula.

- Si no mejoran, después de cuatro semanas de tratamiento casero, otros síntomas leves del síndrome temporomandibular.

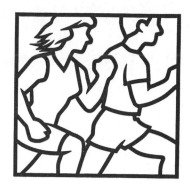

Capítulo 16

Estar en buena forma física y la relajación

Mantenerse en buena forma física y relajado no solamente es óptimo para su salud, sino también es de gran provecho para usted. Si quiere disfrutar más de la vida, las recomendaciones en este capítulo le pueden ayudar.

Los beneficios del ejercicio

Ninguna cantidad de ejercicio puede garantizarle una vida larga. No obstante, aún cantidades moderadas de ejercicio pueden mejorar la probabilidad de una vida sana. El estar en buena forma física, junto con una actitud positiva y una dieta saludable, juega un papel fundamental en cuán bien usted se siente, qué enfermedades evita y cuánto disfruta de la vida.

Considere los beneficios de estar en forma que se presentan aquí. Encuentre una o más razones para comprometerse con su propio programa de ejercicio.

Beneficios del ejercicio
• Descarga la tensión y el estrés
• Estimula la mente
• Reduce la grasa en el cuerpo
• Controla el apetito
• Realza la autoimagen
• Mejora la tonicidad y el fortalecimiento de los músculos
• Mejora la flexibilidad
• Mejora el desempeño de los deportes
• Baja la presión de la sangre
• Alivia el insomnio
• Aumenta el colesterol "bueno"
• Previene la diabetes

Plan personal para estar en forma

Nadie puede prescribirle el plan perfecto para estar en buena forma física. Usted tiene que trazarse un plan basado en lo que quiere hacer y lo que va a continuar haciendo a largo plazo. Las siguientes páginas pueden serle de gran ayuda.

La constancia o perseverancia es la parte más importante, más básica y con frecuencia, la más descuidada de estar en buena forma. La constancia en el ejercicio regular o la actividad moderada es la que lleva a todos los beneficios de estar en buena forma física.

Un buen plan para estar en forma tiene tres partes: el acondicionamiento aeróbico, el fortalecimiento de los músculos y la obtención de flexibilidad. Lea la sección sobre cada parte. Luego lea "Cómo establecer sus metas u objetivos para estar en forma" en la página 252.

Acondicionamiento aeróbico

El acondicionamiento aeróbico, que significa el consumo eficiente de oxígeno por el cuerpo, fortalece el corazón y los pulmones. Buenos ejercicios aeróbicos incluyen caminar a paso rápido, trotar o correr, subir escaleras, montar bicicleta, nadar, ejecutar baile aeróbico, o cualquier actividad que eleve el ritmo de los latidos del corazón y lo mantenga alto por un período de tiempo.

¿Con cuánta intensidad debo hacer ejercicio?

Cualquier actividad física realizada moderada y cómodamente logra el objetivo. El ejercicio no tiene que ser intenso para que valga la pena. Al contrario, si usted hace ejercicio con demasiada fuerza o mucho vigor obtiene menos beneficios que si lo hace a un ritmo moderado.

Haga la prueba de hablar-cantar para determinar cuál es su intensidad ideal para hacer ejercicio:

- Si no puede hablar y hacer ejercicio al mismo tiempo, va demasiado aprisa.

- Si puede hablar mientras hace ejercicio, lo está haciendo bien.

- Si puede cantar mientras hace ejercicio, no representa ningún peligro para su salud aumentar un poco la intensidad o velocidad mientras se ejercita.

Su ejercicio es más efectivo cuando usted es capaz de hablar pero no de cantar durante la actividad.

Ritmo cardíaco: su meta a alcanzar	
Edad	**Ritmo cardíaco en intervalo de 10 segundos**
20	20-27
25	20-26
30	19-25
35	19-25
40	18-24
45	18-23
50	17-23
55	17-23
60	16-22
65	16-21
70	15-20

El ritmo cardíaco a alcanzar es 60 a 80 por ciento del ritmo máximo del corazón (ritmo máximo cardíaco = 220 menos su edad).

Ritmo del corazón: su meta a alcanzar

Otra manera como puede saber la intensidad del ejercicio que está haciendo es por medio de la verificación del ritmo cardíaco. Usted disfruta de los beneficios mayores del acondicionamiento aeróbico cuando su ritmo del corazón, mientras que hace ejercicio, es del 60 al 80 por ciento del máximo ritmo cardíaco suyo. Después de hacer ejercicio aproximadamente 10 minutos, deténgase y tómese el pulso por 10 segundos. Compare ese número según su edad con el cuadro en la página anterior. Si es necesario, ajuste la intensidad del ejercicio para que así el ritmo de su corazón se mantenga entre los dos números señalados.

Sobre todo, ponga atención a las señales de su cuerpo. Si cuando hace ejercicio, el ejercicio se siente muy extenuante o fuerte, disminuya un poco. Usted reducirá el riesgo de lesionarse y disfrutará mucho más de hacer ejercicio.

¿Con cuánta frecuencia y duración debo de hacer ejercicio?

La mayoría de los estudios señalan que hacer ejercicio por 20 minutos, tres veces a la semana, es suficiente para mejorar la forma física. Sin embargo, algunas veces es más fácil crear el hábito de hacer ejercicio si lo hace todos los días.

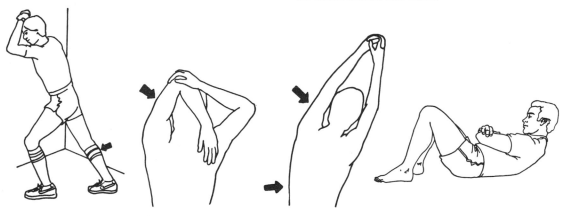

Estiramiento de la pantorrilla

Estiramiento de los tríceps

Estiramiento del costado

Contracciones abdominales (músculos abdominales)

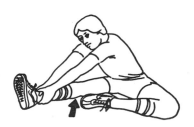

Estiramiento de los tendones de la corva

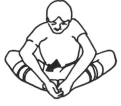

Estiramiento de la ingle

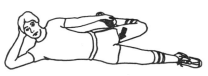

Estiramiento de los cuadríceps

Continuación

Con el ejercicio, más intensidad no es lo mejor pero sí más duración. Aunque usted puede lograr los beneficios del acondicionamiento con tan sólo 10 minutos al día, extender la duración del ejercicio aumentará los beneficios y las ventajas de éste. Esto es así hasta máximo una hora de ejercicio por día. Más de eso, puede haber una reducción en las ventajas en cuanto a salud se refiere a la vez que aumenta el riesgo de lesionarse.

Calentamiento y enfriamiento

Por los primeros cinco minutos de la rutina de ejercicios, comience lenta y fácilmente para que así los músculos tengan oportunidad de calentarse. Termine la sesión de hacer ejercicio con una disminución progresiva de movimientos (enfriamiento). Gradualmente disminuya la intensidad, luego realice algunos estiramientos para mejorar la flexibilidad. Vea las ilustraciones en la página 249.

Beba agua adicional antes y después de hacer ejercicio.

Fortalecimiento de los músculos

El fortalecimiento de los músculos mejora el desempeño de su trabajo y de actividades físicas y previene la fatiga. Los ejercicios para fortalecer los músculos también le ayudarán a verse mejor y a sentirse con más energía.

El entrenamiento de resistencia, con pesos libres, equipo de entrenamiento de pesas, o con económicas cintas de goma elástica pueden aumentar rápidamente la fortaleza de los músculos. Antes de empezar este tipo de actividad, es una buena idea obtener instrucciones de un especialista de ejercicios físicos para prevenir lesiones.

Precaución con el ejercicio

Para la mayoría de las personas, el ejercicio moderado no es una amenaza a la salud. Para estar sobre seguro, comience lentamente y aumente poco a poco la intensidad del ejercicio. No obstante, si puede contestar afirmativamente a cualquiera de las siguientes preguntas, hable con su doctor antes de empezar un programa de ejercicio.

- ¿Le han dicho que tiene algún problema del corazón?

- ¿Tiene dolores de pecho que no le han sido diagnosticados?

- ¿Tiene presión sanguínea alta?

- ¿Se siente a menudo mareado o a punto de desvanecerse?

- ¿Tiene artritis u otro problema óseo o de las articulaciones que pueda agravarse con ejercicio incorrecto?

- ¿Tiene diabetes? Usted querrá hablar con su doctor sobre cómo el aumento de ejercicio afecta sus necesidades de insulina.

Los hombres mayores de 40 años, quienes han estado inactivos (o sedentarios) *o* quienes tienen dos o más factores de riesgo para una enfermedad cardíaca* *y* que planifican empezar un programa de ejercicios *vigorosos* (correr o montar bicicleta rápido o nadar) pueden querer hablar con su doctor sobre el riesgo potencial del ejercicio vigoroso.

*Colesterol sobre 200, presión de sangre sobre 140/90, fumar, diabetes, o historia familiar de problemas del corazón antes de los 45 años de edad.

Otros ejercicios sencillos, seguros y efectivos de fortalecimiento muscular incluyen las sentadillas con las rodillas dobladas, los de alzar los hombros y la barbilla hasta la altura de una barra horizontal alta, los de levantar la pierna a un costado y otros ejercicios de calistenia. Estos ejercicios mejoran el fortalecimiento de los músculos abdominales, del cuello, de los brazos y los hombros y de las piernas. Lea sobre cómo hacer algunos de estos ejercicios en las páginas 51 a 54.

Obtención de flexibilidad

El estiramiento puede aumentar su gama o alcance de movimientos y reducir la rigidez y el dolor. Estirarse es especialmente importante durante la fase final de hacer ejercicio (o etapa de enfriamiento) cuando los músculos todavía están calientes. Vea las ilustraciones de estiramiento en la página 249 y lea el Recurso 31 en la página 314.

- El estiramiento debe hacerse lenta y gradualmente. No rebote o estire al punto de producir temblor muscular. Ejerza una presión constante en el músculo.

- Relájese y realice cada estiramiento hasta un conteo de 10.

- Exhale (o expulse el aire) a medida que se estira e inhale (o tome aire) a medida que se relaja. Si es doloroso, usted se ha excedido o está haciendo incorrectamente algún movimiento.

Trate de estirarse un poco cada día. Durante el día, pruebe hacer un alto para estirarse en vez de para un café o refrigerio.

Cómo superar obstáculos para hacer ejercicio

Hay seis obstáculos o barreras para hacer ejercicio, todas fáciles de superar:

1. ¿No tiene tiempo? Todo lo que tiene es tiempo. Haga una cita consigo mismo para hacer ejercicio y cúmplala.

2. ¿Está muy cansado? Con frecuencia es la falta de ejercicio lo que le cansa. El hacer ejercicio lo envigoriza o le proporciona energía. Inténtelo.

3. ¿Tiene pena o verguenza? No la tenga. Esté orgulloso de que está cuidando su cuerpo.

4. ¿No tiene a nadie con quien hacer ejercicio? Sí, es divertido hacer ejercicio con otras personas. Si su compañero dejó de hacer ejercicio, búsquese a otra persona.

5. ¿Hace mal tiempo? Demasiado calor, demasiado frío, demasiada humedad, demasiado viento: parece que nunca hace el clima perfecto para hacer ejercicio. Muchas personas hacen ejercicio sin importarles si llueve o no ("si truena o relampaguea"). Usted también puede hacerlo.

6. ¿Muy costoso? Dejó que expirara su asociación en el gimnasio o el club. No puede comprar una bicicleta para montañas. Está impresionado con los precios de los zapatos para trotar o correr. Todo cuesta dinero. Pero, ¿puede usted darse el lujo de no hacer ejercicio? Intente una actividad económica alterna como caminar en vez de manejar.

Cómo establecer sus metas para estar en buena forma física

¿Es usted tan fuerte y flexible, y está en tan buena forma física como quisiera? Si ése es el caso, excelente. Nosotros esperamos que este capítulo le haya ayudado a reafirmar la importancia de los ejercicios que ya usted hace. Sin embargo, si quiere mejorar, he aquí un consejo: trate de hacerlo poco a poco.

La única forma de caminar una milla es paso a paso. La única forma de mejorar el nivel de su forma física es también paso a paso.

- Elija primero un aspecto de estar en buena forma física que quiera mejorar (por ejemplo aeróbico, fortalecimiento, o flexibilidad).

- Establezca una meta de un mes que piense pueda alcanzar.

- Comience hoy mismo. Mantenga anotaciones de lo que hace.

- Establezca una meta nueva una vez que haya alcanzado su primer objetivo.

La constancia o perseverancia siempre trae consigo éxito. Cada triunfo puede ser sólo uno pequeño, pero triunfos pequeños pueden rápidamente dar como resultado estar en una forma física que hará una gran diferencia en su vida.

Estrés y zozobra

El estrés es el conjunto de reacciones físicas, mentales y emocionales que usted experimenta como resultado de los cambios y las exigencias en su vida.

El estrés es parte de los eventos comunes de la vida, tanto grandes como pequeños. El estrés o la tensión viene con los inconvenientes de la vida diaria, el tráfico o congestionamiento de vehículos, las largas colas para esperar, los argumentos o las discusiones tontas y otras irritaciones relativamente pequeñas. La tensión también viene con las crisis y los cambios de la vida como enfermedades, problemas matrimoniales (o conyugales), divorcio, pérdida de empleo, obtención de un trabajo nuevo, o la ida de los hijos de la casa.

Todos estos eventos pueden forzarle a hacer ajustes en su vida, aún si está listo o no. A menos que pueda canalizar o descargar de forma habitual la tensión que viene con el estrés, ésta puede aumentarle significativamente sus riesgos de contraer enfermedades físicas y mentales.

Tome control de aquellos aspectos de su vida que pueda manejar, porque los cambios mayores están fuera de su control. Un cambio grande en su vida no significa que todas las otras áreas deben de cambiar. Continúe participando en las mismas actividades en que tomaba parte antes de que sucediera el cambio.

No todo estrés es malo. El estrés positivo o bueno es un motivador, un reto para que usted actúe en formas creativas e ingeniosas. Cuando los cambios y las exigencias de la vida le sobrecogen o intimidan, le viene el estrés negativo o la zozobra. Este capítulo contiene técnicas específicas que puede utilizar para controlar el estrés en su vida y para ayudarle a sentirse lo mejor que pueda.

Lo que le hace el estrés a su cuerpo

Las reacciones físicas inmediatas al estrés son universales:

- Aumenta el ritmo cardíaco para enviar sangre a los músculos y al cerebro.

- Aumenta la presión sanguínea.

- Aumenta el ritmo de la respiración.

- Disminuye la digestión.

- Aumenta la sudoración.

- Se dilatan las pupilas.

- Siente una corriente de energía o fuerza física.

Estas reacciones físicas las causan substancias químicas enviadas automáticamente al cuerpo por las glándulas pituitaria y adrenal y las terminaciones de los nervios al sentir la primera indicación de alarma. Su cuerpo se pone tenso, alerta y listo para la acción. Para los humanos primitivos, estas reacciones eran una ventaja frente a un peligro súbito y los preparaban para una sobrevivencia mejor, bien fuera por medio de la lucha o la huída. Hoy día, nuestros cuerpos todavía reaccionan de la misma manera, pero no es tan aceptable luchar o huir (a pesar de que con frecuencia deseemos hacerlo).

Nuestros cuerpos se mantienen en estado de alerta hasta que sienten que el peligro ha pasado, después de la reacción a la "alarma" natural a una amenaza real (o percibida de esa forma).

Los problemas con el estrés suceden cuando el cerebro falla en dar la señal de "todo está bien". Si el estado de alarma se mantiene durante mucho tiempo, usted comienza a sufrir de las consecuencias de estrés o tensión constante. El estrés o la tensión que no se canaliza o descarga puede resultar en muchos problemas de salud.

Reconocimiento del estrés

Algunas veces es difícil reconocer o admitir que el estrés está afectando su salud. Si puede aprender a observar sus efectos y a tomar acción inmediata para corregirlos, usted será capaz de controlar su estrés.

Las señales de estrés son clásicas. A usted le puede dar dolor de cabeza, cuello rígido (o tortícolis), dolor insistente de espalda, respiración rápida, palmas sudorosas, o molestia estomacal. Se puede volver irritable e intolerante de inclusive pequeñeces. Puede perder la paciencia más a menudo y gritarle a su familia sin ninguna razón. Puede aumentarle el pulso y sentirse nervioso o exhausto todo el tiempo. Puede serle difícil concentrarse.

Cuando estos síntomas aparecen, reconózcalos como señales de estrés y busque una forma de manejarlos. Simplemente el saber por qué está de mal humor puede ser el primer paso hacia controlar el problema. Es su actitud hacia el estrés, no el estrés por si mismo, lo que afecta más a su salud.

Cómo controlar el estrés

Algunas personas descargan el estrés o la tensión a través del cigarrillo, las bebidas alcohólicas, el consumo de comida adicional, o la ingerencia de pastillas. Hay una mejor manera. Evite los efectos secundarios del tabaco, las bebidas alcohólicas y las medicinas aprendiendo a controlar su nivel de estrés. Esto lo puede lograr por medio de su cuerpo calmando a su mente y su mente calmando a su cuerpo.

El estrés y la tensión afectan nuestras emociones y nuestros sentimientos. Al expresar estos sentimientos a otras personas, los

Continuación

entendemos mejor y nosotros mismos los podemos controlar. Las personas que desarrollan un buen entendimiento con su cónyuge o con un buen amigo tienen una ayuda o asistencia invaluable para controlar el estrés en sus vidas.

Llorar también puede descargar tensiones. Es una forma natural de nuestro proceso emocional de curarnos. Otros buenos medios de canalizar el estrés son la expresión escrita, las manualidades, o el arte.

Hacer ejercicio es la respuesta natural al estrés; es la reacción normal a ese impulso de luchar o huir. El caminar a un paso rápido aprovecha el pulso acelerado y los músculos tensos causados por el estrés y descargará la energía acumulada. El nivel de estrés es menor y más controlable después de una larga caminata.

El resto de este capítulo está dedicado a destrezas y técnicas además de los ejercicios físicos. Estas habilidades le ayudarán a aumentar su resistencia al estrés y a controlar mejor esos agentes que le producen tensión en su vida y que usted ha decidido aceptar.

Técnicas de relajación

Independientemente de lo que haga para controlar el estrés, usted se puede beneficiar del uso regular o habitual de las técnicas de relajación. El efecto de estas técnicas es exactamente el opuesto al de la reacción luchar o huir. Mientras aprende estas técnicas, es indispensable que se aísle de todas las distracciones externas.

Puede tomarle un poco de práctica el dominar o sentirse confortable con estas técnicas. Una vez que

haya entrenado el cuerpo y la mente a relajarse (de dos a tres semanas), usted podrá producir o traer este estado en cualquier momento.

De los muchos métodos de relajación y meditación, los tres siguientes son los más sencillos y los más efectivos. Estos deben de hacerse dos veces al día, por aproximadamente 20 minutos. Escoja un lugar donde no lo molesten o lo distraigan.

Respiración rotatoria (ondulante)

El objeto de la respiración rotatoria (ondulante) es el de aprender a usar los pulmones en su totalidad y compenetrarse con el ritmo de su respiración. Este método puede practicarse en cualquier posición, pero es mejor aprenderlo acostado boca arriba, con las rodillas dobladas.

1. Colóquese la mano izquierda en el abdomen y la derecha en el pecho. Fíjese cómo se mueven las manos según respira o toma aire y lo expulsa.

2. Practique respirar llenando la parte inferior de los pulmones. Así la mano izquierda sube cuando usted inhala mientras que la derecha permanece sin moverse. Siempre respire (inhale) por la nariz y expulse el aire por la boca.

3. Cuando usted haya llenado y vaciado la parte inferior de los pulmones con facilidad, de 8 a 10 veces, añádale el segundo paso a su respiración: respire primero hacia la parte inferior de los pulmones como antes, pero luego continúe respirando hacia el torso superior. Mientras hace esto, la mano derecha subirá y la izquierda bajará un poco según descienda el abdomen.

4. A medida que usted expulsa lentamente el aire por la boca, haga un sonido bajo (como ssshhh) mientras que descienden primero la mano izquierda y luego la derecha. Mientras exhala, sienta como la tensión abandona su cuerpo a medida que usted está más y más relajado.

5. Practique respirar y expulsar el aire de esta manera de tres a cinco minutos. Note como el movimiento del abdomen y el pecho es como el de olas marinas que ascienden y descienden en un movimiento rítmico. La respiración rotatoria debe practicarse diariamente, por muchas semanas, hasta que pueda realizarla en casi cualquier parte donde esté. Esto le permitirá disfrutar de una técnica de relajación instantánea en todo momento que necesite una.

ADVERTENCIA: Algunas personas se marean las primeras veces que intentan la respiración rotatoria u ondulante. Si usted comienza a hiperventilar o le viene una sensación de cabeza liviana, haga más lenta su respiración. Póngase de pie despacio.

Relajación muscular progresiva

El cuerpo responde a pensamientos o situaciones de zozobra con músculos tiesos o rígidos, lo que puede causarle dolor o molestia. Una relajación muscular profunda reduce la tensión de los músculos, como también la ansiedad mental general. Puede usar una cinta grabada para ayudarle a recorrer todos los grupos de los músculos. Otra forma es simplemente poniendo tensos y luego relajando cada grupo de músculos. Una relajación muscular progresiva es efectiva en combatir los problemas de salud relacionados con el estrés y a menudo, nos ayuda a dormir.

Grupos de músculos y procedimiento

Escoja un lugar donde se pueda estirar con comodidad, como un piso alfombrado.

Ponga tenso cada grupo de músculos, de 4 a 10 segundos (hágalo fuerte pero no al punto que le dé un calambre), luego tómese de 10 a 20 segundos para soltarlos y relajarse. En varios momentos, repase cada grupo de músculos y relaje cada uno un poco más cada vez.

Cómo poner tensos los grupos de músculos:

1. Haga puños con las manos y apriete fuertemente.

2. Estire las muñecas y los antebrazos y doble las manos contra la muñeca.

3. Apriete fuertemente los bíceps y la parte superior de los brazos a través del puño apretado de las manos, doble los brazos en los codos y flexione los bíceps.

4. Encoja los hombros. (Repase el área de los brazos y los hombros).

5. Arrugue la frente y haga un ceño profundo.

6. Cierre con fuerza alrededor de los ojos y el tabique nasal lo más que pueda. (Quítese los lentes de contacto antes de empezar el ejercicio).

7. Sonría de oreja a oreja y arrugue así las mejillas y la mandíbula.

8. Apriete fuertemente los labios alrededor de la boca. (Repase el área de la boca).

9. Presione la cabeza fuerte hacia atrás y así relajará la parte de atrás del cuello.

Continuación

10. Tóquese el pecho con la barbilla y así apriete la parte de adelante del cuello. (Repase el área del cuello y la cabeza).

11. Tome un respiro profundo, aguántelo y luego expulse el aire. Este paso es para relajar el pecho o torso.

12. Arquee la espalda hacia arriba y a medida que la levanta de la superficie en que se apoya.

13. Meta el estómago o abdomen y haga como un nudo fuerte. (Repase el área del pecho y el estómago).

14. Apriete y encoja a la vez las nalgas o asentaderas y así relajará las caderas.

15. Apriete fuertemente los muslos.

16. Flexione las puntas de los dedos de los pies hacia adelante (hacia la cara), como si quisiera tocar la cabeza con los pies. Esto es para relajar la pantorrilla o parte inferior de la pierna.

17. Flexione las puntas de los dedos de los pies hacia abajo y encójalos hacia el mismo sentido. (Repase el área de la cintura hacia abajo).

18. Cuando haya terminado con todos los grupos de músculos, reanímese contando de atrás para adelante de 5 a 1.

Respuesta de relajación

La respuesta de relajación es el efecto completamente opuesto a la respuesta a estrés o tensión. La respuesta de relajación disminuye el ritmo cardíaco y el de la respiración, baja la presión de la sangre y ayuda a aliviar la tensión muscular.

Técnica (adaptada del Dr. Herbert Benson):

1. Siéntese, en silencio, en una posición cómoda con los ojos cerrados.

2. Comience la relajación muscular progresiva. Lea la página 255.

3. Ponga atención a su respiración. Con cada exhalación, diga la palabra "uno" (o cualquier otra palabra o frase), en silencio o en voz alta. Concéntrese en respirar desde el abdomen y no desde el pecho o torso. En vez de fijar su atención en una palabra repetida, usted también puede escoger fijar su mirada en algún objeto estacionario o inmóvil. Cualquier estímulo mental le ayudará a alejar de la mente pensamientos extraños.

4. Continúe este paso de 10 a 20 minutos. A medida que pensamientos empiecen a distraerlo, no les ponga atención, deje que se vayan de su mente.

5. Quédese sentado en silencio por varios minutos, hasta que esté listo para abrir los ojos.

6. Note la diferencia en la respiración y el pulso.

No se preocupe si tiene éxito o no en relajarse profundamente. La clave para este ejercicio o técnica es permanecer pasivo, dejar que pensamientos que lo distraen se vayan como olas en la playa.

Practique esta respuesta de relajación, de 10 a 20 minutos, una o dos veces al día, pero no dentro de las dos horas siguientes a una comida. Cuando haya establecido una rutina, la respuesta de relajación se debe producir con muy poco esfuerzo.

Para una descripción más completa de la respuesta de relajación, lea el Recurso 59 en la página 316.

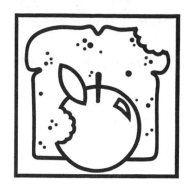

Nutrición

Este capítulo le ofrece sugerencias para una buena nutrición y unos consejos en cómo ayudar a sus hijos a desarrollar buenos hábitos alimenticios. Los niños aprenden mejor por medio del ejemplo, así que enséñeles sobre la buena nutrición practicándola juntos.

Siete recomendaciones sencillas para una buena nutrición

(Recomendaciones para la dieta diaria de los norteamericanos, Departamento de Agricultura de los Estados Unidos, 1990)

1. Coma una variedad de alimentos. Incluya diariamente una selección de:

- Panes completos, integrales, o enriquecidos, cereales y productos de granos

- Vegetales o verduras

- Frutas

- Legumbres (guisantes y frijoles)

- Leche, queso y yogur

- Carnes rojas y blancas, pescado, huevos

2. Mantenga un peso saludable. Lea sobre control de peso en la página 271.

3. Escoja una dieta baja en grasas, grasas saturadas y colesterol. Las grasas tienen el doble de calorías por gramo que cualquier otra comida. Lea la página 262.

4. Coma bastantes vegetales, frutas y alimentos de granos. Los carbohidratos complejos (granos, vegetales y almidones) y las frutas concentran los mayores nutrientes por caloría. Lea la página 258.

5. Use azúcar sólo en moderación. Los azúcares o dulces tienen muy poca cantidad, si alguna, de vitaminas, minerales, o fibra. Lea la página 261.

Continuación

6. Use moderadamente la sal y los productos de sodio. Para algunas personas, la sal aumenta la presión de sangre. Lea la página 28.

7. Si usted toma bebidas alcohólicas, hágalo sólo en moderación. El alcohol tiene muchas calorías y no tiene substancias nutritivas. Para los hombres, esto significa no más de dos bebidas alcohólicas al día; para las mujeres, no más de una bebida alcohólica. Una bebida alcohólica es igual a 12 onzas de cerveza, 5 onzas de vino, o 1½ onza de alcohol destilado (vodka, ginebra, tequila, etc.).

Buena nutrición: un plan básico

Coma cada día una variedad de alimentos de los siguientes seis grupos básicos. Coma más de los grupos de panes-cereales y frutas-vegetales que de cualquier otro grupo de alimentos. La mayoría de las personas que siguen este plan obtendrán todas las vitaminas, los minerales y los otros elementos nutritivos que sus cuerpos necesitan. Además, estas personas tendrán poca dificultad en controlar su peso.

Panes, cereales y almidones

Contrario a la creencia popular, el pan, las papas o patatas, el arroz y la pasta ¡no engordan! Estos alimentos de almidón o harina de hecho son buenos para usted.

Los almidones son carbohidratos y tienen menos de la mitad de calorías por gramo que las grasas. Los almidones o las harinas que no están procesados (granos completos o integrales y vegetales) contienen también grandes cantidades de vitaminas, minerales, fibra y agua.

Las comidas a base de harina engordan únicamente cuando se le añaden grasas. Pruebe yogur sin nada de grasas (non fat en inglés) o salsa tipo mexicana (jitomate, cebolla, cilantro) sobre papas cocidas. Sobre la pasta, use vegetales frescos y salsas a base de tomates.

Vegetales contra el cáncer

Los vegetales son importantes para una buena nutrición básica. Contienen mucha fibra, sobre todo cuando se comen crudos. Una dieta alta en fibra puede protegerle contra el cáncer del colon. Muchos vegetales y frutas contienen los elementos nutritivos antioxidantes —vitaminas A y C. La vitamina A (y una substancia relacionada llamada beta caroteno) ayuda a proteger contra el cáncer del esófago, la laringe y de los pulmones. La vitamina A se encuentra en las zanahorias, los duraznos, los albaricoques, la auyama o calabaza y el bróculi. La vitamina C en los alimentos ayuda a proteger contra los cánceres del esófago y el estómago. La vitamina C se encuentra en las frutas cítricas, el melón, las fresas o frutillas, los pimentones, el bróculi y los tomates.

Los vegetales en la familia de la col (vegetales crucíferos) parece ser que protegen contra el cáncer colorectal, del estómago y del tracto respiratorio.

El Instituto Nacional del Cáncer (National Cancer Institute) recomienda al menos cinco raciones por día de frutas y vegetales para reducir el riesgo de contraer cáncer.

Guía para una buena alimentación

Los granos (panes, cereales, arroz, pasta) y las legumbres (frijoles secos) forman la base de una dieta saludable. Los tamaños de las porciones: 1 rueda de pan, 1 onza de cereal, ½ pan tipo bagel, ½ taza de pasta, arroz, o frijoles cocidos.

Coma frutas y vegetales crudos o apenas cocidos. Los tamaños de las porciones: ¾ taza de fruta o jugo de vegetales, ½ taza de frutas o vegetales crudos, enlatados, o cocinados, media manzana o plátano, 1 taza de vegetales crudos de hojas verdes.

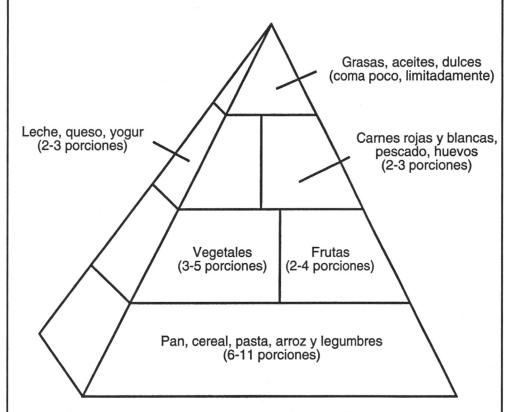

La pirámide de la buena alimentación, según el Departamento de Agricultura de los Estados Unidos (USDA en inglés).

Suplemente el grupo de las carnes con legumbres para reducir las grasas. Los tamaños de las porciones: 2-3 onzas de carne magra cocida (carne roja o blanca), o pescado, 1 huevo, 2 cucharadas de mantequilla de cacahuate o maní.

Seleccione productos lácteos bajos en grasas. Los tamaños de las porciones: 1 taza de leche o yogur, 1½-2 onzas de queso, ½ taza de requesón.

Coma alimentos de la punta de la pirámide sólo en moderación. Ejemplos: aceite de cocinar, mantequilla o margarina, bocadillos salados, bebidas alcohólicas, dulces o caramelos.

Continuación
Frutas y vegetales

Las frutas y los vegetales frescos son buenos para usted. Son altos en carbohidratos y contienen vitaminas, minerales y fibra. Una gran variedad de frutas y vegetales contienen muchas vitaminas A (beta caroteno) y C, especialmente las frutas cítricas, bróculi o brécol, coliflor, zanahorias, espinaca y otros vegetales verdes. Como resultado, una dieta que incluya muchas frutas y vegetales ayuda a protegerle contra las enfermedades cardíacas y el cáncer.

Las frutas y los vegetales son más nutritivos cuando se comen frescos y crudos, sin cocinar. Si cocina los vegetales, cocínelos al vapor para que éstos retengan más vitaminas.

Fibra

La fibra no tiene vitaminas o minerales, no obstante es importante para una buena salud. Hay dos tipos de fibras.

Mejorar su nutrición es fácil

Usted no tiene que cambiar toda su dieta a la vez. Elija solamente una mejora y manténgala, luego añada otras una vez que la primera se haya convertido en un hábito.

- Compre sólo pan integral.

- Compre sólo leche descremada o baja en grasas.

- Use menos aceite para cocinar y compre aceite vegetal que sea líquido a temperatura ambiental.

- Coma pescado al menos dos veces por semana.

- Beba un vaso más de agua cuando se despierte cada mañana.

La fibra insoluble en los productos integrales o completos provee volumen a su dieta. Junto con los líquidos, la fibra estimula el colon para mover los desechos de los intestinos. Sin fibra, los desechos dentro del cuerpo se mueven muy lentamente, aumentando el riesgo de estreñimiento, el cáncer del colon, de los intestinos y la diverticulosis.

La fibra soluble que se encuentra en las frutas, los frijoles, los guisantes, otras legumbres y las hojuelas de avena ayuda a disminuir el nivel de colesterol reduciendo el riesgo de una enfermedad de corazón. La fibra en las legumbres ayuda también a regular los niveles de azúcar en la sangre.

¿Necesita usted más fibra? Probablemente usted obtiene suficiente fibra si su defecación es de excrementos suaves y los pasa con facilidad. Si sus excrementos son duros y difíciles de pasar, puede ayudarle el consumo de más fibra y más agua. Lea más información sobre el estreñimiento en la página 34.

Cafeína

No hay evidencia convincente de que una cantidad moderada de cafeína (dos o tres tazas de café o una cola al día) le hará ningún daño si usted es saludable.

La cafeína es solamente un poco adictiva. Reducir muy rápidamente la cantidad que se bebe puede causar dolor de cabeza. Reducciones graduales evitarán este resultado.

Para aumentar la fibra en su dieta:

- Coma al menos cinco porciones al día de frutas frescas y vegetales. La mayor parte de la fibra está en la piel. Lave bien las frutas y los vegetales antes de comerlos. Coma frutas con semillas que se comen: kiwi, higo, nopal, tuna, arándano azul y frambuesa. Coma más de los tallos del bróculi y del espárrago.

- Cámbiese a panes, pasta, tortillas y cereales integrales o completos y de trigo. El primer ingrediente que esté descrito en cada uno de estos productos debe de ser harina de trigo completo (harina integral). Si nada más dice harina de trigo, significa harina blanca o procesada de la cual ha sido eliminada mucha de la fibra.

- Coma más frijoles, guisantes y lentejas cocidos.

- Las palomitas o rosetas de maíz, o cotufas, es un refrigerio bueno y alto en fibra. Sin embargo, evite añadirles aceite, mantequilla y sal.

Agua

Una forma fácil de mejorar su dieta es tomando más agua. Las personas activas necesitan como dos litros de agua al día. Las personas que hacen regularmente ejercicio necesitan aún más agua. Si usted bebe otros líquidos, no necesita tanta cantidad de agua, pero agua sola es lo mejor.

Azúcar

¿Cuál es el problema del azúcar? El azúcar proviene de un vegetal (remolachas o caña de azúcar), es relativamente económico, sabe bien, no tiene grasas e inclusive es un carbohidrato. ¿Puede ser tan malo el azúcar?

Endulzadores artificiales

Aunque los endulzadores artificiales le ayudan a evitar el azúcar, el éxito de la pérdida de peso depende más de la reducción de las calorías que provienen de las grasas. Evite usar alimentos endulzados artificialmente para justificar comer más alimentos altos en grasas y en azúcar.

El aspartame (NutraSweet) y la sacarina no se considera que causan ningún problema de salud, pero los efectos de su uso a largo plazo todavía no se conocen.

Desde el punto de vista de la salud, el problema mayor con el azúcar es que durante el proceso de refinamiento le han eliminado todas las vitaminas, los minerales y la fibra. Lo que queda son cristales de puras calorías.

En moderación, el azúcar hace poco daño. Sin embargo, si todas sus calorías provienen del azúcar usted, o bien aumentará peso, o no tendrá suficiente de las otras substancias nutritivas que necesita. El azúcar también contribuye a la formación de caries.

- Sea consciente del azúcar que está escondido en yogures de sabores, enlatados y otros productos procesados. Verifique si en la etiqueta hay palabras que terminan en "-ose" (sufijo en inglés. En español es el equivalente a "-osa"), como dextrosa o glucosa, sucrosa, lactosa y maltosa. Todas éstas son formas de azúcar. El almíbar o jarabe de maíz es otra forma común de azúcar.

- Busque cereales para el desayuno que tienen seis gramos o menos de azúcar añadido por ración.

Continuación

- Puede reducir el azúcar hasta la mitad de la cantidad en los postres hechos en casa (como pasteles y bizcochos), sin afectar la textura.

- Cómase un pedazo de fruta dulce en vez de un postre con azúcar.

- Todos los azúcares son básicamente iguales. La miel y el azúcar morena o sin refinar no tienen ninguna ventaja sobre los otros azúcares.

Grasas en los alimentos

La grasa, la mantequilla o la margarina, la manteca, la crema y el aceite en las comidas representa un 37 por ciento de las calorías en la dieta promedio norteamericana. Las grasas tienen más del doble de calorías por gramo que los carbohidratos o las proteínas.

¿Cuánta grasa es mucha grasa? Las recomendaciones de nutrición del Departamento de Agricultura de los Estados Unidos sugieren que menos del 30 por ciento del total de las calorías provenga de grasas. Sin duda, cambiar de una dieta que contenga 37 por ciento de grasas a una que contenga 30 por ciento hará más lento el desarrollo de enfermedades cardíacas, reducirá el riesgo de cáncer y mejorará su dieta en general. Pero, ¿es esto suficiente?

Muchos nutricionistas sugieren que una dieta con un 30 por ciento de grasas todavía es muy alta para un corazón saludable. Una dieta con un 20 por ciento de grasas disminuirá aún más la posibilidad de una enfermedad de corazón. Y una dieta con un 10 por ciento de grasas, junto con cambios en el estilo de vida, puede inclusive revertir la acumulación o formación de arterioesclerosis en las arterias. Sin embargo, una

---

La regla del 80-20

Si usted come alimentos buenos y nutritivos 80 por ciento de las veces, puede despreocuparse el otro 20 por ciento y comer lo que le apetezca.

El tener una buena alimentación debe ser un hábito regular, pero no significa que tiene que olvidarse de los alimentos "que no son buenos" y que a usted le gustan. Simplemente, disfrútelos en moderación.

---

dieta con un 10 por ciento de grasas no es fácil de mantener.

Usted podrá querer fijarse una meta de cuánta grasa incluir en su dieta, basado en sus riesgos a una enfermedad cardíaca. Un nutricionista puede ayudarle a lograr su meta con un plan alimenticio.

15 maneras sencillas de reducir las grasas:

Cuando coma carne:

1. Coma más carne blanca (carne de aves) y pescado. Si come carne roja, seleccione cortes de carne magra, con poca o ninguna grasa, como solomo, lomito, bistec de falda (o también carne para deshebrar o desmechar), ganso, punta de trasero, pulpa negra, chocozuela o ternera magra.

2. Elimínele toda la grasa visible antes de cocinarla, especialmente la piel o el pellejo de las carnes blancas como el pollo.

3. Horneéla o ásela en vez de freírla.

4. Reduzca las porciones de comida a dos o tres onzas. No repita.

5. Substituya algunas proteínas de carne con proteínas de vegetales. Lea la página 266.

Cuando use productos lácteos:

6. Use leche descremada o leche baja en grasas no más de 1% de grasa (skim y low-fat en inglés).

7. Escoja quesos bajos en grasas, hechos en parte con leche descremada: gruyere, suizo Jarlsberg, mozzarella, requesón, o parmesano. Evite o limite los quesos de leche completa: tipo cheddar o Monterey Jack.

8. Substituya la crema y la crema agria por requesón bajo en grasas y yogur. También puede usar crema agria y queso crema sin grasas (fat-free en inglés).

Al cocinar:

9. Cocine al vapor los vegetales, sofría en una cucharada o menos de aceite, o cocine con vino, consomé sin grasas, o vino de Jerez de cocina.

10. Añada el aceite a la sartén precalentada. De esta manera, menos aceite rinde más.

11. Agreguéle o déle sabor a los vegetales con hierbas y especias, en vez de mantequilla y salsas, o pruebe las marcas registradas Butter Buds o Molly McButter.

12. Intente usar menos aceite de lo que indica la receta. Puede que necesite aumentar otros líquidos. Use compota de manzana para reemplazar o substituir alguna o toda la grasa en los pasteles o bizcochos.

En general:

13. Evite las galletas saladas y dulces, los bocadillos fritos o crujientes (como las papas fritas y los tostoncitos) y las margarinas que estén hechos con aceite hidrogenado, aceite de palma o de coco, o mantequilla de cacao.

14. Coma bastantes carbohidratos para llenarse (frutas, vegetales, granos, panes, fideos y otras pastas, etc.).

15. Deje las ensaladas sin aderezo, o póngale un poquito de jugo de limón, o use aderezo y mayonesa sin grasa.

Colesterol

El colesterol es una grasa cerosa producida por el cuerpo humano que también se encuentra en productos alimenticios derivados de animales. Se necesita algo de colesterol para que las células puedan funcionar. Desafortunadamente, el

---

Cómo calcular el porcentaje de grasas

Cada gramo de grasa tiene 9 calorías. Para calcular el porcentaje del total de calorías de una comida que proviene de grasas, multiplique los gramos de grasa por 9 y luego divida por el número total de calorías. Multiplique el resultado por 100 para obtener el porcentaje.

Por ejemplo, una porción de 8 onzas de leche 2% tiene 5 gramos de grasas y un total de 130 calorías:

$$\frac{5 \text{ gramos de grasas x } 9 \text{ calorías/gramo}}{130 \text{ gramos}} =$$

$$= 34.6\% \text{ calorías de grasas}$$

Algunas etiquetas de comidas contienen información sobre el porcentaje de grasas y de grasa saturada en una ración y ya han hecho este cálculo por usted.

Continuación

exceso de colesterol se acumula en las arterias. Los depósitos de colesterol (la artereoesclerosis) es la causa principal de los ataques al corazón y los derrames cerebrales.

La cantidad de colesterol en su sangre, junto con cuánto fuma, cuán alta es su presión sanguínea, su historia médica familiar y si sufre de diabetes, es un buen pronosticador del riesgo de tener una enfermedad del corazón y un derrame. Mientras más alto es su nivel de colesterol, más alto es el riesgo. Sin embargo, no todo colesterol es malo.

Buen colesterol

La grasa se desplaza por la corriente sanguínea junto con la proteína, en una combinación llamada lipoproteína. Dos lipoproteínas son las conductoras principales del colesterol: la lipoproteína de baja densidad y la de alta densidad (LBD y LAD).

La lipoproteína de baja densidad actúa como un camión de entrega. Toma colesterol del hígado y lo lleva a las células. Cuando hay más colesterol listo para ser entregado del que las células pueden soportar la lipoproteína de baja densidad suelta el colesterol adicional o extra en las paredes de las arterias. Mucho colesterol del tipo de baja densidad *aumenta* el riesgo de una enfermedad cardíaca y un derrame.

Por otra parte, la lipoproteína de alta densidad actúa como un camión de basura. Elimina el exceso de colesterol de la corriente sanguínea y lo lleva al hígado. Mucho colesterol del tipo de lipoproteína de alta densidad *disminuye* el riesgo de una enfermedad cardíaca y un derrame.

Prueba de colesterol

Es una buena idea para todas las personas de más de 20 años de edad tener una prueba de colesterol total y de lipoproteína de alta densidad cada cinco años.

La necesidad de una prueba mucho más precisa para medir el colesterol de lipoproteína de baja densidad depende del colesterol total, de la lipoproteína de alta densidad y sus factores de riesgo para enfermedades del corazón. Estos factores incluyen:

• Edad (los hombres de 45 años de edad o más; las mujeres de 55 años de edad o más)

• Historia familiar de ataques al corazón a temprana edad (antes de la edad de los 55 años en el padre o un hermano; antes de la edad de los 65 años en la madre o una hermana)

• Hábito actual de fumar cigarrillos

• Alta presión sanguínea (sobre 140/90) o la ingerencia de medicinas para la presión alta

• Colesterol bajo de lipoproteína de alta densidad (menos de 35)

• Diabetes

Un colesterol alto de lipoproteína de alta densidad (60 ó más) ayuda a proteger contra enfermedades cardíacas.

El cuadro en la página 265 describe cuánto colesterol total, lipoproteína de alta densidad y lipoproteína de baja densidad está relacionado con el riesgo de contraer una enfermedad de corazón y con cuánta frecuencia usted debe de hacerse una prueba de colesterol.

Guías para el total de colesterol

Menos de 200	200-239	Más de 240
Lo que se recomienda. Hágase otra prueba en 5 años.	En el límite de alto riesgo. Hágase pruebas de LAD/LBD*, sobre todo si existen otros factores de riesgo de enfermedades cardíacas.	Alto riesgo. Hágase pruebas de LAD/LBD.

Guías para el colesterol y LAD/LBD*

Colesterol LAD	Riesgo de enfermedades cardíacas	Acción
35 ó más alto	Lo que se recomienda	Hágase otra prueba en 5 años. Si el total de colesterol está por encima de 200 o tiene 2 ó más factores de riesgo, hágase pruebas de LAD en 1-2 años.
Menos de 35	Alto riesgo	Hágase una prueba de LBD. Hágase otra prueba en 1-2 años.
Colesterol LBD		
Menos de 130	Lo que se recomienda	Hágase una prueba de colesterol total y LAD en 5 años.
130-159	En el límite de alto riesgo	Siga una dieta baja en grasas y hágase una prueba en 1 año. Si tiene 2 ó más factores de riesgo, siga una dieta muy baja en grasas.
160 ó más alto	Alto riesgo	Siga una dieta muy baja en grasas. Hágase otra prueba en 1 año.

Dieta baja en grasas: grasa saturada 8% a 10% del total de calorías, un total de grasas del 30% o menos del total de calorías, colesterol menor de 300 mgs. al día.

Dieta muy baja en grasas: grasa saturada menos del 7% del total de calorías, total de grasas limitado a menos del 10% al 20% del total de calorías, colesterol menor de 200 mgs. al día. Lea la página 266 y el Recurso 34 en la página 314.

Si tiene 2 ó más factores de riesgo para una enfermedad cardíaca (lea la página 264), una dieta baja en grasas y en colesterol es una buena idea inclusive si sus niveles están dentro del rango que se recomienda.

*Lipoproteína de alta densidad (LAD) y de baja densidad (LBD).

Adaptado del Programa Nacional de Educación para el Colesterol, 1993.

Continuación

Cómo reducir el colesterol

- Coma menos grasa en total. Porque una dieta alta en grasas aumenta el colesterol, simplemente el reducir el consumo de colesterol no es suficiente. También es necesario disminuir el total de grasas. Lea la página 262.

- Compre un aceite para cocinar que sea líquido a temperatura ambiental y use menos cantidad (como tipo canola, de maíz, de grano de soya, de girasol, de semillas de algodón).

- Coma de dos a tres porciones de pescado a la semana. La mayoría de los pescados tiene ácidos grasos omega-3 que ayuda a disminuir el colesterol y los triglicéridos en la sangre. En general, el pescado con carne más oscura como caballa (mackerel en inglés), la trucha de lago, el arenque (herring en inglés), el salmón y el hipogloso (halibut en inglés) tienen más aceites omega-3. La ausencia de peligro y el valor de los suplementos de aceites de pescado todavía no se conocen.

- Haga más ejercicio. El ejercicio aumenta el nivel del colesterol protector de lipoproteína de alta densidad.

- Deje de fumar. Esto puede aumentar sus niveles de lipoproteína de alta densidad y puede reducir el riesgo de enfermedad cardíaca.

- Pierda las libras de más que tiene. Volver a su peso ideal puede aumentar los niveles de lipoproteína de alta densidad y disminuir el colesterol total.

- Coma más fibra soluble, la cual disminuye el colesterol general. Lea la página 260.

Cómo revertir una enfermedad cardíaca

Una dieta baja en grasas y cambios en el estilo de vida pueden, de hecho, hacer retroceder el proceso de una enfermedad del corazón y ayudar a despejar las arterias que están obstruidas por la arterioesclerosis.

Los participantes en el programa Lifestyle Heart Trial siguieron una dieta vegetariana que contenía menos del 10 por ciento de calorías provenientes de grasas y ninguna cafeína. También dejaron de fumar, hicieron 30 minutos de ejercicio al menos seis días a la semana y practicaron una técnica de relajación por una hora cada día (respiración profunda, estiramiento, relajación muscular progresiva, etc.). Después de un año, sobre el 80 por ciento de los participantes habían perdido peso, reducido su colesterol y lo más importante, disminuyeron la cantidad de obstrucción en sus arterias coronarias.

Para más información, lea el Recurso 34 en la página 314.

- Consulte a un dietista certificado o registrado que le pueda ayudar a disminuir su consumo de grasas basado en su meta a 30 por ciento, a 20 por ciento, o menos del total de calorías. Se recomienda una consulta si su colesterol total está sobre 200.

Proteína

La proteína es importante para mantener saludables los músculos, los tendones, los huesos, la piel, el cabello, la sangre y los órganos internos. La mayoría de los adultos norteamericanos obtiene toda la proteína que necesita.

Mientras que las deficiencias de proteína son raras, éstas sí ocurren. Si usted no toma leche y come poca carne, sería aconsejable que hiciera un seguimiento a la cantidad de proteína que consume.

Proteína: ¿completa o incompleta?

Las proteínas son el resultado de diferentes combinaciones de 22 amino ácidos. La ausencia de cualquiera de éstos puede causar problemas. El cuerpo produce 13 de los 22 amino ácidos necesarios; los nueve restantes deben provenir de lo que come.

Las fuentes animales de proteínas (leche, pescado, huevos, carne) tienen los nueve amino ácidos necesarios en las proporciones que requiere el cuerpo.

Aunque los vegetales, los granos y las legumbres contienen proteínas, ni un sólo alimento tiene todos estos nueve amino ácidos en las proporciones correctas. Afortunadamente, es posible obtener los nueve por medio de la combinación de vegetales, legumbres y granos. El cuadro abajo, de complemento proteínico, le muestra cómo las combinaciones de alimentos producen una proteína completa.

Vitaminas

Estos elementos de los alimentos, minúsculos e invisibles, no tienen calorías y aún así son esenciales para una buena salud.

Las vitaminas A, D, E y K son liposolubles y pueden mantenerse en el hígado o el tejido adiposo por un tiempo relativamente largo. Las otras nueve son hidrosolubles y el

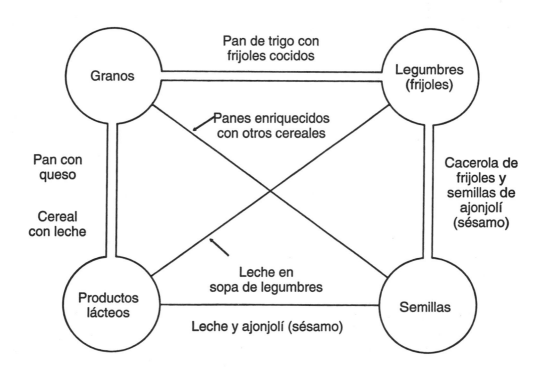

Cuadro de complemento proteínico
Si usted come alimentos de los dos grupos conectados por la raya doble, obtendrá proteínas completas.

Continuación

cuerpo puede mantenerlas únicamente por períodos cortos. Estas
incluyen:

- Tiamina

- Riboflavina

- Niacina

- Acido de pantocaína

- Biotina

- Folacina (ácido fólico)

- Vitamina B6

- Vitamina B12

- Vitamina C

Deficiencias vitamínicas

Para la mayoría de las personas, una
dieta bien balanceada de alimentos
frescos provee todas las vitaminas
necesarias para una buena salud. La
mejor protección contra una deficiencia vitamínica es la de comer al
menos dos porciones de fruta y tres
porciones de vegetales cada día.

Si usted come menos de 1500 calorías al día, considere tomar un
suplemento de dosis bajas de vitaminas y minerales.

Guía de vitaminas para el consumidor

No se ha comprobado aún si los
suplementos de vitaminas y minerales mejoran significativamente la
salud. No obstante, si decide tomar
vitaminas, las siguientes guías pueden serle de ayuda:

- Seleccione un suplemento balanceado de múltiples vitaminas o
minerales en vez de una vitamina
o un mineral específico, a menos

que se la haya recetado un doctor.
Demasiado de cualquier vitamina
o mineral puede interferir con la
capacidad del cuerpo de usar otros
minerales.

- Seleccione un suplemento que
provea aproximadamente el 100
por ciento de la cantidad dietética
recomendada (RDA en inglés)
para vitaminas y minerales.

- Evite tomar mucho más del 100
por ciento de la cantidad dietética
recomendada de ninguna vitamina
o ningún mineral. Esto es particularmente importante para las vitaminas A, D, E y K liposolubles y
los minerales. Grandes dosis pueden acumularse hasta niveles tóxi-
cos porque éstas se mantienen en
el cuerpo.

- Las vitaminas costosas, de marcas
reconocidas, o esas que las venden
de puerta en puerta no son mucho
más diferentes que las de marca
genérica, o con el nombre de la
tienda.

Minerales

Los minerales ayudan a regular el
balance de agua del cuerpo, las hormonas, las enzimas, las vitaminas y
los fluidos. Los distintos minerales
deben de mantenerse en un delicado
balance para asegurar el funciona-
miento apropiado de los sistemas a
los que sirven. Comer una buena
variedad de alimentos frescos es la
mejor manera de obtener todos los
minerales que usted necesita.

Hasta la fecha, han sido descubier-
tos 60 minerales en el cuerpo. De
éstos, 22 son esenciales para la
salud. Los que mejor conocemos
son el calcio, el sodio y el hierro.

Calcio

El calcio es el mineral primario que se necesita para tener huesos fuertes. El calcio es especialmente importante para el crecimiento de los niños y para las mujeres, sobre todo en los años de desarrollo óseo máximo entre la adolescencia y el comienzo de la década de los 30 años de edad. Abundante calcio en la dieta ayuda a los huesos a formarse, a mantenerse fuertes y saludables. También ayuda a las mujeres a prevenir la osteoporosis que puede ocurrir después de la menopausia. Lea la página 69.

Se recomienda 800 mgs. de calcio al día para los niños de 1 a 10 años de edad; para los adolescentes y los adultos se recomienda de 800 a 1200 mgs. por día. Una taza de leche descremada tiene aproximadamente 313 mgs. El yogur sin grasa y el bajo en grasa tienen 442 mgs. por taza. Otras buenas fuentes alimenticias de calcio incluyen bróculi, frijoles o judías rojas y queso bajo en grasas.

Mientras que se recomienda el calcio de fuentes alimenticias, los suplementos de dosis bajas de calcio también pueden mantener los huesos fuertes. Una tableta de 500 mgs. de TUMS (marca registrada de calcio de carbonato en inglés) provee como 200 mgs. de calcio. Unas tabletas de TUMS al día pueden ayudar a los adultos a satisfacer sus necesidades de calcio, pero esto no debe substituirse por tomar leche.

Sodio

La mayoría de las personas obtiene más sodio del que necesita. Nuestros cuerpos necesitan solamente 500 mgs. de sodio al día. Cualquier cantidad sobre los 2500 mgs. al día probablemente es mucho.

Para algunas personas, el exceso de sodio constituye una causa directa para la presión alta. Si no es sensible al sodio, puede ser que la sal no sea un problema para usted. Lea la página 28.

La sal es la fuente más conocida del sodio. Aproximadamente un 40 por ciento de la sal es puro sodio. El sodio está escondido en alimentos

---

Intolerancia a la lactosa

Las personas cuyos cuerpos producen muy poca de la enzima lactasa tienen problemas digiriendo el azúcar lactosa en la leche. Después de tomar leche o comer productos lácteos, los síntomas de la intolerancia a la lactosa incluyen gases, sensación de estar inflado, calambres y diarrea.

Algunos consejos para superar la intolerancia a la lactosa incluyen:

- Coma cantidades pequeñas de productos lácteos cada vez.

- Beba leche solamente con refrigerios o comidas.

- Pruebe queso que, por lo general, no causa síntomas. La mayoría de la lactosa se elimina durante el procesamiento del queso.

- Los yogures hechos con cultivos activos proveen sus propias enzimas y causan menos problemas de intolerancia.

- Existen leches pretratadas, tratamientos para enzimas y tabletas de enzimas (como LactAid, Dairy-Ease). Pregúntele a su farmacéutico.

- La intolerancia severa o aguda a la lactosa puede aumentar su necesidad de suplementos de calcio. Pregúntele a su doctor.

Continuación

que no saben salados, como el queso tipo cheddar. El sodio también es un ingrediente importante del ácido glutámico (MSG en inglés), del fosfato disódico y del polvo para hornear.

Si quiere disminuir la sal en su dieta:

• Cuídese de las salsas que ya están mezcladas listas para servir y los condimentos, cenas congeladas, las sopas enlatadas y las vinagretas o aderezos para ensalada. Todos estos productos, por lo general, están repletos de sodio. Los productos que tienen la etiqueta de bajo sodio ("low sodium" en inglés) contienen menos de 140 mgs. de sodio por ración.

• Coma bastantes frutas y vegetales frescos o congelados. Estos alimentos tienen muy poco sodio.

• No ponga el salero en la mesa o encuentre un salero del que salga bien poca sal. Otra alternativa es usar un substituto como Lite Salt (marca registrada en inglés).

• Mida siempre la sal en las recetas y use la mitad de lo que se indica.

Hierro

Se necesitan cantidades pequeñas de hierro para producir hemoglobina, que lleva oxígeno en la sangre. Los adultos necesitan aproximadamente de 10 a 15 mgs. de hierro al día. Las personas que sufren de pérdidas significativas de sangre por úlceras o períodos menstruales abundantes, o quienes toman regularmente aspirina, anticoagulantes, o medicinas para la artritis pueden necesitar más hierro. Una prueba de sangre económica puede determinar si necesita más hierro.

Substituto creativo para la sal

Combine junto y coloque en un espolvoreador (o un salero):

½ cucharadita de pimienta de cayena

½ cucharadita de polvo de ajo

1 cucharadita de cada uno de los siguientes ingredientes (los términos en inglés están a continuación en paréntesis):

  Albahaca (basil)

  Pimienta negra (black pepper)

  Macis o macia (mace)

  Mejorana (marjoram)

  Polvo de cebolla (onion powder)

  Perejil (parsley)

  Salvia (sage)

  Ajedrea (savory)

  Tomillo (thyme)

Para tener más hierro en la sangre:

• Beba un vaso de jugo de naranja u otro jugo de fruta cítrica y coma un plato de cereal enriquecido con hierro. Este tipo de cereal tiene al menos un 25 por ciento de la cantidad recomendada para la dieta o del valor diario de hierro, según el Departamento de Agricultura de los Estados Unidos. La vitamina C le ayuda a absorber más hierro de los alimentos.

• Aumente la absorción de hierro proveniente de los vegetales comiéndolos acompañados de carnes rojas o blancas, o pescado. El hierro en el tejido animal hace que sea más fácil de absorber que el hierro de los vegetales.

Suplementos de hierro

Las personas que comen menos de 1500 calorías al día querrán considerar tomar un suplemento de hierro. No es peligrosa una dosis pequeña de un suplemento de hierro, en forma ferrosa que contenga máximo 20 mgs., para la mayoría de las personas. No obstante, mucho hierro puede causar un sinnúmero de serios problemas médicos. No tome más de 20 mgs. sin consultar a su doctor. Tome el suplemento con un jugo cítrico. Mantenga los suplementos de hierro fuera del alcance de los niños.

Anemia por deficiencia de hierro

La pérdida crónica de sangre de cualquier tipo agota el depósito de hierro en el cuerpo. Los síntomas de anemia por deficiencia de hierro incluyen la palidez y la fatiga. Se necesita una prueba de sangre para confirmar el diagnóstico, porque la anemia también la puede causar otras condiciones.

Control de peso

Existen personas de todas las formas y todos los tamaños. El control de peso puede ayudarle a mantenerse en la forma y el tamaño en que usted desea estar.

Concéntrese en las grasas, no en el peso

El control de grasas es más importante que el control de peso para la salud y la apariencia. Mucha grasa en el cuerpo aumenta el riesgo de sufrir de diabetes, de enfermedades cardíacas y de un derrame cerebral. El nivel ideal de grasa en el cuerpo es aproximadamente de 15 a 19 por ciento para los hombres y de 18 a 22 por ciento para las mujeres. Un consejero de ejercicio físico o un

nutricionista puede medir su porcentaje de grasa en el cuerpo. Verifique o pregunte en su centro local de la YMCA.

Hacer ejercicio ayuda

El hacer regularmente ejercicio aumenta el metabolismo, que representa la velocidad en la cual el cuerpo quema calorías. El cuerpo continúa quemando más calorías mucho después que termina de hacer ejercicio.

Hacer ejercicio le mantiene fuerte

El hacer ejercicio le ayudará a perder grasas mientras mantiene a los músculos saludables. Si hace dieta sin hacer ejercicio, usted perderá tanto grasa del cuerpo como densidad muscular. Como resultado, puede sentirse débil y parar la dieta. Sin embargo, si usted hace ejercicio regularmente mientras que pierde peso, tenderá a perder sobre todo grasa y muy poca densidad muscular.

Nunca pase hambre

Usted puede pensar que saltarse una comida es una buena manera de perder peso. No lo es. Pasar hambre, aún por unas pocas horas, causará una baja en la velocidad del metabolismo. Usted ganará más peso si come una sola comida de 1800 calorías cada día, que si come tres comidas de 600 calorías cada una.

Comidas grasosas lo ponen gordo

Si usted cambia de una dieta de 2000 calorías que es un 40 por ciento de grasas, a una dieta de 2000 calorías que es un 30 por ciento de grasas, le disminuirá la grasa del cuerpo. Si usted disminuye a una dieta del 20 ó 25 por ciento, puede perder aún más grasa. Lea sobre maneras cómo reducir las grasas en la página 262.

Continuación

Obtenga ayuda de sus amigos

Las costumbres y los hábitos alimenticios de los familiares y amigos influyen sobre lo que usted come. Pídale a sus familiares y amigos que:

• Celebren los eventos con alimentos nutritivos.

• Sirvan u ofrezcan con las comidas alimentos de bajas calorías como opciones. También que haya agua y bocadillos de bajas calorías.

• Ofrezcan porciones pequeñas y que no insistan en que se repita.

• Se le unan en un programa de ejercicio.

Ayúdese a sí mismo con pensamientos positivos

Desarrolle una actitud positiva sobre su persona. Piense de sí mismo como un individuo saludable, esté orgulloso de escoger selecciones nutritivas y tenga la confianza de que puede controlar su peso.

Nutrición para los niños

• Concentre la dieta de su familia en granos completos, frutas, vegetales, productos lácteos bajos en grasas y carnes magras o con poca grasa. Ofrezca una variedad de selecciones, pero no obligue a un niño a comer un alimento que no quiera.

• Limite la cantidad de azúcar en la dieta de un bebé y de un niño pequeño. Sus hijos pueden aprender a comer alimentos dulces saludables, como las frutas.

• Evite usar la comida como recompensa o castigo.

Ambiente de tamaño infantil

Imagínese comiendo en la mesa de un gigante. Así es como un niño se siente comiendo en una mesa para adultos, sentado en una silla para adultos.

• Provéale una sillita elevadora y cubiertos para niños. Así y todo, está bien que use los deditos hasta que el niño pueda agarrar fácilmente los cubiertos.

Alergias a alimentos

Menos del uno por ciento de los adultos tienen verdaderas alergias a alimentos. Casi todas las reacciones adversas se deben a intolerancias a los alimentos, reacciones a aditivos a las comidas, o indigestión estomacal. La mayoría de las alergias verdaderas son a legumbres, nueces, mariscos, huevos, trigo y leche. Una reacción alérgica a un alimento puede resultar en un choque anafiláxico. Lea la página 79.

Considere amamantar a su bebé por los primeros seis meses si alguno de los padres tiene historia de alergias, cualquiera que sea, incluyendo la alergia o fiebre al heno. Los niños que se alimentan con leche materna desarrollan menos alergias a alimentos que aquellos que no. A través de la introducción gradual de simples alimentos sólidos a la dieta de su bebé, cualquier alergia será identificada más fácilmente. Los niños pueden superar alergias a comidas o alimentos más o menos alrededor de los seis años de edad. Si su niño era alérgico a algún alimento cuando era más pequeño, pruebe volvérselo a dar cuando sea un poco mayor (a menos que la reacción fuera severa).

• Déle a los niños platos más pequeños y porciones más reducidas (una cucharada por año de edad es una buena guía de cantidad). Deje que el niño pida repetir.

Bocadillos saludables

Los niños tienen estómagos pequeños y necesidad de mucha energía, por lo que necesitan meriendas o refrigerios frecuentes para complementar las comidas. Los bocadillos entre las comidas son una parte del total de comida que se consume al día. Estos deben ser nutritivos, no sólo calorías.

• Frutas y jugos de frutas son buenos bocadillos o refrigerios. Otras buenas selecciones son palitos de zanahoria, pimentón, apio, o calabacín (o calabacita), cereal, yogur, o una taza de sopa.

• Cuando sirva galletas dulces u otros alimentos similares, escoja aquellos que contengan algo más que sólo azúcar. Las galletas de higo o las de avena con pasitas de uva también contienen ingredientes nutritivos.

• Fije las horas de comida y de merienda en un horario regular. No sirva bocadillos tan cerca de la hora de comer que interfieran con el apetito del niño.

Diabetes

Los almidones (o harinas) y los azúcares en los alimentos que come se convierten en glucosa antes de que el cuerpo pueda usarlos. La insulina es una hormona producida por el páncreas para controlar la cantidad de glucosa en la sangre. Sin insulina, el cuerpo no puede usar o guardar glucosa por lo que ésta permanece en la sangre.

El tipo I, o la diabetes mellitus dependiente de insulina (IDDM en inglés), sucede cuando el páncreas falla en la producción de insulina suficiente. Por lo general, ocurre en la niñez o la adolescencia, pero puede desarrollarse a cualquier edad. Las personas con la diabetes tipo I necesitan inyectarse insulina todos los días.

El tipo II, o la diabetes mellitus no dependiente de insulina (NIDDM en inglés), sucede cuando las células del cuerpo se vuelven resistentes a la insulina. Esto reduce la cantidad de glucosa que puede usarse por las células en un momento dado. La diabetes tipo II es más común entre los adultos, especialmente aquellos que tienen sobrepeso y más de 40 años de edad.

Muchas personas con la diabetes tipo II son capaces de controlar su nivel de azúcar en la sangre por medio del cuidado de peso, ejercicios regulares y un régimen alimenticio balanceado. Algunas pueden necesitar inyecciones de insulina o medicinas para bajarle el azúcar en la sangre.

Los factores de riesgo para la diabetes tipo II son los siguientes:

• 40 años de edad o más

• Sobrepeso

• Historia familiar de diabetes

• Grupo étnico afro-americano, hispánico, o indio norteamericano

Los síntomas de la diabetes son poco específicos y por sí mismos es raro que resulten en una visita al doctor. Estos síntomas incluyen:

• Aumento en la sed

• Orinar con frecuencia

Continuación

- Aumento del apetito

- Pérdida inexplicable de peso

- Fatiga

- Infecciones en la piel

- Heridas que tardan en curarse o cicatrizarse

- Vaginitis que se repite

- Dificultad para tener erecciones

- Visión borrosa

- Hormigueo o entumecimiento en las manos o en los pies

Se necesita una prueba de sangre para diagnosticar de forma exacta la diabetes. Las pruebas de azúcar en la sangre son económicas y de muy bajo riesgo. Pregúntele a su doctor si debe comer o ayunar antes del examen.

Prevención

En este momento, no se conoce ningún método o ninguna forma para prevenir la diabetes tipo I.

En la mayoría de los casos, el riesgo a la diabetes tipo II puede reducirse por medio del ejercicio regular y diario (lea el Capítulo 16) y el mantenimiento de peso dentro de unos límites ideales.

Tratamiento casero

- Tenga fé (o crea firmemente) que usted puede controlar la diabetes. La diabetes requiere hacer cambios significativos y a largo plazo en su estilo de vida. Esto al principio puede ser abrumador. Concéntrese en hacer un cambio a la vez y pronto tendrá control sobre su vida y su diabetes.

- Cuídese los pies. La diabetes dificulta la función nerviosa y la corriente sanguínea a los pies, lo que aumenta el riesgo de infección. Tenga cuidado de evitar cortadas y llagas y sane rápidamente cualquier lesión en los pies.

- Hágase exámenes regulares de la vista. Con frecuencia, los cambios en el ojo causados por la diabetes no tienen síntomas hasta que están bien avanzados. Los tratamientos tempranos pueden hacer más lento este progreso y salvar su visión.

- Coma una dieta sana. Una dieta apropiada le ayuda a mantener bajo control el nivel de azúcar en la sangre y también a tener un peso saludable. Un dietista certificado puede ayudarle con una dieta para diabéticos.

- Haga ejercicio aeróbico a menudo para ayudarle a regular el azúcar en la sangre, a reducir el riesgo de enfermedades cardíacas y a controlar su peso. Trabaje en conjunto con su doctor para determinar cómo su nivel de actividad afecta los niveles de glucosa en la sangre y para determinar la necesidad de medicinas.

- Hágale un seguimiento a su diabetes por 30 días. Escriba:

  - La hora y el contenido de cada comida.

  - El tipo y la cantidad de ejercicio que hace.

  - Qué tan cansado o enérgico se siente.

  - Verifique su nivel de azúcar en la sangre al menos una vez al día, en un momento diferente cada día.

Estas guías le proveerán, de por vida, de un instrumento para controlar su diabetes. Una vez que entienda cómo reacciona su cuerpo a diferentes alimentos y al ejercicio, usted puede corregir los desequilibrios de glucosa antes de que estén fuera de control.

• Controle sus medicinas. Si le recetan medicinas para controlar el azúcar en la sangre, tómelas como se lo indican. Muy poca medicina aumentará el azúcar en la sangre más de lo normal; mucha medicina disminuirá el azúcar menos de lo normal. A medida que mejora su dieta y haga ejercicio, puede ser que disminuya su necesidad por medicinas. Háblelo con su doctor.

• El Centro Nacional de Información para la Diabetes (National Diabetes Information Clearinghouse) es un recurso para más información sobre el control de la diabetes. La dirección de este centro es: Box NDIC, 9000 Rockville Pike, Bethesda, MD 20892.

Cuándo llamar a un profesional de la salud

• Si una persona con diabetes pierde el sentido.

• Si se desarrollan, en una persona que tiene diabetes, señales de niveles altos de azúcar en la sangre:

   ◦ Piel seca (no sudorosa)

   ◦ Orinar con frecuencia

   ◦ Sed intensa

   ◦ Poca visión

   ◦ Respiración rápida

   ◦ Aliento que huele como a fruta

• Si, después de que una persona haya comido algo que contiene azúcar, persisten señales de niveles bajos de azúcar en la sangre:

   ◦ Sudoración

   ◦ Fatiga, debilidad, náusea

   ◦ Hambre

   ◦ Visión doble o borrosa

   ◦ Corazón que late rápidamente

   ◦ Confusión, irritabilidad, apariencia de estar bebido

• Si necesita una prueba de glucosa en la sangre porque sospecha que tiene diabetes, pero no se le ha diagnosticado.

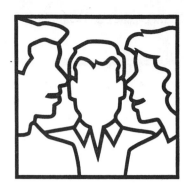

Capítulo 18

Autocuidado y bienestar mentales

Los problemas de la salud mental son bastante similares a los problemas de la salud física. Algunos pueden prevenirse; otros desaparecerán por sí solos con un poco de cuidado y tratamiento casero; y algunos necesitan de atención profesional.

Este capítulo está organizado en dos secciones. La primera sección, El autocuidado mental, abarca los problemas comunes de la salud mental y emocional. También describe lo que usted puede hacer en casa y cuándo debe de buscar ayuda profesional.

La segunda sección, El bienestar mental, describe cómo usted puede dirigir o encaminar su mente y sus emociones para ayudar a mejorar su salud.

Autocuidado mental

La ciencia médica recién está descubriendo que los problemas de la salud mental tienen, con frecuencia, una causa física. Ya no se piensa de los problemas psicológicos como debilidades o fallas de carácter.

Sabemos que los problemas mentales pueden empezar cuando un estrés psicológico o emocional (como la muerte de un ser querido) estimula desequilibrios químicos en el cerebro. Mientras que algunas personas pueden soportar más estrés que otras, nadie es inmune a las enfermedades mentales.

A menudo se necesitan ambos tipos de atención, el autocuidado y el profesional, porque la causa de los problemas de la salud mental es tanto física como psicológica. El objetivo de la atención es el de reducir el estrés y el de reestablecer el equilibrio químico normal en el cerebro.

Cuándo buscar ayuda profesional

Busque ayuda profesional cuando:

- Un síntoma se vuelva severo o interrumpa la vida cotidiana.

Continuación

- Un síntoma que interrumpe se vuelve un patrón continuo o permanente de comportamiento y no responde a los esfuerzos del autocuidado.

- Los síntomas se vuelven numerosos y afectan todas las áreas de la vida de la persona y no responden a los esfuerzos del autocuidado o de la comunicación.

- La persona piensa en el suicidio.

Hay una gran variedad de personas y recursos de los cuales escoger para ayudar en problemas de la salud mental. Existen personas profesionales, clérigos (como por ejemplo, pastores, sacerdotes, religiosos) y seculares (como por ejemplo, miembros de la familia, amigos, maestros) para asistirle.

El doctor de familia: los problemas de la salud mental con frecuencia tienen una causa física. Su doctor puede repasar o revisar su historia médica y sus medicinas para buscar alguna clave. El o ella puede brindarle algunos consejos, recetarle unas medicinas, o referirle a otros recursos.

Psiquiatra: los psiquiatras son doctores que se especializan en trastornos o desequilibrios mentales. Estos doctores aconsejan a los pacientes, recetan medicinas y ordenan o indican tratamientos médicos.

Psicólogos, trabajadores sociales y consejeros: estos profesionales reciben entrenamiento especial para ayudar a las personas a tratar con problemas emocionales. Estos profesionales ayudan a los pacientes a identificar, comprender y superar sus pensamientos y emociones perturbadores e inquietantes.

Consejos para controlar los costos

El viejo dicho que afirma "hablar no cuesta nada" no es aplicable a la mayoría de los psicoterapistas y consejeros profesionales. Las siguientes recomendaciones pueden ayudarle a mantener los costos bajos.

- Evite escoger un profesional de las Páginas Amarillas de la guía telefónica. Pídale a las personas en quien confía una buena referencia.

- Use profesionales de la salud mental para ayudarle a identificar el problema real y a desarrollar un plan de cómo manejarlo y resolverlo.

- Enfatize la importancia del autocuidado en el plan de tratamiento.

- Pregunte sobre opciones de terapia grupal.

- Cultive amigos especiales, hágase miembro de grupos de apoyo, o busque oportunidades para consejos entre compañeros. La comprensión y la aceptación pueden ayudarle a resolver el problema.

- Pruebe o examine los programas, como el de Alcohólicos Anónimos u otros grupos, que constan de 12 pasos que pueden ayudarle a tratar problemas de adicción. Estos programas son usualmente gratis, efectivos y existen en casi todas las comunidades.

Pastores, sacerdotes, religiosos: las personas con frecuencia buscan a los clérigos de su parroquia o comunidad para consultas y guía en los momentos de angustia emocional. Muchas personas dedicadas a la vida religiosa tienen entrenamiento formal en la profesión de asesoramiento y ayuda, otras no.

Miembros de la familia, amigos, maestros: en situaciones de crisis emocionales repentinas o pasajeras las personas también acuden a algún miembro familiar, amigo, o conocido para buscar apoyo y consuelo.

Problemas de alcohol y drogas

El uso excesivo o abuso de bebidas alcohólicas u otras drogas se llama abuso de substancias. Esta condición es corriente, conlleva muchos costos (humanos y económicos) y está asociada con muchos problemas médicos.

Problemas con el alcohol

Una persona tiene un *problema alcohólico* si el consumo de bebidas alcohólicas interfiere con su salud o su vida cotidiana. Una persona desarrolla *alcoholismo* si él o ella se vuelve dependiente física o psicológicamente del alcohol.

El tomar bebidas alcohólicas en exceso y a largo plazo causa daño al hígado, a los nervios, al corazón y al cerebro. También causa problemas estomacales, sexuales, de alta presión sanguínea y puede causar cáncer.

El abuso de alcohol también puede conducir a la violencia, a accidentes, al aislamiento social y a tener dificultades en el trabajo y en la casa.

Los síntomas de un problema con el alcohol incluyen cambios en la personalidad, pérdidas del conocimiento o desmayos, el beber más y más para lograr de la intoxicación el efecto de falso bienestar y la negación de la existencia del problema. La persona también puede como resultado de la bebida tener problemas laborales o familiares, o meterse en problemas con la ley. Una persona alcohólica puede tomar en un solo sorbo o esconderse los tragos, beber sin compañía o temprano en la mañana y sufrir de tembladeras.

Los patrones de abuso de alcohol varían. Algunas personas se emborrachan o embriagan todos los días. Algunas beben grandes cantidades de alcohol a horas o momentos específicos, como los fines de semana. Otras pueden estar sobrias por largos períodos y luego dedicarse desenfrenadamente a beber y durar así por semanas o meses.

Alguien que sea físicamente dependiente del alcohol puede sufrir serios problemas de abstinencia si él o ella dejan de tomar de repente (como tembladeras, delirio, alucinaciones y sudoración). Una vez que se desarrolla la dependencia al alcohol, se vuelve muy difícil el abstenerse sin ayuda externa. Puede ser necesario una desintoxicación médica.

Problemas de drogas

El abuso de drogas incluye tanto el uso de marihuana, cocaína, heroína, u otras "drogas de la calle" como el abuso de medicinas recetadas legalmente. Algunas personas empiezan

Continuación

a usar drogas como una forma de sentirse bajo un efecto falso de bienestar, o para manejar el estrés y los problemas emocionales.

Los tranquilizantes, los sedantes, los analgésicos y las anfetaminas son con frecuencia las medicinas recetadas legalmente más abusadas o usadas sin discreción (algunas veces sin intención). Las mujeres en particular corren mayor riesgo; más de dos tercios de todos los tranquilizantes se le recetan a mujeres.

La dependencia de drogas, o la adicción, sucede cuando usted desarrolla una "necesidad" física o psicológica por una droga o medicina. Puede ser que no sepa que se volvió dependiente hasta que trata de dejar de tomarla de repente. Hacer esto súbitamente puede provocar síntomas incómodos o molestos. El tratamiento usual es el de reducir la dosis de la droga o la medicina en forma gradual hasta que pueda dejar de tomarse por completo.

Prueba de evaluación

Muchas personas negarán que tienen un problema con el alcohol, las drogas, o las medicinas. Las siguientes preguntas pueden ayudarle a usted, o a otras personas, a reconocer un problema.

- ¿Ha sentido alguna vez que debería disminuir el número o la cantidad de bebidas alcohólicas, o pastillas, o su uso de drogas?

- ¿Se ha disgustado alguna vez por algún comentario relacionado con su hábito de beber, o su uso de drogas, o de tomar pastillas?

- ¿Se siente alguna vez culpable sobre su hábito de beber, o su uso de drogas, o de tomar pastillas? o

---

Señales de uso de drogas

- Ojos rojos crónicos, dolor de garganta, tos seca y fatiga (en ausencia de alergias).

- Cambios importantes en los hábitos de dormir o comer.

- Cambios temperamentales, de hostilidad, o comportamiento abusivo.

- Problemas en el trabajo o la escuela, ausentismo.

- Pérdida de interés en actividades favoritas.

- Aislamiento o retirada social, o cambios en amigos.

- Robo o hurtos, mentiras y relaciones pobres o malas con la familia.

¿esconde este comportamiento o actividad de otras personas?

- ¿Ha sentido alguna vez la necesidad de tomar bebidas alcohólicas o pastillas, o de usar droga temprano en la mañana?

Responder afirmativamente a dos o más preguntas implica la posibilidad de un problema de alcohol, de drogas, o de adicción a medicinas. También señala la necesidad de más ayuda.

Prevención

- Fíjese en las señales de estrés mental. Intente entender y resolver los orígenes de la depresión, la ansiedad, o la soledad. No use alcohol, o drogas, o medicinas para manejar estos problemas.

- Si toma, hágalo en moderación: menos de dos bebidas alcohólicas al día para los hombres y una bebida alcohólica para las mujeres. Una bebida alcohólica es 12 onzas de cerveza, 5 onzas de vino, o 1½ onzas de alcohol destilado.

• Brinde u ofrezca bebidas que no sean alcohólicas en las fiestas y las comidas.

• Pregúntele a su farmacéutico o a su doctor si alguna de sus medicinas actuales pueden potencialmente conducir a problemas de uso excesivo. Sea especialmente cauteloso con los analgésicos, los tranquilizantes, los sedantes y las píldoras para dormir. Siga cuidadosamente las instrucciones y no se exceda de la dosis recomendada.

• No use regularmente medicinas para dormir, perder peso, o relajarse sin una supervisión atenta o vigilante de su doctor. Busque soluciones que no impliquen el uso de medicamentos.

• No deje repentinamente de tomar ninguna medicina sin la supervisión de su doctor. Esto puede provocarle serios síntomas si de súbito deja de usar algunas medicinas.

• Evite las bebidas alcohólicas cuando tome medicinas. El alcohol puede reaccionar o tener efecto de interacción con muchas medicinas y causar serias complicaciones.

Tratamiento casero

• Reconozca las señales tempranas de que el alcohol o el uso de drogas o medicinas se está volviendo un problema. Lea la página 280.

• Asista a una reunión de Alcohólicos Anónimos.

• Si usted está preocupado sobre el hábito de beber, o uso de drogas, o el consumo de medicinas de otra persona:

   ○ Ayúdele a aumentar su autoestima. Reafírmele su valor como persona. Ayúdele a que se vea a sí mismo con éxito en la vida, sin la necesidad de bebidas alcohólicas, o drogas, o medicinas. Déjele saber que lo apoyará en sus esfuerzos por cambiar.

   ○ Nunca ignore el problema. Hable sobre éste como un problema médico.

   ○ Pregúntele si aceptaría ayuda. No se desanime después del primer *no*. Continúe preguntándole. Si alguna vez la persona está de acuerdo, actúe para buscar ayuda ese mismo día. Llame a un profesional de la salud o a Alcohólicos Anónimos (un grupo de autoayuda dedicado a asistir a sus miembros a dejar la bebida y a mantenerse sobrios) para hacer una cita.

   ○ Asista a una reunión de Al-Anon, un grupo de apoyo para los miembros de la familia y los amigos de las personas alcohólicas.

Cuándo llamar a un profesional de la salud

• Si contesta afirmativamente a dos o más preguntas de la prueba de evaluación en la página 280.

• Si reconoce un problema de alcohol, o de drogas, o de medicinas y está listo para aceptar ayuda. Busque un programa de tratamiento con experiencia en problemas de alcohol o relacionado con el uso de drogas y medicinas.

Enojo y hostilidad

El enojo le avisa a su cuerpo que se prepare para una pelea o lucha. La hostilidad es estar listo para pelear todo el tiempo.

Cuando usted se enoja, se liberan o se descargan a la corriente sanguínea adrenalina y otras hormonas. También aumenta la presión de la sangre. Una hostilidad continua mantiene alta la presión y puede aumentar su riesgo de un ataque al corazón y a otras enfermedades. El ser hostil también lo aísla de otras personas.

Tratamiento casero

- Fíjese cuando empieza a ponerse enojado o disgustado. No ignore el enojo hasta que explote o se manifieste con fuerza.

- Identifique la causa del enojo o disgusto.

- Exprese su enojo de una manera saludable:

  ○ Hable con un amigo sobre la situación.

  ○ Dibuje o pinte para canalizar o descargar su enojo.

  ○ Salga a dar un paseo o a trotar.

  ○ Pruebe gritar en un lugar privado.

  ○ Escriba en un diario.

  ○ Cuente hasta 10. Dése un poco de tiempo para dejar que le baje el nivel de adrenalina.

- Use expresiones que empiecen con "yo" no "tu" para discutir su enojo o disgusto. Diga, "me siento muy enojado cuando mis necesidades no son satisfechas" en vez

Enojo y violencia doméstica

El enojo y las discusiones son una parte normal y saludable de las relaciones humanas. Sin embargo, el enojo que resulta en actos violentos como pegar, lastimar, o amenazar no es ni normal ni saludable.

Existen muchos recursos para aquellas personas que están amenazadas con violencia doméstica. Si un miembro de la familia le ha amenazado a usted o a su niño:

- Dígaselo a un amigo de confianza, a un sacerdote o miembro de su iglesia, o a un profesional de la salud. Confíe en alguien.

- Identifique recursos locales que puedan ayudarle en una crisis. Las organizaciones YWCA, los departamentos de policía y los hospitales tienen información sobre casas de resguardos.

- Esté alerta a las señales de aviso, como amenazas o borracheras (estados de embriaguez), para que pueda evitar una situación peligrosa. Si no puede predecir cuando la violencia va a ocurrir, tenga un "plan de salida" para usar en una emergencia.

- Si ocurre violencia física, llame a su doctor, departamento de emergencia y la policía. Es un crimen no importa quien lo cometa.

- Consejos de un profesional también ayuda. Recuerde, usted no está solo o sola. La ayuda está cerca. Búsquela. La Coalición Nacional Contra la Violencia Doméstica (National Coalition Against Domestic Violence en inglés) opera un servicio telefónico que ofrece información confidencial y tiene una línea de referencia a servicios en su comunidad. El número de teléfono es (202)638-6388.

de decir, "tú me pones enojado cuando eres tan inconsiderado".

- Perdone y olvide. Perdonar ayuda a bajar la presión de la sangre y a disminuir la tensión o rigidez muscular para así poder sentirse más relajado.

- Pueden ayudarle libros sobre el enojo o la ira. Lea los Recursos 10 a 12 en la página 313.

Cuándo llamar a un profesional de la salud

- Si el enojo ha resultado o puede resultar en violencia o daño hacia sí mismo u otra persona.

- Si el enojo o la hostilidad interfiere con su trabajo, familia, o amigos.

Ansiedad

El sentirse preocupado, ansioso y nervioso es parte normal de la vida cotidiana. Todas las personas se irritan o se sienten ansiosas de vez en cuando. No obstante, no es normal cuando la ansiedad le abruma e interfiere con la vida diaria.

Los síntomas de la ansiedad pueden dividirse en dos categorías: los físicos y los emocionales.

Síntomas físicos

- Tembladera, estremecimiento, o sacudidas

- Tensión muscular, achaques, o el sentirse adolorido

- Inquietud

- Fatiga

- Insomnio

- Respiración entrecortada o latidos rápidos del corazón

- Sudoración o manos frías y pegajosas

Síntomas emocionales

- Sentirse agitado y nervioso

- Preocupación excesiva

- Miedo o temor que algo malo vaya a pasar

- Mala o pobre concentración

- Respuesta o reacción de alarma excesiva

- Irritabilidad o perturbación (conmoción)

- Tristeza constante

La ansiedad de una situación específica o temor puede causarle algunos o todos estos síntomas por un período corto de tiempo. Cuando pasa la situación, los síntomas también desaparecen.

Algunas personas, incluyendo a niños y a adolescentes, desarrollan trastornos de ansiedad en los cuales muchos de estos síntomas aparecen sin ninguna causa identificable.

Tratamiento casero

Los siguientes consejos de tratamiento casero son para descargar una ansiedad sencilla o moderada y para ayudar en combinación con la atención médica.

- Reconozca y acepte la ansiedad sobre específicos temores o situaciones. Luego dígase a sí mismo, "está bien, veo el problema. Ahora voy a enfrentarlo".

Continuación

- Sea bondadoso y amable con su cuerpo:

  - El ejercicio vigoroso y los masajes descargan tensión.

  - Practique técnicas de relajación. Lea la página 254.

  - Obtenga suficiente descanso. Si tiene problemas de sueño, lea la página 289.

  - Evite las bebidas alcohólicas, la cafeína y la nicotina. Todo esto aumenta el nivel de ansiedad.

- Entretenga o distraiga su mente:

  - Haga algo que disfrute, como ir a una película cómica o divertida, o hacer una excursión.

  - Planifique su día. El tener mucho o poco que hacer puede producirle ansiedad.

- Mantenga un registro de sus síntomas y hable sobre éstos con un amigo. Confiar en otras personas algunas veces descarga estrés.

- Participe en actividades que ayuden a otras personas. El estar solo hace que las cosas se perciban peores de lo que son.

- Aprenda más sobre la ansiedad. Lea los Recursos 13 y 14 en la página 313.

Cuándo llamar a un profesional de la salud

- Si la ansiedad interfiere con sus actividades diarias.

- Si la ansiedad le crea una incomodidad o inquietud significativa y el tratamiento casero no le ayuda.

- Si los síntomas son severos y no le ayuda una semana de tratamiento casero.

- Si tiene ataques de ansiedad o de temores súbitos y severos con síntomas físicos (tembladera, sudoración) cuando no hay una razón aparente para tener miedo.

- Si sufre de pesadillas o recuerdos de eventos traumáticos.

- Si es incapaz de sentirse seguro sobre algunas cosas (por ejemplo, si desconectó la plancha) no importa cuántas veces lo verifique. También si comportamientos compulsivos y repetitivos interfieren con sus actividades de todos los días.

Depresión

La mayoría de las personas experimenta o sufre de alguna forma de depresión en algún momento de su vida. La depresión la puede provocar desde un problema leve o pequeño hasta una enfermedad de vida o muerte. La depresión se puede tratar profesionalmente. Para muchas personas, un tratamiento puede representar toda una nueva vida.

La ciencia médica está acercándose a entender la depresión. La mayoría de los casos de depresión seria se deben a un desequilibrio de los mensajeros químicos (neurotransmisores) en el cerebro. Muchas condiciones pueden provocar estos desequilibrios:

- Pérdida de un ser querido o de algo que se quiere o estima mucho

- Estrés crónico o un evento que cause mucho estrés

- Enfermedad seria

- Reacciones a medicinas

- Alcoholismo, abuso de drogas, demencia y otros problemas de salud mental

- La reducción de la luz del día durante el invierno parece que causa, en algunas personas, una forma de depresión que se llama trastorno afectivo de estación. Lea la página 286.

Algunas personas son genéticamente susceptibles a desequilibrios químicos en el cerebro. Por fortuna, existen tratamientos efectivos para estas personas y otras que corren alto riesgo de sufrir de depresión.

Todas las personas se ponen tristes. Puede ayudarle a decidir qué hacer el medir cuán profundos y penetrantes son sus sentimientos de tristeza. Lea "¿Tristeza normal o depresión?" en la página 286 para ayudarse a determinar si sufre o no de depresión.

Sentirse triste no siempre significa que usted vaya hacia una gran depresión. Pueden hacerle sentirse triste--quizás por muchos días sin alivio--malas noticias o frustraciones (decepciones). Esto es normal y saludable, siempre y cuando no continúen indefinidamente esos sentimientos tristes. El pesar o la aflicción también puede causar una tristeza normal. Lea la página 287.

Tratamiento casero

Usted puede volver a la normalidad no importa que tan deprimido se encuentre. El autocuidado puede ser suficiente como para sacarlo de una depresión menor. Para casos de depresiones más serios, el autocuidado puede sumarse a los beneficios de un tratamiento profesional.

¿Tristeza normal o depresión?

Si ha experimentado cuatro o más de los siguientes síntomas casi todos los días, por más de dos semanas, usted puede sufrir de depresión:

- Sentimientos de tristeza, ansiedad, o falta de esperanza

- Falta de interés o placer en actividades normales o pasatiempos

- Aumento o disminución en el apetito, o ganancia o pérdida de peso, sin ninguna explicación

- Frecuentes dolores de espalda, dolores de cabeza, problemas estomacales, u otros dolores que no responden a tratamiento

- Insomnio o sueño excesivo

- Falta de energía, fatiga, cansancio

- Sentirse inquieto o irritable

- Sentirse sin valor o culpable

- Incapacidad para concentrarse, recordar, o tomar decisiones

- Frecuentes pensamientos de suicidio o muerte

El tratamiento casero, a la izquierda, puede ser todo lo que necesite para una depresión leve. No obstante, si el suicidio es un riesgo o una posibilidad, o si el tratamiento casero no ayuda a levantarle el ánimo en dos semanas, llame a un profesional de la salud. Las consultas de asesoramiento y las medicinas, combinadas con tratamiento casero continuo, pueden tratar con éxito la mayoría de los casos de depresión.

Continuación

- A la primera señal de depresión, pídale a un amigo un poco más de atención. Cuando usted se siente deprimido, puede perder la capacidad de verse a sí mismo objetivamente.

- Considere qué puede causarle su depresión o sumarse a su estado depresivo:

  o ¿La causa unas medicinas? Repase con un farmacéutico o un doctor su receta o prescripción y también las medicinas que se compran sin receta médica.

  o Si es la época de invierno o no ha estado afuera en el sol por un tiempo, lea la información sobre el trastorno afectivo de estación en el recuadro.

- Continúe hacia adelante. *No espere sentirse mejor sin hacer nada.*

- Obtenga o haga ejercicio con regularidad. Si nada más, tome largos paseos. Estos le ayudan a aclararse la mente.

- Busque reírse. La risa, como el ejercicio, puede ayudarle a reestablecer el balance y el equilibrio en su sistema.

- Levante su autoestima. Lea la sección de bienestar mental de este capítulo.

- Dígase a sí mismo que esta disposición de ánimo le pasará. Entonces, busque las señales que indican que está terminando.

- Rodéese de personas alegres, optimistas.

- Pueden ayudarle los libros. Lea los Recursos 24 y 25 en la página 314.

Trastorno afectivo de estación (depresión de invierno)

Hay un aumento en la evidencia (todavía no es conclusiva o definitiva) que la falta de sol (o insuficiencia de luz solar) durante los meses de invierno puede causar depresión en algunas personas. Los síntomas incluyen estados anímicos melancólicos, cambios en los hábitos de dormir, antojos por comidas con almidones y dulces y fatiga crónica. Si usted nota que se desarrolla este patrón durante el invierno, considere hacer lo siguiente:

- Cuando el sol sí brille, salga y expóngase al sol. (Protéjase la piel; es la exposición de los ojos al sol lo que hace la diferencia).

- Si puede hacerlo, viaje hacia el sur para unas vacaciones con sol.

- Algunas personas pueden beneficiarse de la terapia de luz: sentarse, de una a cinco horas al día, frente a unas luces fluorescentes brillantes de gama solar completa. A menudo, la depresión puede mejorar al final de la primera semana de tratamientos diarios.

Los Institutos Nacionales de Salud (National Institutes of Health) recomiendan que la terapia de luz esté supervisada por un profesional de la salud, porque todavía es un método nuevo para tratar la depresión de invierno.

Cuándo llamar a un profesional de la salud

Los profesionales de la salud pueden ayudarle bastante durante la depresión y también a superarla. La forma más común de tratamiento combina sesiones de consejo (psicoterapia) con medicinas. La combinación de autocuidado y tratamiento profesional con frecuencia es lo más útil, porque muchas cosas pueden contribuir a la depresión.

- Si sospecha que está muy deprimido. Lea "¿Tristeza normal o depresión?" en la página 285.

- Si sospecha que está deprimido y no le han ayudado dos semanas de tratamiento casero.

- Si se siente con deseos de suicidarse.

Aflicción

La aflicción (pesar o duelo) es un proceso natural de aceptación o resignación que permite a la persona adaptarse a un cambio importante, o a una pérdida significativa. La aflicción se puede expresar física o emocionalmente y puede tener algunos de los mismos síntomas que la depresión. Las siguientes recomendaciones pueden ayudar a facilitarle el proceso de pesadumbre:

- Tómese tiempo para afligirse o apesadumbrarse. Repase activamente recuerdos, escuche música nostálgica y lea cartas viejas. Tómese tanto tiempo como así lo necesite.

- Permítase llorar. Si puede hacerlo, solloce o llore bastante.

- Hable sobre su dolor con un familiar o amigo. Si su confidente le dice "que ya está suficiente", búsquese a otra persona que sea más comprensiva. Su sacerdote o pastor también le puede ayudar a comprender y a aceptar su pérdida.

- Los amigos pueden sentirse incómodos de mencionar su pérdida. Déjeles saber que está bien que hablen sobre ello.

Trastornos de comida

En una sociedad donde "lo delgado está de moda", muchos de nosotros hemos tratado de saltearnos comidas o hemos estado a dieta para perder peso. Las personas con trastornos de comida han llevado esto a un extremo; sus patrones de alimentación se han vuelto anormales.

La anorexia nerviosa es un trastorno de comida (alteración o desorden alimenticio) que consiste en autoimponerse una dieta severa y estricta. Con más frecuencia afecta a las adolescentes. Los síntomas incluyen negarse a comer, pérdida extrema de peso, una imagen distorsionada del cuerpo (el pensar que se está gorda cuando en realidad se está muy delgada), una preocupación con la comida, baja o poca autoestima y excesivo ejercicio físico.

La bulimia nerviosa es un trastorno de comida que se caracteriza por comer excesivamente y luego purgarse por medio de abuso de laxantes y diuréticos, o de forzar el vómito. El comer en exceso o por gula lo causa usualmente una inquietud o zozobra emocional y no hambre. Otros síntomas incluyen la piel seca y el pelo frágil o quebradizo, los ganglios hinchados bajo la mandíbula de tanto vomitar, depresión y cambios de estado emocional, una imagen distorsionada del cuerpo y mantener esta situación en secreto para evitar que otras

Continuación

personas descubran el comportamiento alimenticio anormal.

A diferencia de la anorexia nerviosa, cuyas víctimas parece que se mueren de hambre o inanición, la mayoría de las personas que sufren de bulimia mantienen un peso normal y se ven saludables.

Comer en forma compulsiva se caracteriza por la glotonería o comer excesivamente. Se consumen miles de calorías de una vez, de manera rápida y sin placer. Porque la persona no se purga (o se obliga a vomitar), la persona que come en forma compulsiva se vuelve obesa.

Los trastornos de comida parece que los provocan factores emocionales y psicológicos. Estos trastornos o desórdenes alimenticios también tienden a existir en familias y puede ser que haya una conexión genética. Generalmente, las personas con anorexia niegan que tienen un problema; las personas con bulimia saben que tienen un problema, pero lo mantienen en secreto.

Los trastornos de comida o desórdenes alimenticios requieren tratamiento profesional. Si no se trata médicamente, estas condiciones pueden resultar en problemas serios de salud o hasta en la muerte. El tratamiento puede incluir terapia nutricional, psicoterapia individual y terapia familiar. En casos extremos puede requerirse una hospitalización. La línea telefónica para personas con trastornos de comida (Eating Disorder Hotline en inglés) puede darle más información sobre el tema y referirle a grupos de autoayuda. El número de teléfono sin cargo es (800) 888-4673.

Prevención

- Enseñe y practique, en casa y en la escuela, la buena nutrición y el ejercicio.

- Ayude a las personas jóvenes a desarrollar su autoconfianza y su autoestima. Acépteles por lo que son.

- Sea cuidadoso sobre cómo estimular a una persona joven a perder peso. Comuníquele que usted la quiere, la aprecia y se preocupa por ella sin importarle cuánto pesa.

- No ponga expectativas irreales o falsas en su hijo o hija. El tratar de alcanzar estas expectativas puede llevar al niño o a la niña a un trastorno o desorden alimenticio.

- Esté alerta al estrés en la vida de sus hijos. Esté libre y disponible para hablar sobre cualquier problema.

Cuándo llamar a un profesional de la salud

Si reconoce cualquiera de estos signos:

- Uso del peso corporal como medida principal de valorarse a sí mismo.

- Imagen del cuerpo irreal o distorsionada.

- Pérdida o ganancia significativa de peso sin explicación.

- Estar constantemente a dieta (o régimen) con dietas muy restringidas. Unos temores infundados de ganar peso.

- Rutinas obsesivas de ejercicio, sobre todo que pueden resultar en lesiones.

- Aislamiento de la familia y los amigos.

Problemas de sueño

La palabra insomnio significa:

- Tener problemas para dormirse (tomar más de 45 minutos para quedarse dormido).

- Despertarse con frecuencia (seis veces o más durante la noche) o una incapacidad de dormir otra vez después de despertarse.

- Despertarse muy temprano en la madrugada.

Sin embargo, ninguno de estos son problemas a menos que le hagan sentirse crónicamente cansado. Si usted está un poco somnoliento por la noche o se despierta temprano, pero se siente descansado y alerta no hay necesidad de preocuparse.

El insomnio a corto plazo, que dura desde unas pocas noches hasta unas pocas semanas, lo provoca usualmente una preocupación por una situación angustiante. El insomnio a largo plazo, que puede durar meses o hasta años, lo puede causar a menudo una ansiedad general, medicinas, dolor crónico, depresión, apnea (problema de respiración que puede interrumpir el sueño), u otras condiciones físicas.

Prevención

- Obtenga o haga ejercicio con regularidad, pero evite el ejercicio vigoroso dentro de las dos horas antes de irse a la cama.

- Evite las bebidas alcohólicas y el fumar antes de irse a la cama. Beba cafeína en moderación y no después del mediodía.

- Evite tomar más de un vaso de líquido antes de irse a la cama.

Tratamiento casero

- No tome pastillas o píldoras para dormir. Pueden causarle confusión durante el día, pérdida de memoria y mareos. El uso continuado de pastillas para dormir de hecho aumenta el insomnio en muchas personas. En lugar de eso, haga regularmente ejercicio y beba un vaso de leche tibia antes de irse a la cama.

- Pruebe, por dos semanas, el siguiente programa que consta de seis pasos:

  1. Use su cama para dormir. No coma, o vea televisión, ni siquiera lea en su cama.

  2. Duerma solamente a la hora de irse a la cama. No tome siestas. (No obstante, las siestas son buenas si usted no tiene problemas para dormir).

  3. Olvídese de "la hora de irse a la cama (o acostarse)". Váyase únicamente a la cama cuando tenga sueño.

  4. Levántese de la cama y sálgase del cuarto en cualquier momento que esté acostado y despierto por más de 15 minutos.

  5. Repita los pasos 3 y 4 hasta que sea la hora de levantarse.

  6. Levántese a la misma hora cada día, no importa cuán somnoliento se sienta.

- Repase con un farmacéutico todas sus medicinas recetadas y las compradas sin receta médica. Usted querrá descartar que sea un problema de sueño relacionado con medicamentos.

- Lea sobre la ansiedad en la página 283.

Continuación
Cuándo llamar a un profesional de la salud

- Si sospecha que medicinas le causan problemas para dormir.

- Si no le soluciona el problema un mes de autocuidado.

Suicidio

Algunas personas que se deprimen mucho, o se sienten agobiadas, a veces piensan en quitarse la vida. Los pensamientos ocasionales de suicidio no son un problema. No obstante, se vuelve un asunto muy serio si los pensamientos suicidas continúan, o si se hacen planes de suicidio.

Las personas que consideran matarse con frecuencia están indecisas si escoger entre la vida o la muerte. Estas personas pueden escoger vivir si reciben una ayuda comprensiva.

Prevención

Ponga atención a las señales de aviso:

- Aviso verbal. Hasta un 80 por ciento de las personas que se suicidan le mencionan sus intenciones a alguien.

- Preocupación con la muerte. La persona con tendencias suicidas podría hablar, leer, pintar y escribir sobre la muerte.

- Atentado previo de suicidio. A los atentados sin éxito a menudo le sigue uno con éxito.

- Donar, regalar, o dar posesiones preciadas.

- Depresión y aislamiento social. Lea la página 284.

Tratamiento casero

- Use su sentido común y un método directo para determinar si el riesgo es alto.

  o ¿Siente la persona que no hay otra solución?

  o ¿Tiene la persona un plan para suicidarse?

  o ¿Cómo y cuándo la persona piensa hacerlo?

- No discuta con la persona ("No es tan malo como parece"). Tampoco desafíe a la persona ("No eres de ese tipo").

- No ignore las señales de aviso pensando que la persona va simplemente a abandonar la idea.

- Hable con la persona de una manera tan real como sea posible. Muestre compresión y compasión.

- Haga arreglos para que usted u otra persona de confiar se quede con la persona con tendencias suicidas hasta que haya pasado la crisis.

- Estimule a la persona a buscar ayuda profesional.

Cuándo llamar a un profesional de la salud

- Para situaciones de urgencia, de vida o muerte, llame al 911 u otros servicios de emergencia.

- Llame a su doctor o a la línea telefónica de la oficina local de prevención suicida (Suicide Prevention Hotline en inglés). Busque el número en las páginas amarillas de la guía telefónica:

○ Si está considerando suicidarse.

○ Si sospecha que alguien tiene planes de suicidarse.

Bienestar mental

El bienestar mental significa pensar positivamente sobre sí mismo y sentirse bien. Puede que usted haya escuchado alguna vez sobre las enfermedades psicosomáticas, cuando una persona se enferma de tanto pensar que está enferma. La evidencia respalda actualmente la idea del bienestar psicosomático. Lo que usted piensa tiene alguna influencia sobre su salud y bienestar, bien sea para enfermarse o curarse.

Conexión entre la mente y el cuerpo

La ciencia médica está haciendo importantes descubrimientos sobre cómo las expectativas, las emociones y los pensamientos afectan nuestra salud. Esta ciencia se llama psiconeuroinmunología (o PNI en inglés). La PNI estudia cómo el cerebro se comunica con el resto del cuerpo por medio del envío de mensajeros o transmisores químicos a la sangre.

Los investigadores han encontrado que una función del cerebro es la de producir substancias que pueden mejorar su salud. Su cerebro puede producir analgésicos naturales que reciben el nombre de endorfinas. El cerebro también produce gamma globulina para fortalecer el sistema inmunológico e interferon para combatir las infecciones, los virus y hasta el cáncer.

El cerebro puede combinar estas y otras substancias en un número inmenso de remedios hechos a la medida para lo que le aqueje. Las substancias que el cerebro produce dependen, en parte, de sus pensamientos y sentimientos.

La habilidad o capacidad del sistema inmunológico para sanar su cuerpo está en relación con su estado mental y el estado de bienestar de su mente. Su nivel de optimismo y sus expectativas del futuro, o lo que pueda pasar, pueden afectar lo que sucede dentro de todo su cuerpo.

Pensamientos positivos

Las personas con actitudes positivas disfrutan generalmente más de la vida. Además de eso, ¿son más saludables? La respuesta es, a menudo, sí.

El optimismo es un recurso para sanarse. Los optimistas tienen mayores probabilidades de superar el dolor y la adversidad en sus esfuerzos para mejorar los resultados de sus tratamientos médicos. Por ejemplo, luego de una cirugía coronaria de creación de una nueva vía en el corazón (bypass en inglés), los pacientes optimistas se recuperan generalmente más pronto y tienen menos complicaciones post-operatorias que las personas que estaban menos esperanzadas.

Por el contrario, el pesimismo parece agravar la mala salud. Un estudio a largo plazo mostró que las personas que ya eran pesimistas entre los 18 y 22 años de edad, tienen tasas significativamente más altas de enfermedades en la edad adulta hasta los 60 años de edad.

Pareciera que desarrollamos a una edad temprana una tendencia al optimismo o al pesimismo. Sin embargo, aún si su actitud ante la vida tiende a ser pesimista, usted puede disfrutar de bienestar psicosomático usando el cerebro para apoyar su sistema inmunológico.

Cómo reforzar el sistema inmunológico

El sistema inmunológico responde a sus pensamientos, emociones y acciones. Además de usted mantenerse en buena forma física, comer balanceado y controlar el estrés, las siguientes tres estrategias ayudarán a su sistema inmunológico a funcionar mejor:

1. Forme expectativas positivas para la salud y para curarse.

2. Esté abierto al humor, la amistad y el amor.

3. Tenga fé.

1. Forme expectativas positivas para la salud y para curarse.

Las expectativas mentales y emocionales pueden influir sobre los resultados médicos. La efectividad de cualquier tratamiento médico depende en parte en cuán útil *espera* usted que éste sea.

El efecto de placebo es una evidencia de que las expectativas afectan la salud. Un placebo es una medicina o tratamiento que no provee beneficio médico alguno, excepto para que el paciente crea que le ayudará. En promedio, el 35 por ciento de los pacientes que reciben placebos reportan o informan sobre alivio satisfactorio de su problema médico, aún cuando no hayan recibido medicinas verdaderas.

Cambiar sus expectativas de negativas a positivas puede reforzar su sistema inmunológico. He aquí cómo:

- Deje de pensar en sí mismo en forma negativa ("No sirvo para nada" o "Nada de lo que hago está bien"). Dígase frases que estimulen su recuperación.

- Escríbale una carta a su enfermedad. Dígale que ya no la necesita y que su sistema inmunológico ya está listo para liquidarla.

- Envíese una serie de afirmaciones. Una afirmación es una frase u oración que le envía a usted declaraciones fuertes y positivas sobre sí mismo, como "soy una persona capaz", o "mis articulaciones son fuertes y flexibles".

- Visualice la salud y el proceso de sanar. Súmele ilustraciones mentales positivas que respalden sus afirmaciones.

- Vuélvase un alentador de su sistema inmunológico. Háblele y estimúlelo a que mantenga la lucha.

2. Esté abierto al humor, la amistad y el amor.

Las emociones positivas fortalecen el sistema inmunológico. Afortunadamente, casi todo lo que se hace para sentirse bien consigo mismo le ayuda a mantenerse saludable.

- Ríase. La vida combinada con un poco de humor es más enriquecedora y más sana. La risa aumenta la creatividad, reduce el dolor y acelera la recuperación. Mantenga un equipo de emergencia de humor con cintas divertidas o cómicas, chistes, dibujos animados y fotografías. Colóquelo con sus provisiones de primeros auxilios y manténgalo bien surtido.

- Busque a familiares y amigos. La familia y las amistades son vitales para la buena salud. Las relaciones familiares y sociales cercanas le ayudan a recuperarse más rápidamente de una enfermedad. También le ayudan a reducir el riesgo de desarrollar condiciones que van desde la artritis hasta la depresión.

- Sea un voluntario. Las personas que son voluntarias viven más y disfrutan más de la vida que aquellas que no lo son. Nos ayudamos a nosotros mismos ayudando a otras personas.

- Plante una planta y acaricie una mascota. Las plantas y las mascotas pueden ser sumamente terapéuticas. Cuando usted acaricia un animal, la presión de la sangre disminuye como también el ritmo cardíaco. Los animales y las plantas nos ayudan a sentirnos necesarios.

3. Tenga fé.

Si usted cree en un poder o una fuerza mayor, pídale apoyo en su búsqueda de sanarse y salud. La fé, la oración y las creencias espirituales pueden jugar un papel importante en recuperarse de una enfermedad.

Su sentido de bienestar espiritual puede ayudarle a superar sus problemas personales y situaciones o cosas que no puede cambiar. Si le conviene, use imágenes espirituales en visualizaciones, afirmaciones y expectativas sobre la salud y la vida.

Resistencia

Algunas personas parece que tuvieran más protección que otras contra las enfermedades. Sus sistemas inmunológicos parecieran ser más eficientes. Los investigadores que han estudiado estas personas resistentes han identificado tres factores sobresalientes de personalidad.

1. Las personas resistentes tienen un fuerte compromiso consigo mismo, la familia, el trabajo y otros valores.

2. Las personas resistentes tienen un sentido de control sobre sus vidas.

3. Las personas resistentes, por lo general, ven los cambios en sus vidas como un reto en vez de como una amenaza.

Cómo desarrollar una personalidad resistente

¿Puede usted desarrollar más compromiso, control y aceptación de los retos de la vida? Aparentemente sí, en particular si comienza a una edad temprana. Usted puede ayudar a sus niños a ser resistentes y fuertes por medio del estímulo en las siguientes maneras:

- Ayúdenles como padres a desarrollar un sentido de compromiso por medio de la alabanza verdadera y el fuerte estímulo y aceptación. Mientras más se sienta un niño aceptado, más será capaz de comprometerse con otras personas.

- Ayúdeles a desarrollar un sentido de control por medio de la provisión continua de una variedad de tareas y responsabilidades, que no sean ni muy fáciles ni muy difíciles. La experiencia tanto con el éxito como con el fracaso, seguido del éxito, les ayuda a formar un sentido de control.

- Estimule a los niños a ver los cambios como oportunidades enriquecedoras en vez de pérdidas. Enfatice lo positivo y enséñeles que algunas pérdidas son parte de la vida.

Los adultos también pueden desarrollar resistencia. El entrenamiento ha probado ser efectivo para desarrollar más compromiso, control y aceptación de retos.

Cómo permanecer sin remordimiento

No hay valor en sentirse con remordimiento o culpable sobre los problemas de la salud. Algunas enfermedades se desarrollan y persisten no importa cuánto hagamos. Por otro lado, ya hay bastante que podemos hacer para reducir nuestro riesgo de problemas de salud y mejorar nuestras posibilidades de recuperación. Trate de evitar sentirse culpable, sobre todo en la aplicación de las sugerencias de autocuidado mental descritas en este capítulo. Si lo que hace le ayuda, excelente. Sin embargo, si su enfermedad persiste a pesar de sus mejores esfuerzos, no se culpe a sí mismo. Algunas cosas simplemente suceden. Haga lo mejor que pueda.

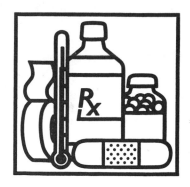

Capítulo 19

Su centro de salud en casa

Más cuidado de la salud tiene lugar en casa que en cualquier otro lugar. El hecho de tener los instrumentos apropiados, las medicinas, las provisiones y la información necesaria a mano mejorará aún más este cuidado.

Guarde todos sus implementos de autocuidado en un lugar central, como por ejemplo en un gabinete o cajón en una habitación, o en la sala de reunión familiar. Utilice los cuadros (o gráficos) de instrumentos y provisiones además de la lista de recursos que aparecen en este capítulo como guías para mantener bien equipado su centro de salud en casa.

Advertencia: si hay niños pequeños en casa, mantenga las provisiones fuera de su alcance o téngalas guardadas en gabinetes con cerraduras o pasadores de seguridad "a prueba de niños".

Instrumentos de autocuidado

Los instrumentos para el autocuidado constituyen el equipo básico de su centro de salud en casa.

Bolsa fría

Una bolsa fría es un sobre de plástico lleno de una gelatina que permanece flexible o blanda, a temperaturas muy frías. Compre dos bolsas frías y guárdelas en el congelador. Uselas para chichones, moretones, desgarros o dolores en la espalda, torceduras de tobillos, dolores en las articulaciones, o cualquier otro problema de salud que indique uso de hielo. Una bolsa fría es más conveniente que el hielo y puede volverse el artículo de autocuidado que use con más frecuencia.

Usted puede hacer su propia bolsa fría:

• Llene hasta la mitad una bolsa de plástico gruesa para congelar, del tamaño de un galón, con una pinta (16 onzas ó 2 tazas) de alcohol de fricción y 3 pintas (6 tazas) de agua.

• Selle la bolsa y resséllela en otra bolsa. Escriba en la parte de afuera "Bolsa fría: no es para comer" y colóquela en el congelador.

Continuación

En caso de necesidad o urgencia, una bolsa plástica de vegetales congelados también puede servir como una bolsa fría.

Humidificador y vaporizador

Los humidificadores y vaporizadores añaden humedad al aire lo que lo hace menos seco a la boca, a la garganta y a la nariz. Un humidificador produce un vapor frío y un vaporizador genera un vapor caliente.

Un humidificador tiene muchas ventajas: no le quema; produce partículas mínimas de agua que entran mejor en el sistema respiratorio; no daña los muebles; y el vapor frío es más confortable que el vapor caliente.

Sin embargo, los humidificadores son muy ruidosos, producen partículas que pueden ser irritantes y necesitan limpiarse y desinfectarse después de cada uso. Esto es especialmente importante para aquellas personas que sufren de alergias al moho. El vapor caliente, generado por un vaporizador, no contiene ningunas partículas irritantes y puede sentirse confortable cuando se tiene un resfrío o una gripe. Pero el agua caliente puede quemar a cualquier persona que voltee el vaporizador, o se acerque mucho al aparato.

La humedad en el aire puede ayudar a aliviar una garganta áspera, o una tos seca y a facilitar la respiración a alguien que tenga la nariz congestionada. La humedad adicional hará su casa más confortable, especialmente en el invierno, cuando el aire seco es un problema.

Instrumentos para el autocuidado

Para cada hogar:

- Brazalete para el tensiómetro*
- Bolsa fría*
- Espejo dental
- Gotero
- Almohadilla o cojincillo eléctrico
- Humidificador*
- Cucharilla para medicina*
- Tijera de uñas
- Linterna de bolsillo*
- Tijeras
- Estetoscopio*
- Termómetro*
- Pinzas

Para niños menores de seis años de edad, añada:

- Aspirador o jeringa de ampolleta o pera
- Termómetro rectal*
- Otoscopio*

*Descrito en el texto

Cucharilla de medicina

Las cucharillas de medicina son tubos transparentes con marcas para cantidades comunes de dosis. Este tipo de cucharilla facilita la administración y la dosis correcta de medicina líquida. Aunque estas cucharillas son convenientes para cualquier persona, son una especial bendición para niños pequeños. La forma tubular y la prolongación labial (o para los labios) hacen que la medicina entre sin derramarse en la boca del niño. Compre una en su farmacia local.

Otoscopio

Un otoscopio es una linterna con un accesorio o adminículo especial para ver dentro del oído. Con práctica, el uso del otoscopio puede ayudarle a decidir si existe una infección de oído. Se pueden comprar modelos económicos de otoscopios, de venta para cualquier persona, pero éstos no iluminarán tan bien el conducto auditivo externo y el tímpano como el otoscopio que usa su doctor. Los otoscopios también se pueden usar como linternas de bolsillo de alta intensidad. Un ejemplo de este producto es el de marca Ear Scope, que se puede comprar por aproximadamente $25 de la compañía Notoco, P.O. Box 300, Ferndale, CA 95536. El número de teléfono es (707) 786-4400.

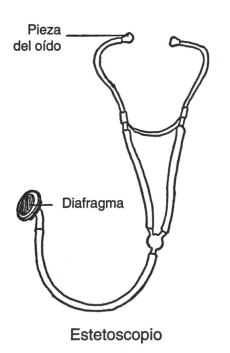

Pieza del oído

Diafragma

Estetoscopio

Linterna de bolsillo

Una linterna de bolsillo es una pequeña luz intensa que puede señalar fácilmente el área deseada. Es útil para hacer un examen físico y es más fácil de maniobrar que una linterna normal.

Estetoscopio, brazalete y tensiómetro

Si tiene presión sanguínea alta, es una buena idea tener ambos instrumentos, un estetoscopio y un brazalete con tensiómetro (esfigmomanómetro) para hacerle un seguimiento o controlar regularmente la presión de la sangre.

Para un estetoscopio, compre un modelo plano de diafragma en vez del que tiene la forma de campana. La superficie plana le permite escuchar con más facilidad.

Los brazaletes para el tensiómetro vienen en muchos modelos. Si tiene dificultad en leer la válvula en una faja corriente, busque un modelo que esté unido a una columna vertical de mercurio, o busque un modelo electrónico digital. Pídale a su farmacéutico que le recomiende un equipo de presión sanguínea y le enseñe cómo usarlo.

Termómetro

Compre un termómetro con señalizaciones o marcas fáciles de leer. Los termómetros electrónicos digitales son exactos y fáciles de leer. Las tiritas de temperatura son muy convenientes y seguras, pero no son tan exactas como los termómetros de mercurio y los electrónicos. Los termómetros que miden la temperatura en el oído son rápidos, fáciles de usar, pueden ser bastante exactos pero son costosos. Los termómetros rectales con una ampolleta agrandada son prácticos para los niños

Continuación

menores de seis años de edad, o cualquier persona que no pueda mantener un termómetro oral en la boca. Lea instrucciones sobre cómo tomar la temperatura en la página 24.

Provisiones de autocuidado

Lea el cuadro de provisiones de autocuidado a la derecha. Este consiste en una lista de provisiones que es útil tener a mano en su centro de salud en casa. Estos productos son económicos, fáciles de usar y generalmente se pueden comprar en cualquier farmacia.

Medicinas y productos que se compran sin receta médica

Una medicina que se compra sin receta médica (las siglas OTC significan sin receta médica en inglés) es cualquier medicamento que usted puede comprar sin la prescripción o receta de un doctor. Sin embargo, no piense que todas las medicinas que se pueden comprar sin receta no son peligrosas. Estos medicamentos pueden tener un efecto de interacción con otros remedios y algunas veces pueden provocar problemas serios de salud.

Lea cuidadosamente la etiqueta de cualquier medicina sin receta médica que use o tome, especialmente si también toma medicinas recetadas para otros problemas de salud. Pídale ayuda a su farmacéutico para encontrar la mejor medicina que satisfaga sus necesidades. Algunos medicamentos corrientes, sin receta médica, incluyen:

- Antiácidos

- Antidiarréicos (contra la diarrea)

Provisiones para el autocuidado

Tenga a mano:

- Tabletas dentales para indicar placa residual e hilo dental

- Curitas ("Band-aids") en tamaños variados

- Cinta adhesiva (de una pulgada de ancho)

- Vendajes tipo mariposa

- Cuadrados de gasa esterilizada (de dos pulgadas)

- Venda elástica ("Ace")(de tres pulgadas de ancho)

- Rollo de venda gasa (de dos pulgadas de ancho)

- Bolas de algodón

- Alfileres de gancho o imperdibles

- Remedios para el resfrío o catarro

- Laxantes o purgantes

- Analgésicos como aspirina, ibuprofén y acetaminófeno

Estas medicinas pueden ser muy útiles cuando se usan correctamente, pero también pueden crear problemas serios si se toman incorrectamente. Los siguientes consejos le ayudarán a usar estas medicinas corrientes sin receta médica de una forma sensata y segura. En algunos casos, puede darse el caso simplemente de que usted no necesite tomar ninguna medicina. El cuadro en la página 299 enumera algunos problemas corrientes de salud y las recomendaciones de los productos sin receta médica para su tratamiento.

Productos que se compran sin receta médica para uso en casa

Problema	Producto sin receta (ejemplo)	Comentarios
Alergias	Antihistamínico (Chlor-Trimeton, Benadryl)	Ayuda a la sequedad de las membranas mucosas. También es bueno para la picazón. Lea la página 124.
Resfríos	Antihistamínico, descongestionante	Lea sobre precauciones en la página 301.
Estreñimiento	Laxante (Ex-Lax) y productos que añaden fibra (Metamucil)	Evite uso frecuente o a largo plazo de los laxantes. Lea la página 304.
Tos sin flema	Jarabe supresor (Robitussin-DM)	Alivia una tos seca. Lea la página 302.
Tos con flema	Jarabe expectorante (Robitussin)	Ayuda a aguar y a expulsar la mucosidad. Lea sobre precauciones en la página 303.
Salpullido de pañal	Crema protectora (A&D Ointment, Desitin)	Protege la piel de la orina y las heces. Lea la página 154.
Diarrea	Antidiarréico (Kaopectate)	Evite uso a largo plazo. Lea la página 300.
Piel seca	Crema lubricante (Vaseline Intensive Care)	Pocos efectos secundarios, económico. Lea también la página 124.
Acidez estomacal	Antiácidos (TUMS, Maalox)	Evite uso a largo plazo. Lea la página 300.
Picazón	Crema con hidrocortisona (Cortaid)	Los antihistamínicos ayudan también. Lea la página 301.
Dolor, fiebre, inflamación	Aspirina o ibuprofén	Ayuda a aliviar la hinchazón y el dolor. Puede causar malestar estomacal. Lea la página 304.
Dolor, fiebre	Acetaminófeno (Tylenol)	Alivia el dolor; no tiene efecto anti-inflamatorio; produce menor irritación estomacal. Seguro para niños. Lea la página 305.
Envenenamiento	Jarape de ipeca (Ipecac)	Para inducir vómito, si ocurre envenenamiento. Lea la página 305.
Raspaduras, infecciones de la piel	Ungüento antibiótico (Bacitracin, Neosporin)	Puede causar reacción alérgica local. Mantenga las cremas frescas y secas. Bótelas si expiraron.

Continuación
Antiácidos

Los antiácidos se toman para aliviar la acidez o la indigestión estomacal causada por exceso de ácido estomacal. Aunque los antiácidos no son peligrosos cuando se toman ocasionalmente, éstos pueden causar problemas si se toman regularmente. Hay muchas formas de antiácidos. Aprenda o conozca los ingredientes que están en cada tipo para que así pueda evitar cualquier efecto o resultado adverso (o negativo).

• Los antiácidos de bicarbonato de sodio (Alka-Seltzer, Bromo Seltzer) contienen bicarbonato de sodio. Evite estos antiácidos si tiene alta presión de sangre, o si está a dieta baja en sal porque contienen un alto grado de sal. Este tipo de antiácido, si se toma con mucha frecuencia, puede interferir con las funciones de los riñones o la función del corazón.

• Los antiácidos de carbonato de calcio (TUMS, Alka-2) se usan algunas veces como suplementos de calcio (lea la página 269). Sin embargo, estos productos pueden causar estreñimiento.

• Los antiácidos a base de aluminio (Amphojel) son menos fuertes y trabajan más lentamente que los otros productos. También pueden causar estreñimiento. Algunos pueden causar disminución o agotamiento de calcio en el cuerpo y no los deben tomar mujeres que ya han tenido la menopausia. Si tiene problemas de los riñones, verifique con su doctor antes de tomar un antiácido de aluminio.

• Los compuestos de magnesio (Leche de magnesia Phillips) pueden causar diarrea.

• Los antiácidos de aluminio y magnesio (Maalox, Di-Gel, Mylanta, Riopan) tienen menos tendencia a causar estreñimiento o diarrea que los antiácidos sólo a base de aluminio o sólo a base de magnesio.

Precauciones con los antiácidos

• Intente eliminar la causa de la acidez frecuente en vez de tomar regularmente antiácidos. Lea Acidez en la página 38.

• Consulte con su doctor o farmacéutico antes de tomar un antiácido si está tomando otras medicinas. Los antiácidos pueden interferir con la absorción y la acción de algunos medicamentos como los antibióticos, los digitálicos (medicinas para condiciones cardíacas) y los anticoagulantes. También consulte a su doctor si sufre de úlceras o de problemas con los riñones.

Antidiarréicos (contra la diarrea)

Hay dos tipos de medicinas antidiarréicas: aquellas que endurecen o hacen más espesos los excrementos y aquellas que hacen más lentos los espasmos o torcijones intestinales.

Las mezclas o combinaciones para las medicinas que endurecen o hacen más espesos los excrementos (Kaopectate) contienen arcilla o pectina frutal y absorben las bacterias y las toxinas en el intestino. Aunque este tipo de antidiarréico no es peligroso y no lo absorbe el sistema, estos antidiarréicos también consumen bacterias que se necesitan para la digestión. No se aconseja su uso continuo.

Los productos antidiarréicos antiespasmódicos hacen más lentos los espasmos o torcijones del intestino.

Loperamide (Imodium A-D) es un ejemplo de este tipo de preparación. Otros son Donnagel y Parepectolin, ambos contienen ingredientes para espesar las heces y disminuir los torcijones.

Precauciones con los antidiarréicos

• Intente evitar el uso de medicinas antidiarréicas por las primeras seis horas del comienzo de una diarrea, porque a menudo la diarrea ayuda a su cuerpo a eliminar una infección. Después de este período, úselas solamente si la diarrea continúa y provoca calambres y dolor.

• No tome un antidiarréico si hay fiebre.

• Asegúrese de tomar una dosis completa. Tome preparaciones antidiarréicas hasta que las heces se hagan más espesas y déjelas de tomar inmediatamente para evitar estreñimiento.

• Reemplaze o substituya en el cuerpo los fluidos perdidos. Puede desarrollarse una deshidratación cuando una persona, sobre todo un bebé, un niño, o un anciano tiene diarrea. Lea en la página 36 sobre una bebida de rehidratación que usted puede hacer en casa para prevenir la deshidratación.

Remedios para el resfrío o catarro

En general, si toma medicinas para el resfrío o catarro, se mejorará en una semana. Si usted no toma nada, también se mejorará en aproximadamente siete días. Descanso y líquidos a menudo son el mejor tratamiento para un resfrío (lea la página 87). Los antibióticos no ayudarán. No obstante, los medicamentos ayudarán a aliviar algunos de los síntomas del catarro.

No le dé remedios para el resfrío a los bebés menores de seis meses de edad sin la supervisión de un doctor. No se ha comprobado la efectividad de las medicinas para el resfrío o catarro que se compran sin receta médica para los niños pequeños (o menores de seis años de edad).

Antihistamínicos

Los antihistamínicos se usan a menudo para tratar síntomas de alergia y también se encuentran presentes en la mayoría de las medicinas para el resfrío. Los antihistamínicos con frecuencia se combinan con un descongestionante. Los antihistamínicos secan las membranas mucosas y pueden hacer que una persona con nariz aguada esté más confortable, bien sea que la causa es un catarro o una alergia.

Usualmente es mejor tomar preparaciones contra el resfrío con un sólo ingrediente. Por ejemplo, si el síntoma que le produce más molestia a usted es la nariz aguada, no tome un remedio que contenga también un descongestionante. Tome uno que contenga solamente un antihistamínico.

Productos como Chlor-Trimeton (clorfeniramina) y Benadryl (difenhydramina) son remedios que contienen solamente un antihistamínico.

Productos como Dristan, Coricidin y Triaminic contienen ambos ingredientes, un descongestionante y un antihistamínico.

La importancia de los antihistamínicos en el tratamiento de los síntomas de resfríos está en debate. Los antihistamínicos secan todas las membranas mucosas lo que puede prolongar un resfrío, ya que las membranas húmedas ayudan a filtrar el aire.

Continuación

Precauciones con los antihistamínicos

- No le dé antihistamínicos a bebés menores de cuatro meses de edad. Pregúntele primero a su doctor antes de administrar cualquier medicina a bebés entre los cuatro meses y un año de edad.

- Beba líquidos adicionales cuando tome medicinas para resfríos o catarros.

- Los antihistamínicos pueden causarle problemas a las personas con ciertas condiciones de salud como glaucoma, epilepsia y próstata agrandada. También pueden tener efecto de interacción con algunas medicinas como ciertos antidepresivos, sedantes y tranquilizantes. Lea la etiqueta o el empaque con atención y pídale a su doctor o farmacéutico que le ayude a seleccionar un antihistamínico que no le cause problemas.

- Los antihistamínicos que no causan sedación pueden comprarse con receta médica.

Descongestionantes

Los descongestionantes facilitan la respiración por medio de la desinflamación de las mucosidades nasales, permitiéndole al aire entrar por la nariz. Los descongestionantes también ayudan a aliviar la nariz aguada y el goteo nasal posterior que causa dolor de garganta.

Los descongestionantes se pueden tomar oralmente (por la boca), o usar como gotas nasales o rociadores. Los descongestionantes orales (pastillas o píldoras) son probablemente más efectivos y proporcionan alivio a más largo plazo. Un descongestionante oral es Sudafed (pseudoefedrina).

Los rociadores y las gotas proporcionan un alivio rápido pero temporal. Un rociador nasal efectivo se llama Neo-synephrine (fenilefrina). Los rociadores y las gotas tienen menos tendencia, que los descongestionantes orales, a causar efecto de interacción con otras medicinas.

Precauciones con los descongestionantes

- Los descongestionantes pueden causarle trastornos a las personas con ciertos problemas de salud como enfermedad cardíaca, alta presión de sangre, glaucoma, diabetes y una tiroides hiperactiva o hiperfuncionante. Los descongestionantes también pueden tener efecto de interacción con ciertas medicinas como antidepresivos y medicamentos para la alta presión sanguínea. Lea el envase o la etiqueta con atención y pídale a su farmacéutico o doctor que le ayude a elegir un descongestionante.

- No le dé descongestionantes orales a bebés menores de 12 meses.

- No use rociadores nasales medicados o gotas por más de tres días, o más de tres veces al día. El uso continuado de estos remedios pueden causar un "efecto de rebote" o saturación: las membranas mucosas se hinchan más que antes de usar el rociador.

Preparaciones para la tos

Toser es la forma como el cuerpo expulsa substancias extrañas, flema y mucosidades del tracto respiratorio. La tos por lo general es útil y usualmente usted no quiere suprimirla. Algunas veces, sin embargo, la tos es tan aguda o severa que impide la respiración y no permite descansar.

El agua y otros líquidos, como jugos de frutas, son probablemente los mejores jarabes para la tos. Estos líquidos ayudan a aliviar la garganta y también a humedecer y a aguar o a hacer más delgada la mucosidad para que así pueda expulsarse más fácilmente.

Usted puede hacerse un simple jarabe casero que le alivie la tos, con la mezcla de una parte de jugo de limón con dos partes de miel. Uselo con tanta frecuencia como lo necesite. Este jarabe puede dáralso a niños mayores de 12 meses. Lea también la página 89.

Hay dos tipos de medicinas para la tos. **Los expectorantes** que ayudan a aguar la mucosidad y que facilitan su expulsión. El jarabe para la tos Robitussin es del tipo expectorante. Estos productos contienen guaifenesina.

El otro tipo de jarabe es **el supresor** o el que controla una tos molesta. Esta forma de jarabe suaviza (o amortigua) el impulso de la tos y trabaja mejor para la tos seca, sin flema, que le mantiene despierto y sin poder dormirse. Busque medicinas supresoras que contengan dextrometorfán como Robitussin-DM. No controle mucho una tos productiva o con flema (a menos que le impida descansar lo suficiente).

Precauciones con las preparaciones para la tos

- Las preparaciones para la tos pueden causar trastornos a las personas con problemas de salud como asma, enfermedad cardíaca, alta presión sanguínea y engrandecimiento de la próstata. Estas preparaciones también pueden tener efecto de interacción con ciertas medicinas como los sedativos y algunos antidepresivos. Lea con

Gotas salinas para la nariz

Las gotas nasales más seguras para una nariz congestionada son las de solución salina, hechas en casa. Las gotas salinas para la nariz no causan un efecto de rebote o saturación. Estas gotas mantienen los tejidos nasales húmedos para que puedan filtrar el aire.

Mezcle ¼ de cucharadita de sal en 1 taza de agua destilada (demasiada sal secarán las membranas nasales).

Coloque la solución en una botella limpia con un gotero (que se puede comprar en las farmacias). Use cuanto sea necesario. Haga una solución nueva cada semana y bote la anterior que sobró.

Para colocar las gotas, acuéstese boca arriba con la cabeza afuera del lado de la cama. Esto ayuda a las gotas a entrar más adentro. Trate de prevenir que el gotero le toque la nariz.

atención el envase o la etiqueta y pídale a su farmacéutico o doctor que le ayude a elegir un jarabe para la tos.

- Tome el jarabe con cautela si tiene problemas respiratorios crónicos; los jarabes supresores pueden sofocar (suprimir) la respiración. Tenga cuidado cuando le dé supresores de tos a los ancianos o a las personas muy delicadas o frágiles.

- Lea la etiqueta para que sepa qué ingredientes está tomando. Algunas preparaciones para la tos contienen un gran porcentaje de alcohol; otras contienen codeína. Hay muchas selecciones. Pídale a su farmacéutico que le aconseje.

Continuación
Laxantes

Hay dos tipos de productos para facilitar el paso y la eliminación de excrementos.

Los laxantes (como Correctol, Ex-Lax, Feen-A-Mint) aceleran el paso del excremento por medio del estímulo de los intestinos.

Los agentes de volumen (como Metamucil) no son laxantes, pero ayudan a sanar el estreñimiento por medio del aumento del volumen del excremento que facilita el paso de éste.

Hay muchas otras formas de curar el estreñimiento, como por ejemplo, con el consumo de agua adicional. Lea la página 34.

Precauciones con los laxantes

• Tome cualquier laxante o agente de volumen con mucha agua u otros líquidos.

• No tome regularmente laxantes. El abuso de los laxantes disminuye la tonicidad y la sensación en el intestino grueso, lo que causa dependencia del laxante.

• Uso regular de algunos laxantes (como Correctol, Ex-Lax, Feen-A-Mint) puede interferir con la absorción de vitamina D y calcio de su cuerpo, que puede a su vez debilitar los huesos.

Analgésicos

La aspirina se usa ampliamente para aliviar el dolor y bajar la fiebre en los adultos. También alivia comezones leves y reduce la hinchazón y la inflamación. La mayoría de las pastillas o tabletas contiene 325 mg. de aspirina o ácido acetilsalicílico. A pesar de que la aspirina parece familiar y segura, es una medicina muy potente.

Precauciones con la aspirina

• Más envenenamientos en los niños los causa la aspirina que ninguna otra medicina. Mantenga todas las aspirinas, especialmente la aspirina para bebés, fuera del alcance de los niños.

• La aspirina puede irritar las membranas protectoras del estómago, lo que puede causar hemorragias o úlceras. Si la aspirina le cae mal en el estómago, pruebe una marca cuyas pastillas estén recubiertas con una substancia que proteja el estómago, como Ecotrin. Por otra parte, la aspirina recubierta puede que no alivie el dolor de una manera tan efectiva como la que no está recubierta. Hable con su doctor o farmacéutico para determinar lo que es mejor para usted.

• El uso de la aspirina aumenta el riesgo de contraer el síndrome de Reye en los niños (lea la página 151). No le dé aspirina a los niños menores de 15 años de edad, a menos que lo recomiende un doctor.

• Algunas personas son alérgicas a la aspirina. (También pueden ser alérgicas al ibuprofén).

• No tome aspirina:

  ○ Si sufre de gota.

  ○ Si toma anticoagulantes.

  ○ Para pasar una "resaca" o después de haber bebido mucho. La aspirina tomada junto con el alcohol causa irritación al estómago.

• Altas dosis pueden resultar en envenenamiento por aspirina (salicilismo). Los síntomas de envenenamiento por aspirina incluyen:

○ Campanilleo en los oídos

○ Disturbios o alteraciones visuales

○ Náusea

○ Mareo

○ Respiración rápida y profunda

Deje de tomar aspirina y llame a un profesional de la salud si le ocurre alguno de estos síntomas.

Otros usos de la aspirina

Además de aliviar el dolor y la inflamación, la aspirina es efectiva contra muchas otras condiciones de salud. Sin embargo, **la aspirina no debe de usarse para otras condiciones sin la supervisión de un doctor** por el peligro de abuso y el efecto de interacción que la aspirina puede tener con otro tratamiento.

Ataques al corazón y derrames cerebrales

La aspirina en dosis bajas, pero regulares, ayuda a prevenir ataques al corazón y derrames cerebrales. Dosis tan bajas como 30 mg. por día han sido efectivas para estas prevenciones. La aspirina también puede ayudar como una medida de primeros auxilios para un ataque al corazón. Una media tableta masticada puede ser suficiente para ayudar.

Cáncer de colon y del estómago

Una dosis baja y regular de aspirina puede reducir el riesgo de cánceres en el sistema digestivo.

Migrañas o jaquecas

Una dosis baja y regular de aspirina puede reducir la frecuencia de las migrañas o jaquecas.

El ibuprofén (como Advil, Nuprin) es otro analgésico. Como la aspirina, el ibuprofén también baja la fiebre y reduce la inflamación. Del mismo modo, puede producir náusea, irritación estomacal y acidez. El ibuprofén debe tomarse con precaución por las personas que toman anticoagulantes.

Siga las instrucciones de dosis en la etiqueta para las formas líquidas de ibuprofén. En la forma oral, para los adultos y los niños mayores de 12 años de edad, tome una o dos tabletas de 200 mgs. tres veces al día.

El acetaminófeno (como Tylenol) baja la fiebre y alivia el dolor. No tiene el efecto antiinflamatorio de la aspirina y el ibuprofén, pero tampoco causa malestar estomacal y otros efectos secundarios. Siga las instrucciones de dosis en la etiqueta para las formas líquidas de acetaminófeno. Para la forma oral, tome cada cuatro horas, según se necesite:

• Menor de 1 año: 40-60 mgs.

• 1-3 años: 60-120 mgs.

• 3-6 años: 120-240 mgs.

• 6-12 años: 240-325 mgs.

• Adultos: 500-1000 mgs (máximo 4000 mgs. por día).

No exceda el límite de las dosis. Las personas que toman muchas bebidas alcohólicas deben hablar con su doctor acerca del uso del acetaminófeno. Esto es porque el uso excesivo del acetaminófeno puede contribuir al daño del hígado por consumo de bebidas alcohólicas.

Jarabe de ipeca

El jarabe de ipeca es un remedio que se administra para inducir el vómito cuando se ha ingerido veneno.

Continuación

En la mayoría de los casos de enve-nenamiento, el mejor tratamiento es expulsar la substancia del estómago de la víctima tan pronto como se pueda. El jarabe de ipeca es exce-lente para este objetivo.

Algunas veces, provocar que el paciente vomite puede ser dañino. *No use* el jarabe de ipeca si el paciente ha ingerido cualquiera de las siguientes substancias:

• Alcalis (soluciones acuosas de amoníaco) como detergentes de lavaplatos o soluciones de limpie-za.

• Destilados de petróleo como pro-ductos de pulir muebles, kerosén, gasolina, pinturas a base de aceite u óleo, etc. Sin inducir vómito, dé agua para diluir el veneno.

• Acidos (corrosivos)

Con *todos* los venenos, llame a su doctor, departamento de emergen-cia, o centro de control por envene-namiento *¡inmediatamente!*.

Dosis para el jarabe de ipeca

• 1 a 3 años = 1 cucharada

• 3 a 6 años = 2 cucharadas

Inmediatamente después de admi-nistrar la dosis, dé al menos 12 onzas de agua (como 2 vasos). Esto es esencial para provocar el vómito. Trate de mantener a la persona caminando.

Repita en 20 minutos si durante ese tiempo la persona todavía no ha vomitado. Repita solamente una vez. Cuando la persona vomite, haga que se recueste a un costado, con la boca más abajo que el pecho, para que así el material vomitado no vuelva a entrar en el conducto de aire y cause más problemas. Si la persona se inclina o agacha sobre un inodoro (excusado), asegúrese que el pecho esté más abajo que el estó-mago.

El vómito que causa la ipeca es *muy* violento y *no* debe utilizarse en las siguientes situaciones:

• Si la víctima tiene cinco meses o más de embarazo.

• Si la víctima tiene una historia de enfermedades del corazón (o car-díacas).

• Si el bebé es menor de 12 meses de edad.

Venenos

NO provoque el vómito:

• Detergente para lavaplatos (por ejemplo, Cascade)

• Gasolina, kerosén

• Drano (limpiador de cañerías)

• Limpiador de horno

• Pinturas a base de aceite u óleo

• Productos para pulir muebles

• Soluciones para limpiar

Provoque el vómito:

• Líquido para lavar los platos (por ejemplo, Dawn)

• Alimento para plantas

• Aspirina u otras medicinas

• Tinta

• Acetona o removedor de pintura de uñas

• Veneno para ratas

- Si la persona fuera incapaz de evitar ahogarse por obstrucción con el material que se vomita o inhalarlo en los pulmones:

  o Mayor de 65 años de edad.

  o Ha tomado Valium o cualquier otra medicina que pueda producir estado de inconsciencia.

  o La persona está borracha o bebida.

  o La persona está somnolienta o aletargada.

Tenga el jarabe de ipeca a mano y reemplázelo cada cinco años si no lo usa. Si se abre, el producto será efectivo por un año.

Medicinas con receta o prescripción médica

Hay miles de medicinas con receta o prescripción médica que se usan para tratar cientos de condiciones médicas diferentes. Las mejores fuentes de información sobre sus medicinas recetadas son su doctor y su farmacéutico. También hay buenos libros que contienen información sobre muchos medicamentos diferentes que se recetan. Lea el Recurso 2 en la página 312.

Las recomendaciones para tomar cada tipo de prescripción o receta podría llenar muchos libros. Dos tipos corrientes se abarcan aquí: los antibióticos y los tranquilizantes menores o píldoras (pastillas) para dormir.

Antibióticos

Los antibióticos son medicinas recetadas que matan las bacterias. Estas medicinas son únicamente efectivas contra las bacterias y no tienen ningún efecto contra los virus. Los antibióticos no curarán el resfrío común, la gripe (influenza) o cualquier otro tipo de enfermedad viral. A menos que tenga una infección causada por una bacteria, es mejor evitar los costos y los posibles efectos adversos o negativos de los antibióticos, los cuales pueden incluir:

- Efectos secundarios que incluyen alergias. La mayoría de los efectos secundarios de los antibióticos son leves, pero pueden ser severos. Una reacción alérgica puede ser una situación de vida o muerte. Si usted tiene una reacción inusual a un antibiótico, dígaselo a su profesional de la salud antes de que le recete otro.

- Infecciones secundarias. Los antibióticos matan a todas las bacterias que son sensibles a éstos, incluyendo las bacterias que ayudan a su cuerpo. Los antibióticos pueden destruir el balance bacteriano en el cuerpo, lo que produce molestia estomacal, infecciones vaginales, u otros problemas.

- Resistencia a las bacterias. Las bacterias crean resistencia a los antibióticos que se usan con frecuencia, especialmente si se toma sólo parte de la dosis recetada. Esto hace que las bacterias más fuertes sobrevivan y no se eliminen por completo.

Cuando usted y su profesional de la salud han decidido que un antibiótico es necesario, siga cuidadosamente las instrucciones de la receta médica.

- Tome toda la dosis el número de días que se le receta, a menos que tenga efectos secundarios severos inusuales. Los antibióticos matan bien rápido a muchas bacterias por lo que puede sentirse mejor en pocos días. Si usted deja de tomarlos muy pronto, las bacterias más débiles morirán y las más fuertes podrán sobrevivir y reproducirse de nuevo.

Continuación

- Asegúrese que entiende cualquier instrucción especial sobre cómo tomar la medicina. Estas instrucciones deben estar escritas en la etiqueta, pero reconfírmelo con su doctor y farmacéutico.

- Guarde los antibióticos en un lugar fresco y seco. Por lo general, mantendrán su potencia más o menos un año. Sin embargo, la mayoría se recetan para enfermedades específicas en una cantidad necesaria para curar esa condición. Los antibióticos líquidos siempre tienen fecha de expiración. La mayoría son buenos por dos semanas si se refrigeran, o una semana si se mantienen a temperatura ambiental.

- Nunca le dé a una persona un antibiótico recetado para otra persona.

- No tome un antibiótico recetado para otra enfermedad sin la aprobación de un profesional de la salud.

Tranquilizantes menores y píldoras (pastillas) para dormir

Los tranquilizantes menores como Valium, Librium, Xanax y Tranxene; y, las píldoras (o pastillas) para dormir como Dalmane, Restoril y Halcion son ampliamente recetadas. No obstante, estas medicinas pueden causar problemas; por ejemplo, pérdida de la memoria, deterioro mental, adicción y lesiones por caídas producidas por inestabilidad a causa de la medicina.

Los tranquilizantes menores pueden ser efectivos por períodos cortos de tiempo. Sin embargo, el uso a largo plazo es de valor dudoso e introduce el riesgo a la adicción y al deterioro mental.

Recomendaciones para medicinas

Las recomendaciones básicas para tomar medicinas recetadas por el médico y las que se compran sin receta incluyen:

- Use las medicinas únicamente si no funcionan otros métodos y procedimientos sin medicamentos.

- Conozca las ventajas y los efectos secundarios de una medicina antes de tomarla.

- Limite la medicina a la dosis mínima efectiva.

- Nunca tome una medicina recetada a otra persona.

- Siga exactamente las instrucciones de la medicina o déjele saber a su doctor por qué no las siguió, si ése es el caso.

- Mantenga las medicinas en sus envases originales, con las tapas bien cerradas y guardadas según las instrucciones.

- No tome medicinas delante de niños pequeños. Ellos son grandes imitadores. No les entusiasme mucho sobre el sabor de "caramelo" de las medicinas de niños. No deje las vitaminas de niños al alcance fácil de los niños.

- Añada a la biblioteca de su centro de salud en casa una guía de medicinas para el consumidor. Lea el Recurso 2 en la página 312.

Las píldoras (o pastillas) para dormir raramente proveen alivio a largo plazo. Estas pastillas pueden ayudar por unos pocos días e inclusive por unas pocas semanas, pero el usar píldoras para dormir por más de un mes a menudo causa más problemas de dormir que los que soluciona. Para otros métodos, lea la página 289.

Si usted ha estado tomando tranquilizantes menores o píldoras (pastillas) para dormir por un tiempo, hable con su doctor sobre descontinuarlas o reducir su dosis. Asegúrese de reportarle o informarle sobre cualquier problema que haya tenido con inestabilidad o torpezas físicas, mareos, o pérdida de memoria.

Problemas de medicinas

Se pueden presentar muchos tipos de reacciones adversas a las medicinas:

Efectos secundarios: reacciones predecibles pero molestas a una medicina. Por lo general no son serias, pero pueden ser inconvenientes. En algunas personas, estos efectos son severos y peligrosos.

Alergias: algunas personas tienen reacciones severas, a veces de vida o muerte (reacción de anafilaxia) a ciertas medicinas. Si hay señales de una reacción alérgica, lea la página 79.

Interacciones entre medicinas: dos o más medicinas recetadas o compradas sin recetas, combinadas en el cuerpo, pueden causar una reacción adversa. Los síntomas pueden ser severos y pueden ser diagnosticados incorrectamente como una enfermedad nueva.

Reacciones adversas o negativas a las medicinas

Los efectos secundarios, la interacción entre una medicina y otra; entre una medicina y un alimento; y la adicción pueden causar:

- Náusea, indigestión, vómito

- Estreñimiento, diarrea, incontinencia (o no poder contener la orina), o dificultad para orinar

- Sequedad en la boca

- Dolor de cabeza, mareo, campanilleo en los oídos, o visión borrosa

- Confusión, olvido, desorientación, sueño, o depresión

- Dificultad para dormir, irritabilidad, o nerviosismo

- Dificultad para respirar

- Salpullido o erupción, moretones y problemas de hemorragias o pérdida de sangre

No suponga o crea que cualquier síntoma es un efecto secundario normal. Llame a su doctor o farmacéutico en cualquier momento que sospeche que sus medicinas le están cayendo mal o enfermando.

Interacciones con alimentos: las medicinas que reaccionan con alimentos o comidas. Algunas medicinas trabajan más efectivamente cuando se toman con alimentos, pero otras deben tomarse con el estómago vacío. Algunas reacciones entre medicinas y alimentos pueden causar síntomas serios.

Continuación

Sobremedicación: algunas veces la dosis completa de una medicina para un adulto es demasiado para personas pequeñas y aquellas mayores de 60 años de edad. Demasiado de una medicina es muy peligroso.

Adicción: el uso de algunas medicinas por largo plazo puede producir dependencia en éstas y reacciones agudas o severas si se dejan de tomar repentinamente. Los narcóticos, los tranquilizantes y los barbitúricos deben de usarse con precaución para evitar adicción. Lea la página 279.

Pruebas médicas hechas en casa

Muchas pruebas médicas comunes de laboratorio se pueden comprar ahora en equipos para usar en casa. Estas pruebas, cuando se combinan con consultas regulares con su profesional de la salud, pueden ayudarle a hacerle un seguimiento a su salud y en algunos casos a detectar problemas temprano.

Las pruebas médicas hechas en casa deben ser muy exactas (sobre el 95 por ciento) para ser aprobadas por la oficina de Administración de Alimentos y Medicinas (FDA en inglés). Sin embargo, estas pruebas deben de usarse correctamente para dar resultados exactos. Siga las instrucciones del envase al pie de la letra. Si tiene preguntas o dudas, pregúntele a su farmacéutico, o busque en la etiqueta el número de teléfono de la compañía para llamar sin cargo (por lo general empieza con 1-800).

Las pruebas médicas hechas en casa son especialmente útiles si usted tiene una condición crónica que requiere un seguimiento frecuente de síntomas o señales, como la diabetes, el asma, o la alta presión de sangre. Pregúntele a su doctor qué pruebas para hacer en casa serían apropiadas para su uso o condición. Algunas pruebas corrientes se describen a continuación. Una descripción más detallada de estas pruebas se encuentra en el Recurso 3 en la página 312.

Análisis de orina en casa

Algunas de las pruebas médicas de laboratorio más corrientes como de orina también se pueden hacer en casa. El análisis de orina puede ayudar a hacerle un seguimiento al progreso de una enfermedad o a la efectividad de un tratamiento. También es útil si tiene una enfermedad del hígado o de los riñones, diabetes, o si tiene infecciones frecuentes en el tracto urinario.

Seguimiento en casa del azúcar en la sangre

Si tiene diabetes, puede ser que usted ya se haga un seguimiento de los niveles de azúcar en la sangre (glucosa) utilizando una lanceta para perforar el dedo y una tirita para la prueba o un monitor electrónico, o ambos.

Esta prueba siempre debe de usarse bajo la supervisión de un doctor. Nunca ajuste la dosis de insulina basado en una sola prueba anormal, a menos que su doctor específicamente le haya dado instrucciones para ello. Confirme o verifique con su doctor si tiene síntomas de niveles anormales de azúcar en la sangre, inclusive si la prueba es normal. Lea la página 273.

Seguimiento en casa de la presión sanguínea

Si tiene la presión alta, puede ser tanto costoso como inconveniente para usted visitar a su doctor para exámenes o evaluaciones regulares

Gabinete o botiquín de medicinas

Busque en su gabinete de medicinas y las probabilidades son que va a encontrar una historia de enfermedades de años atrás. Ya que usted no debe darle una medicina recetada a nadie que no sea la persona a la que se la recetaron y porque las medicinas pierden su efectividad después de unos años, bote a la basura cualquier medicina que:

• Le recetaron para una enfermedad en particular que ya no existe.

• Haya expirado (lea en la etiqueta la fecha de expiración).

• No tenga etiqueta.

de la presión sanguínea. No obstante, es importante que se haga con frecuencia un seguimiento de la presión de la sangre. Las pruebas de la presión sanguínea pueden hacerse fácilmente en casa con pocas instrucciones.

Cuando usted está en reposo, puede hacerle un seguimiento a su presión sanguínea o descubrir cualquier cambio en ésta como resultado del tratamiento casero y las medicinas, a través de esta prueba en casa.

• No haga ningún cambio a sus medicinas basado en lecturas de presión sanguínea sin consultar a su doctor.

• Examine o evalúe su presión de sangre en momentos diferentes durante el día para ver cómo le afecta el reposo y la actividad. Para lecturas regulares, tómese la presión a la misma hora del día. Por lo general, la presión de la sangre está a su nivel más bajo en la mañana y aumenta durante el día.

• Para una lectura más exacta, sáquele el promedio a tres lecturas realizadas con cinco a diez minutos de diferencia.

• Calibre o ajuste anualmente el dispositivo o la válvula de la presión sanguínea.

Pruebas hechas en casa para detectar sangre en las heces

La prueba de sangre oculta en las heces puede detectar sangre difícil de descubrir en el excremento, lo que puede ser una indicación de cáncer del colon. Si tiene una historia familiar de cáncer del colon, pregúntele a su doctor sobre este tipo de pruebas. Si su farmacia no las tiene o no las vende, pídale a su farmacéutico que se las ordene.

Esta prueba tiene una tasa alta de error. Ulceras, encías sangrantes, o inclusive carne roja en su dieta puede producir resultados positivos falsos. Resultados negativos falsos también son corrientes. No se confíe en los resultados. Siga exactamente las instrucciones del paquete e infórmele a su doctor de todos los resultados positivos.

Pruebas de embarazo hechas en casa

Las pruebas de embarazo hechas en casa son confiables y requieren sólo de algunos pasos. Siga las instrucciones del paquete e infórmele a su doctor de todos los resultados positivos. Lea la página 168.

Registros médicos caseros

Su centro de salud en casa es también un buen lugar para guardar todos los registros médicos de su familia. Es práctico tener una carpeta de tres argollas (o anillos) o un cuaderno de espirales con divisiones para cada miembro de la familia. Cada persona debe tener una primera hoja u hoja introductoria que mencione:

- Condiciones crónicas diagnosticadas: artritis, asma, diabetes, presión alta, etc.

- Cualquier alergia conocida a medicinas, alimentos u otro alérgeno.

- Información que podría ser vital en una emergencia: ¿tiene la persona un marcapasos, un dispositivo auditivo, diabetes, epilepsia, o es la persona sorda o ciega?

- Nombre y número de teléfono del doctor de cuidado primario.

Otra información importante que debe incluirse en las páginas siguientes:

- Una lista que esté al día de las medicinas. Incluya nombre de la medicina, propósito u objetivo, dosis, instrucciones, doctor y fecha en que fue recetada.

- Registros de inmunizaciones: inmunizaciones de la niñez, tétanos, gripe (influenza), pulmonía (neumonía).

- Resultados de pruebas de salud: presión de sangre, colesterol, visión o de los ojos, audición.

- Información de todas las enfermedades importantes y lesiones como pulmonía (neumonía), bronquitis, huesos fracturados, o infecciones mayores.

- Información de cualquier procedimiento quirúrgico importante y hospitalizaciones.

- Una lista de todas las enfermedades importantes en los miembros de su familia: enfermedades cardíacas o del corazón, derrame cerebral, cáncer, diabetes.

Libros en su centro de salud en casa: sus recursos de autocuidado

La buena información constituye el recurso en la casa más importante para el autocuidado. Desafortunadamente, muchos de los libros descritos a continuación existen sólo en inglés. Pregunte en su librería local, o centro comunitario, o Departamento de Salud, o su parroquia o iglesia sobre información existente en español en cualquier tópico o tema de interés particular a usted. Es probable que su librería pueda ordenarle los libros en español.

Tres libros toda casa debe tener

1. D.W. Kemper, et al., *La salud en casa: Guía práctica de Healthwise* (11th ed.), Healthwise, 1994. Lo puede ordenar a Healthwise, Inc., P.O.Box 1989, Boise, ID 83701. Teléfono (208) 345-1161.

2. J.W. Long, MD, *The Essential Guide to Prescription Drugs 1992: Everything You Need to Know for Safe Drug Use*, Harper-Collins 1992.

3. H.W. Griffith, MD, *Complete Guide to Medical Tests*, Fisher Books, 1988.

Libros de salud general

4. D. Vickery, MD, and J. Fries, MD, *Take Care of Yourself*, (5th ed.), Addison Wesley, 1993.

5. D.E. Larson, MD, ed. *Mayo Clinic Family Health Book*, William Morrow, 1990.

Información o recursos de interés especial

AIDS (SIDA)

6. *El SIDA: una guía de cuidado para usted y su familia.* Lo puede ordenar a AIDS Project, Los Angeles, CA, 90038. Teléfono (213) 962-1600.

Alcohol Problems (Problemas con el alcohol)

7. *El libro azul de alcohólicos anónimos* (1990). Llame o visite la oficina intergrupal de Alcohólicos Anónimos de su comunidad. También lo puede ordenar al P.O.Box 459, Grand Central Station, New York, 10163.

8. *Doce pasos y doce tradiciones* (1985). Llame o visite la oficina intergrupal de Alcohólicos Anónimos de su comunidad. También lo puede ordenar a World Services Inc., New York, 10163.

Alzheimer's Disease/Dementia (Enfermedad de Alzheimer y Demencia)

9. N.L. Mace and P.V. Rabins, MD, *The 36-Hour Day: A Family Guide to Caring for Persons with Alzheimer's Disease, Related Dementing Illnesses, and Memory Loss in Late Life*, The John Hopkins University Press, 1991. También lo puede ordenar de la Asociación Alzheimer, puede llamar sin cargo al teléfono (800) 272-3900.

Anger (Enojo)

10. R. Williams, MD, and V. Williams, *Anger Kills: 17 Strategies for Controlling the Hostility that can Harm Your Health*, Random House, 1993.

11. A. Ellis, *Anger*, Carol Publishing Group, 1985.

12. H. Lerner, *The Dance of Anger*, Harper Row, 1989.

Anxiety (Ansiedad)

13. E. Bourne, *The Anxiety and Phobia Workbook*, New Harbinger, 1990.

14. A. Seagrave and F. Covington, *Free From Fears*, Poseidon Press, 1989.

Arthritis (Artritis)

15. K. Lorig and J. Fries, MD, *The Arthritis Helpbook*, Addison-Wesley, 1991.

Asthma (Asma)

16. The American Lung Association, *Help Yourself to Better Breathing*, 1991. Lo puede pedir a la oficina local de la Asociación Norteamericana Pulmonar de su comunidad.

17. A. Weinstein, MD, *Asthma: The Complete Guide to Self-Management of Asthma for Patients and Their Families*, McGraw-Hill, 1987.

Back Pain (Dolor de espalda)

18. R. McKenzie, *Treat your Own Back*, Spinal Publications, 1989.

19. R. Cailliet, MD, *Low Back Pain Syndrome*, Davis, Co., 1988.

Child Health (Salud del niño)

20. S.P. Shelov, MD, ed., *Caring for Your Baby and Young Child*, Bantam Books, 1991.

21. Boston Children's Hospital, *The New Child Health Encyclopedia*, Delacort, 1987.

22. A. Eisenberg, et al., *What to Expect the First Year*, Workman Publishing,1989.

23. R. Pantell, et al., *Taking Care of Your Child*, Addison-Wesley, 1990.

Depression (Depresión)

24. D. Burns, MD, *The Feeling Good Handbook*, New American Library/Dutton, 1990.

25. M. Seligman, *Learned Optimism*, Random House, 1991.

Diabetes (Diabetes)

26. L. Jovanovic-Peterson, MD, C.M. Peterson, MD, and M.B. Stone, *A Touch of Diabetes: A Guide for People Who Have Type II, Non-Insulin Dependent Diabetes*, DCI Publishing, 1991.

Elder Care (Cuidado de ancianos)

27. M. Mettler, et al., *Healthwise for Life*, Healthwise, 1992.

28. D.W. Kemper, et al., *Growing Wiser: The Older Person's Guide to Mental Wellness*, Healthwise, 1986.

Puede ordenar ambos libros a Healthwise, P.O.Box 1989, Boise, ID, 83701. Teléfono (208) 345-1161.

29. J. Fries, MD, *Aging Well*, Addison-Wesley, 1989.

First Aid (Primeros auxilios)

30. *Primeros auxilios y seguridad para la comunidad* (1994). Llame o visite la oficina de la Asociación Norteamericana de la Cruz Roja de su comunidad.

Fitness (Estar en buena forma física)

31. B. Anderson, *Stretching*, Shelter Publications, 1992.

Grief (Aflicción)

32. E. Neeld, *Seven Choices*, Crown, 1990.

33. H.S. Schiff, *Living Through Mourning: Finding Comfort and Hope When a Loved One Has Died*, Penguin Books, 1986.

Heart Disease (Enfermedad del corazón)

34. D. Ornish, MD, *Dean Ornish's Program for Reversing Heart Disease*, Ballantine, 1992.

Incontinence (Incontinencia)

35. K.L. Burgis, MD, K.L. Pearce, and A.L. Lucco, MD, *Staying Dry: A Practical Guide to Bladder Control*, The John Hopkins University Press, 1989.

Medical Consumerism (Compra de atención médica)

36. D.W. Kemper, et al., *It's About Time: Better Health Care in a Minute (or two)*, Healthwise, 1993. Lo puede ordenar a Healthwise, Inc., P.O.Box 1989, Boise, ID 83701. Teléfono (208) 345-1161.

37. C. Inlander and E. Weiner, *Take This Book to the Hospital With You*, Pantheon, 1991.

38. D.R. Stutz, MD, and B. Feder, *The Savvy Patient: How to be an Active Participant in your Medical Care*, Consumers Union, 1990.

39. R. Arnot, MD, *The Best Medicine*, Addison-Wesley, 1992.

40. C.B. Inlander, *Good Operations, Bad Operations: The People's Medical Society's Guide to Surgery*, Penguin Books, 1993.

Medical Tests (Pruebas médicas)

41. P. Shtasel, *Medical Tests and Diagnostic Procedures*, Harper/Collins, 1990.

Mental Self-Care (Autocuidado mental)

42. D. Sobel, MD, and R. Ornstein, *The Healing Brain*, Simon and Schuster, 1988.

43. S. Locke, MD, and D. Colligan, *The Healer Within*, New American Library, 1986.

44. G. Emery and J. Campbell, *Rapid Relief From Emotional Distress*, Fawcett, 1987.

45. F.I. Kass, *The Columbia University College of Physicians and Surgeons Complete Guide to Mental and Emotional Health*, Holt Henry & Company, 1992.

46. B. Moyers, *Healing and the Mind*, Doubleday, 1993.

Men's Health (Salud del hombre)

47. *Staying Strong for Men Over 50: A Common-Sense Health Guide*. Lo puede ordenar de AARP Fulfillment, Stock no. DD15296, 601 E Street NW, Washington, DC 20049.

Neck Pain (Dolor de cuello)

48. R. McKenzie, *Treat Your Own Neck*, Spinal Publications Ltd. (New Zealand), 1989.

Newsletters (Periódicos o boletines)

49. *Personal Best*, 420 5th Avenue South, Suite D, Edmonds, WA 98020-3584. Puede llamar sin cargo al teléfono (800)888-7853.

50. *University of California at Berkeley Wellness Letter.* Se puede suscribir escribiendo a Health Letter Associates, P.O.Box 420148, Palm Coast, FL 32142.

51. *Columbia University Health and Nutrition Newsletter.* Se puede suscribir escribiendo a P.O.Box 5000, Ridgefield, NJ 07657.

Pain (Dolor)

52. E.M. Catalan, *The Chronic Pain Workbook: A Step-by-Step Guide for Coping With and Overcoming Your Pain*, New Harbinger Publications, 1987.

Pregnancy (Embarazo)

53. A. Eisenberg, *What to Expect When You're Expecting*, Workman, Publishing, 1991.

54. P. Simkin, et al., *Pregnancy, Childbirth, and the Newborn*, Meadowbrook, 1984.

55. C. Marshall, *From Here to Maternity: Your Guide for the Nine-Month Journey Toward Motherhood*, Prima Publishing, 1991.

Smoking (Dejar de fumar)

56. T. Ferguson, MD, *The No-Nag, No-Guilt, Do-It-Your-Own-Way Guide to Quitting Smoking*, Putnam, 1988.

57. U.S.Department of Health and Human Services, *Clearing the Air*, NIH Publication No. 92-1647, 1989. Lo puede ordenar de Office on Smoking and Health. Teléfono (404) 488-5705.

Shyness (Timidez)

58. P. Zimbardo, *Shyness*, Addison-Wesley, 1990.

Stress (Estrés)

59. H. Benson and M. Klipper, *The Relaxation Response*, Avon Books, 1976.

Wellness (Bienestar)

60. H. Benson and E.M. Stuart, *The Wellness Book*, Carol Publishing Group, 1992.

61. D.W. Kemper, et al., *Pathways: A Success Guide for a Healthy Life*, Healthwise, 1985. Lo puede ordenar a Healthwise, Inc., P.O.Box 1989, Boise, ID 83701. Teléfono (208) 345-1161.

62. R. Ornstein and D.Sobel, MD, *Healthy Pleasures*, Addison-Wesley, 1989.

Women's Health (Salud de la mujer)

63. The Boston Women's Health Collective, *The New Our Bodies, Ourselves, A Book By and For Women*, 1992.

64. B.D. Shepard, MD, and C.A.Shepard, *The Complete Guide to Women's Health*, Penguin Books, 1990.

65. *El arte femenino de amamantar*, (4ta. ed.) Lo puede ordenar a La Leche League International, teléfono (708) 451-1891. Para información sobre los grupos locales de La Leche League puede llamar sin cargo al teléfono 1-800-525-3243 (1-800-La Leche).

Lea también los libros de referencia bajo el título de Embarazo.

Indice

* Título de un libro o una publicación

Ch

D

---

* Título de un libro o una publicación

E

---

* Título de un libro o una publicación

F

* Título de un libro o una publicación

P

Recto
dolor en el área, 34, 39
dureza o protuberancia, 39
pérdida de sangre por, 34, 40
picazón (comezón) en, 40
Reese's Pinworm Medicine, 159
Registros médicos en casa, 312
Regla 2-40-140 e intoxicación
(envenenamiento) por comida, 42
Rehidratación, bebidas de, 36
para niños, 37
Rehydralyte, 36
Relajación, 254
dolores de cabeza y, 114, 116
progresiva muscular, 255
respiración rotatoria, 254
respuesta, 256
Relaxation Response, The*, 316
Remedios, sin comprobación, 14
Remordimiento (sentido de
culpabilidad), 294
Repelentes de insectos, 131, 137
Reposar, aplicar hielo, ejercer presión y
elevar para lesiones de las
articulaciones, 72
Rescate, respiración de, 202
Resfríos (catarros), 87
medicinas para, 301
Resistencia, 293
Respiración entrecortada, 81, 86
tos, sin explicación, 198
tos y, 92
Respiración, problemas de la
hiperventilación, 224
jadeante o dificultad, 81
rápida, forzada, ligera, 92, 224
respiración de rescate, 202
respiración entrecortada, 86
silbido o dificultad para
respirar, 81, 86, 92
Respiración, pulsaciones de la, 27
Respiración rotatoria, 254
Respiratorias, enfermedades, vacuna
gripe (influenza) y, 19, 21
Respiratorios y del pecho, problemas
alergias, 77
amigdalitis (angina), 98
asma, 81
bronquitis, 85
crup, 193
cuadro, 78

dolor de garganta, 95
dolor del pecho, 86
ganglios hinchados, 97
gripe (influenza), 91
hiperventilación, 224
infección estreptocócica de la
garganta, 95
infecciones bacterianas, 84
influenza, 91
laringitis, 92
pulmonía (neumonía), 92
RCP, 202
resfríos o catarros, 87
respiración de rescate, 202
sinusitis, 93
tipos de tos, 89
Resucitación cardiopulmonar,
vea RCP, 202
Reumatólogo, 12
Reye, síndrome de, 151
aspirina y, 151
RID, 133
Riesgo, factores de
alta presión sanguínea, 29
cáncer de la próstata, 190
diabetes, 273
ejercicio y, 250
enfermedad del corazón
(cardíaca), 264
exámenes preventivos y, 22
osteoporosis, 69
terapia hormonal y, 173
Rígidez, cuello, 56, 90
con dolor de cabeza, fiebre y
náusea, 90
Riopan, 300
Ritmo cardíaco: su meta a
alcanzar, 248, 249
Robitussin, 303
Robitussin-DM, 303
Rodilla de corredor, 67
Rodilla de saltador, 67
Rodillas, problemas de, 67
Ronquera, 92
Roséola, 161
Rubéola
embarazo y, 168
síntomas de, 159
vacuna, 19, 20
Ruptura del tímpano, 104

---

* Título de un libro o una publicación

W

Z